Dr. med. Tim Hollstein

DAS KUCHEN PARADOX

Entdecke deinen Stoffwechseltyp, um endlich effektiv abzunehmen

INHALT

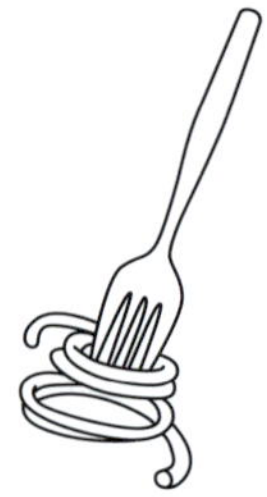

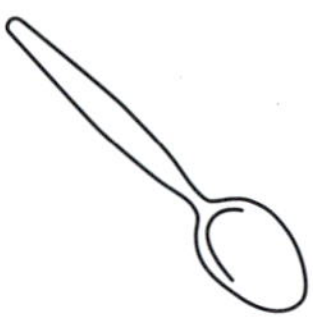

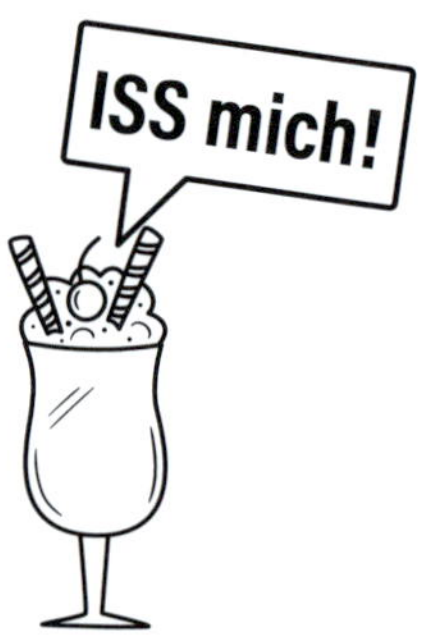

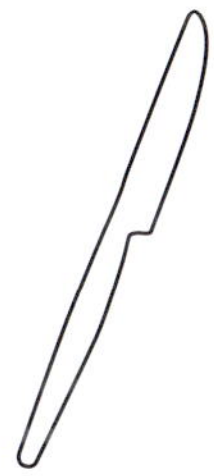

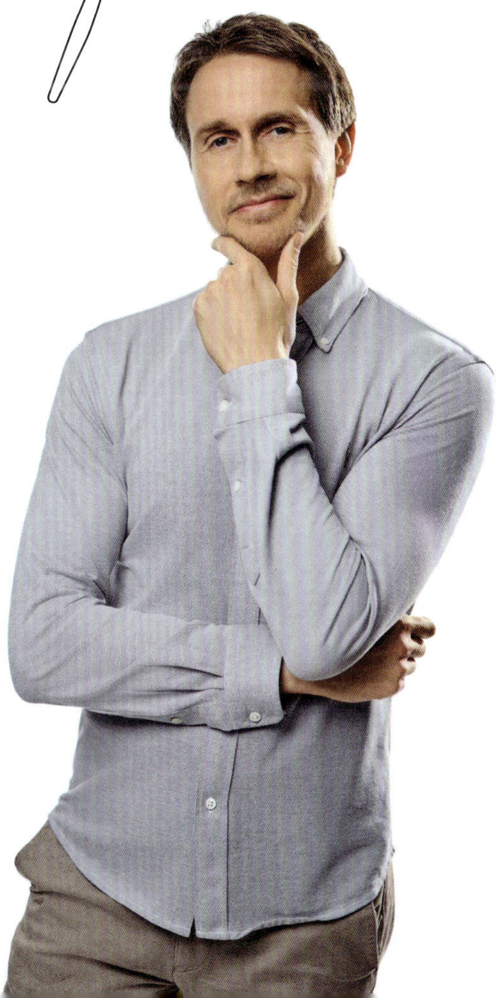

GELEITWORT

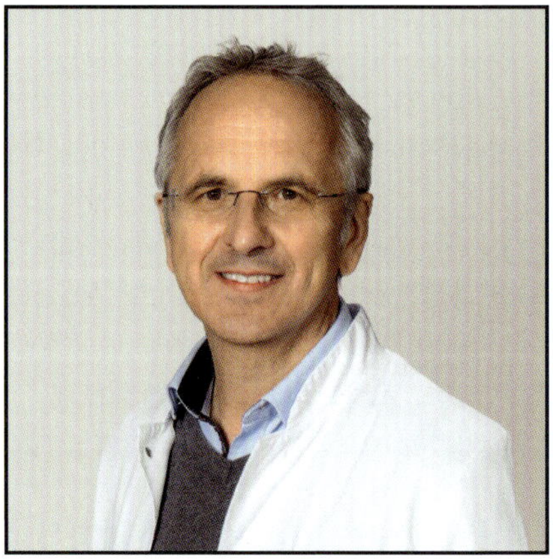

Warum können manche Menschen Riesenportionen Pommes, Schokolade und gleich mehrere Stück Kuchen mit einer Extraportion Schlagsahne essen – und bleiben dünn wie eine Bohnenstange, während andere schon beim bloßen Zusehen zuzunehmen scheinen? Jahrzehntelang hatte die Medizin eine unumstößliche Antwort: Es geht immer und ohne Ausnahme um die Energiebilanz des Stoffwechsels. Der abgedroschene Rat folgte: Iss weniger und beweg dich mehr! Doch inzwischen weiß die Wissenschaft – und hier kommen die richtungsweisenden Forschungsarbeiten von Tim Hollstein ins Spiel: Ganz so einfach ist es nicht und die gut gemeinten Ratschläge ignorieren die viel komplexere Realität unserer Biologie. Glücklicherweise nimmt uns Tim Hollstein, leidenschaftlicher Arzt und Stoffwechselforscher am Universitätsklinikum Kiel, mit diesem Buch an die Hand. Er entmystifiziert die Vorgänge im Körper, angefangen bei der faszinierenden Entdeckung in der Wüste Arizonas, wo er an den renommierten National Institutes of Health die Mechanismen hinter der Gewichtszunahme erforschte. Er beleuchtet, wie unser Körper wirklich funktioniert – ein Wunderwerk, dessen Stoffwechsel ein ständiger Zyklus der komplexen und filigranen Instandhaltung ist. Die zentrale wissenschaftliche Erkenntnis, die diesem Buch zugrunde liegt, ist die Entdeckung, dass der Stoffwechsel nicht bei jedem Menschen gleich abläuft. Hollstein, der maßgeblich an dieser Forschung beteiligt war, konnte zeigen, dass es zwei Grundformen von Stoffwechseltypen gibt, den *sparsamen* und den *verschwenderischen*.

Der sparsame Typ ist evolutionär auf Effizienz programmiert: Er versucht fortwährend Energie, also Nahrungskalorien für schlechte Zeiten einzulagern und schaltet bei einer Diät sofort in den Energiesparmodus, damit die Reserven geschützt werden. Der verschwenderische Typ hingegen verbrennt überschüssige Energie ohne einen Gedanken an morgen. Dieser feine Unterschied in der Ausstattung unseres „Stoffwechselmaschinenraums" entscheidet letztlich, ob wir es unter unseren heutigen Lebensbedingungen schwer oder leicht haben, unser Gewicht im Zaum zu halten, ob wir gegen unsere Biologie ankämpfen müssen oder nicht. Die Schaltzentrale für diese Stoffwechselregulation sitzt im Gehirn, wo die rivalisierenden Hormone von *Team Hunger* und *Team Sättigung* unser Essverhalten bestimmen. Erst vor wenigen Jahren wurde klar, dass es noch einen weiteren Mitspieler gibt, das sogenannte braune Fettgewebe. Ein richtig nützliches Fettgewebe, das optisch bräunlich erscheint und ganz anders funktioniert als das übliche weiße Körperfett. Das braune Fett ist Teil der körpereigenen Heizkraftwerke denn es verbrennt Kalorien, statt sie zu speichern. Menschen mit verschwenderischem Stoffwechsel besitzen deutlich mehr davon und sind damit vor Stoffwechselerkrankungen wie Diabetes Typ 2 besser geschützt.

DIE GUTE NACHRICHT: DER STOFFWECHSEL IST FORMBAR

Aber keine Sorge: Egal ob Ihr Stoffwechsel derzeit auf Verschwenden oder Sparen eingestellt ist, Dr. Hollstein bietet eine klare Botschaft der Hoffnung. Denn die Gene sind zwar die Hardware, aber die Software können wir umprogrammieren. Wir sind unserem Stoffwechsel also nicht hilflos ausgeliefert. Dieses Buch gibt nicht nur wichtige Informationen, sondern auch praktisches Werkzeug an die Hand, um unseren Stoffwechsel in die gesunde Richtung zu steuern. Sie lernen, welche Maßnahmen Sie nutzen können, um den „inneren Ofen" anzuschalten. Wie Sie etwa durch gezielte Kälteexposition wie kaltes Duschen, Kältekammer oder Eisbäder das braune Fett wachsen lassen können. Auf welche Weise Chili und grüner Tee sowohl den Energieverbrauch als auch die Bildung von braunem Fettgewebe beeinflussen können. Und warum „Pasta al dente" für den Stoffwechsel die beste Art ist, Nudeln zu kochen.

Nicht zuletzt geht es darum, dem Körper Pausen vom Stoffwechsel zu gönnen. Dieses Buch ist kein weiterer Diätratgeber. Es ist eine faszinierende Reise in die verborgenen Mechanismen, die unser Gewicht steuern. Dr. Hollsteins Ziel, komplexe Wissenschaft aus dem Labor zu den Menschen zu bringen, ist hier eindrucksvoll gelungen. Es zeigt Ihnen, wie Sie Ihren Stoffwechsel in die Balance bringen. Lesen Sie dieses Buch! Denn dann lernen und verstehen Sie, wie Ihr Körper tickt, und Sie können ihn dazu bringen, für Sie zu arbeiten – nicht gegen Sie.

Viel Freude und Erfolg auf diesem spannenden Weg!

Ihr Prof. Dr. Andreas Michalsen

PROLOG

DANIEL, ALINA UND DAS KUCHEN-PARADOX

Wenn ich an meine Jugend zurückdenke, sehe ich uns drei immer noch im Freibad sitzen, die Füße im kühlen Wasser baumelnd, während wir auf den nächsten Sprung vom Drei-Meter-Brett warten. Sommernachmittage, der Geruch von Chlor und Sonnencreme in der Luft, und vor uns meistens eine riesige Portion Pommes rot-weiß vom Freibadkiosk. Die Pommes waren herrlich salzig, fettig und schmeckten einfach unglaublich gut. Wir lachten, plauderten, tauschten uns über die neuesten Filme oder über unsere Pläne fürs Wochenende aus. Unsere Gespräche drehten sich um alles – nur nicht um Kalorien.

Daniel, mein bester Freund, hätte ohnehin keine Ahnung gehabt, wie viele Kalorien unsere Freibadpommes eigentlich hatten (es waren übrigens 800!). Und selbst wenn er es gewusst hätte, wäre es ihm egal gewesen. Er war der Typ, der jeden Bissen einfach genoss. Schlaksig, groß gewachsen, mit blondem Haar, das ihm ständig ins Gesicht fiel – er war bei allen beliebt und nahm nie zu, egal wie viel er aß. Seine Eltern sagten gern: „Daniel verbrennt die Kalorien schon beim Atmen." Dann war da noch Alina. Sportlich, aufgeweckt, immer aktiv – und trotzdem ständig im Clinch mit ihrer Waage. Während Daniel und ich uns hemmungslos die doppelte Portion Pommes und danach noch ein leckeres Stück Kuchen genehmigten, nippte Alina oft nur frustriert an einer Apfelschorle. Einmal seufzte sie: „Warum werde ich schon dick, wenn ich euch nur zuschaue?"

Diese Frage ließ mich nicht mehr los. Besonders, weil ich selbst ein noch viel krasseres Beispiel war als Daniel. Mein Essverhalten zu dieser Zeit war, rückblickend betrachtet, ein einziges Ernährungsdesaster. Viele Wochenenden verbrachte ich bei meiner Großmutter. Kaum dort angekommen, verschwand ich auch schon in ihrem Wohnzimmer, ließ mich tief in das weiche Polster des Sofas fallen und versank für Stunden vor dem flackernden Bildschirm. Neben mir ein regelrechtes Arsenal an Snacks, eine bunte Mischung aus all dem, was Ernährungswissenschaftler heute so verteufeln: bergeweise Pombär-Chips, mehrere Tafeln Schokolade und Gummibärchen, dazu literweise Cola – echte Cola, versteht sich, keine zuckerfreie Alternative. Wenn ich heute als Ernährungsmediziner daran denke, muss ich unweigerlich den Kopf schütteln. Doch damals? Damals war das alles für mich das reinste Paradies.

Das Verblüffende war nicht einmal die schiere Menge an Zucker und Fett, die ich mir da ohne jeden Skrupel einverleibte. Nein, das Unglaubliche war, dass niemand, der mich sah, auf die Idee gekommen wäre, wie katastrophal mein Ernährungsstil tatsächlich war. Denn trotz meines hemmungslosen Essverhaltens war ich dünn wie eine Bohnenstange – 1,81 Meter groß, 70 Kilogramm leicht und kaum ein Gramm Fett auf den Rippen. Klar machte ich auch Sport, vor allem Leichtathletik, aber nicht aus Sorge ums Gewicht, sondern einfach, weil es mir Spaß machte, mit Freunden herumzurennen. Zusätzlich ging ich ins Fitnessstudio, auch das nicht, um abzunehmen, sondern um endlich ein paar Muskeln aufzubauen. Der Gedanke, ich könnte eines Tages zunehmen, kam mir nicht.

ES WAR EINMAL DAS LEBEN

Gleichzeitig bekam ich am Rande mit, wie sehr das Thema Gewicht andere in meiner Familie beschäftigte. Meine Mutter klagte oft, dass sie wenig essen und trotzdem ständig zunehmen würde – bis sich herausstellte, dass sie an Schilddrüsenproblemen litt. Und aus den Erzählungen meiner Großmutter wusste ich, dass mein deutlich zu dicker Großvater einen schweren Diabetes Typ 2 hatte und unter Bluthochdruck und Herzproblemen litt, weswegen er schließlich frühzeitig an einem Herzinfarkt starb.

Ich begann, mich mehr und mehr für den menschlichen Körper zu interessieren. Er ist schon ein Wunderwerk, das einfach funktioniert, jeden Tag, ohne dass wir aktiv daran denken müssen. Ich verfolgte gebannt wissenschaftliche Sendungen wie „Nano" oder die Zeichentrickserie „Es war einmal das Leben". Ich erinnere mich an eine Folge, in der Pierrot seinen Freund Dickie (passender Name!) zum Essen mit nach Hause brachte. Mit dem ersten Bissen der beiden begann eine Reise durch unser Verdauungssystem, in der ich genau mitverfolgen konnte, was mit der Nahrung geschah. Das war faszinierend. Ich war so sehr beeindruckt, dass ich sogar einen Vortrag über die Bauchspeicheldrüse für die Schule vorbereitete. Sie ist für die Regulation des Blutzuckerspiegels zuständig und macht das perfekt – solange sie gesund ist. Funktioniert sie nicht mehr richtig, kann ein Diabetes entstehen. Die Krankheit also, die auch mein Opa hatte. Ich war derart fasziniert von der Bauchspeicheldrüse, dass ich meinen ursprünglichen Plan, Physik zu studieren, verwarf und begann, mich für Medizin zu interessieren. Bestärkt haben mich dann noch einige Ärzte, die ich während meines Zivildienstes im Goethe-Institut in Freiburg kennenlernte.

Schlank trotz Schokobons

Ich bewarb mich für ein Studium der Humanmedizin an der Charité in Berlin und hatte Glück: Ich ergatterte einen Platz, noch dazu einen im besonders beliebten Reformstudiengang, wo man Medizin in einem ganz neuen Format studieren konnte. Man sollte meinen, dass ich mein Essverhalten spätestens da geändert hätte. Immerhin beschäftigte ich mich nun täglich mit Gesundheit und Krankheit. Doch weit gefehlt.

Ein bestimmter Tag meiner Studienzeit ist mir besonders im Gedächtnis geblieben: ein kalter Novembermorgen, draußen nieselte es, der Himmel über Berlin hing schwer und grau über den Dächern. Ich saß allein in meiner kleinen Studentenwohnung, umgeben von den üblichen Stapeln an Lehrbüchern und Skripten. Eigentlich wollte ich mich endlich auf die anstehende Prüfung vorbereiten, doch meine Motivation war irgendwo zwischen Bett und Kühlschrank hängen geblieben. Also griff ich zur Ablenkung zu einer dieser gigantischen XXL-Packungen Schokobons – du weißt schon, diese unverschämt leckeren Schokokugeln, die so herrlich knacken, wenn man reinbeißt, und bei denen es irgendwie nie gelingt, nur eine einzige zu essen. Während draußen der Regen immer stärker wurde, warf ich mir gedankenverloren ein Schokobon nach dem anderen in den Mund und ließ mich genüsslich zurückfallen. Der süße, vertraute Geschmack flutete meinen Gaumen. Herrlich! Schnell war die erste 500-Gramm-Packung leer, und während ich nach der zweiten griff, spürte ich nicht einmal einen Hauch von schlechtem Gewissen. Ich wickelte diesmal sogar jedes Schokobon einzeln aus und gab alle in eine Schüssel, damit ich sie noch bequemer essen konnte. Dazu schlürfte ich genüsslich aus einer frisch geöffneten 1,5-Liter-Tetrapackung Orangensaft – heute ein absolutes Negativbeispiel für flüssigen Zucker, aber damals mein bevorzugtes Lieblingsgetränk.

Als schließlich auch die zweite Ladung Bonbons verputzt war, lag um mich herum ein Schlachtfeld aus rot-weißem Plastikpapier und leeren Saftpackungen. Ich blickte auf die Uhr: noch nicht einmal 11 Uhr vormittags. In diesem Moment wurde mir zum ersten Mal bewusst, wie extrem mein Verhalten eigentlich war. Kurz fragte ich mich, was wohl ein Ernährungsmediziner dazu sagen würde. Doch kaum regte sich mein Gewissen zaghaft, verwarf ich den Gedanken auch schon wieder. Wieso sollte ich mir Sorgen machen? Mein Körper schien diese Exzesse ja völlig klaglos wegzustecken. Ich fühlte mich gesund und fit – und die Waage gab mir recht. Egal wie viel ich aß: Mein Gewicht pendelte stabil um die 72 Kilo. Tatsächlich hatte ich mir kurz zuvor im Seminar für Sportmedizin den Körperfettanteil messen lassen: knappe zehn Prozent. Absolut vorbildlich – und völlig unverdient, wenn man ehrlich ist.

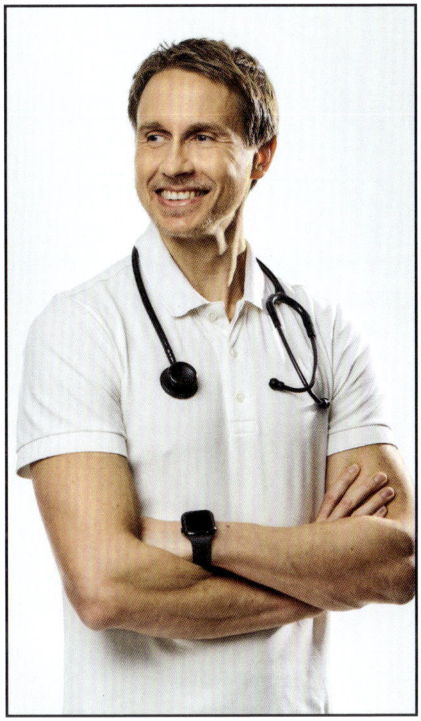

DIE REISE BEGINNT …

Trotzdem erinnerte ich mich damals genau in diesem Moment an die Frage, die damals im Freibad das erste Mal in mir aufkam und mich seither nie mehr losgelassen hatte: Warum konnte ich all das essen, ohne zuzunehmen, während Alina gefühlt bei jedem Stück Obst zunahm? Und wie kam es, dass Daniel ähnlich hemmungslos essen konnte wie ich, obwohl er sportlich gesehen deutlich weniger aktiv war? Gab es da irgendeinen verborgenen Schalter in unserem Körper, ein Geheimnis, das die Wissenschaft noch nicht vollständig verstanden hatte?

Je tiefer ich in die Medizin eintauchte, desto mehr wuchs in mir die Neugier, hinter dieses Rätsel zu kommen. Es sollte der Anfang einer langen Suche werden – einer Suche, die mich quer über den Globus und tief hinein in die verborgenen Mechanismen unseres Stoffwechsels führte. Und die am Ende zeigen sollte, dass hinter diesem scheinbar einfachen Phänomen – ich nenne es heute liebevoll das „Kuchen-Paradox" – ein faszinierendes biologisches Geheimnis steckt. Ein Geheimnis, das ich in diesem Buch Schritt für Schritt gemeinsam mit dir entschlüsseln möchte.

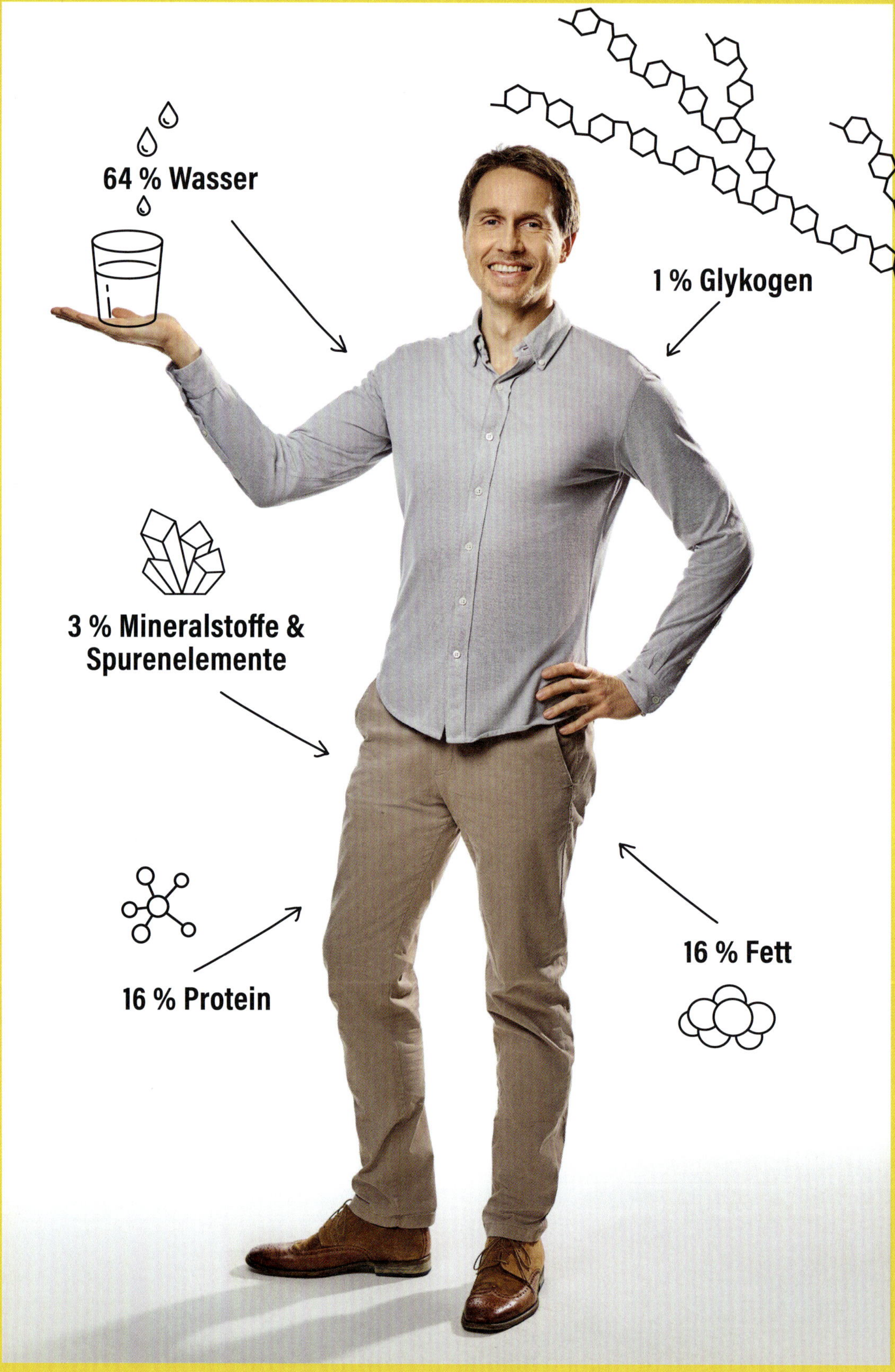
64 % Wasser
1 % Glykogen
3 % Mineralstoffe &
Spurenelemente
16 % Protein
16 % Fett

Ein Blick hinter die Kulissen: Die Regisseure deines Stoffwechsels

DAS „REZEPT“ FÜR EINEN MENSCHEN

Um das Rätsel des „Kuchen-Paradoxons“ zu ergründen, müssen wir bei den absoluten Grundlagen anfangen und uns erst einmal ein Bild davon machen, was der Stoffwechsel überhaupt ist. Und dafür ist es wichtig zu verstehen, woraus ein Mensch eigentlich besteht. Nehmen wir mich als Beispiel: Ich bin derzeit etwa 78 Kilogramm schwer. Überraschenderweise machen rund 64 Prozent davon Wasser aus. Ja, Wasser! Wer hätte das gedacht? Wenn ich morgens vor dem Spiegel stehe, fühlt sich mein Körper doch eigentlich ziemlich solide an, nicht wie ein halb gefüllter Wasserballon. Und doch sind etwa 50 Liter meines Gewichts schlicht und einfach Wasser, verteilt auf Billionen kleiner Zellen.

Die zweitgrößte Komponente, die etwa 16 Prozent meines Körpers ausmacht, sind Proteine. Jetzt denkst du vielleicht sofort an Muskeln – ging mir früher genauso. Doch Proteine sind tatsächlich viel mehr als nur das Baumaterial für Bizeps und Co. Ohne Proteine würde in deinem Körper rein gar nichts laufen. Sie bilden die sogenannten Enzyme, winzige molekulare „Maschinen“, die alle Reaktionen in unseren Zellen steuern. Sie sorgen als Pumpen dafür, dass Nährstoffe hinein- und Abfallstoffe hinauskommen, und bilden sogar das Hämoglobin, das eisenhaltige Protein, das unseren Sauerstoff im Blut transportiert. Bei etwa 30 Billionen Zellen in meinem Körper – eine Zahl, die so groß ist, dass man sie kaum begreifen kann – kommt eine beeindruckende Menge an Proteinen zusammen. Obwohl wir so viel davon haben, können wir sie leider nicht speichern und müssen sie daher regelmäßig zu uns nehmen. Die Speicheraufgabe übernimmt ein anderes Gewebe: Fett. 16 Prozent meines Körpers bestehen daraus, womit ich heute sehr zufrieden bin. Klar, die schlanken zehn Prozent meiner Studienzeit sind passé, aber das ist alles immer noch absolut im grünen Bereich.

Weitere drei Prozent verteilen sich vorwiegend auf Mineralstoffe und Spurenelemente wie Kalzium und Phosphat, die vor allem in meinen Knochen stecken, oder Eisen, das wiederum hauptsächlich im Blut zu finden ist. Und jetzt kommt der Knaller: Kohlenhydrate – Zucker und Stärke –, von denen es immer heißt, sie wären so eine wichtige Energiequelle für den Körper, machen tatsächlich nur knapp ein Prozent meines Körpergewichts aus. Diese Kohlenhydrate werden als „Glykogen" in Muskeln und Leber gespeichert und dienen als kurzfristige Energiequelle. Damit kann unser Körper rund 24 Stunden auskommen. Vielleicht nutzt du diese Energie ja gerade, während du entspannt auf dem Sofa dieses Buch liest und dein letztes Essen schon länger her ist.

WARUM DU IM LEBEN ZWÖLF ELEFANTEN ISST

Jetzt wird es aber erst richtig spannend. Ich bin schließlich nicht das Produkt einer einzigen riesigen Mahlzeit von 78 Kilogramm, sondern das Ergebnis eines ewigen Kreislaufs von Essen, Verdauen, Umbauen und Neubilden. Mein Körper ist eigentlich rund um die Uhr damit beschäftigt, Nahrung aufzunehmen, bestimmte Teile daraus zu extrahieren, anderes zur Energiegewinnung zu verbrennen und den Rest, den er nicht braucht, wieder loszuwerden. Dieses ständige Umsetzen von Stoffen ist das Grundphänomen des Lebens. Natürlich gibt es auch Nahrungsbestandteile, die mein Körper behält und die tatsächlich ein Teil von mir werden. Aber auch das ist nicht von Dauer. In unserem Körper geht ständig etwas kaputt: Enzyme nutzen sich ab, Zellmembranen werden brüchig, sogar unsere DNA geht kaputt und muss dauernd repariert werden. Die meisten dieser Bauteile halten nicht sehr lange und wandern daher irgendwann in den „Müll". Das bedeutet im Umkehrschluss: Ich brauche ständig neue Chemikalien, neue Nahrungsbestandteile, um all die verloren gegangenen Strukturen zu ersetzen.

Rechnet man das hoch, produzieren meine Körperzellen über meine gesamte Lebensspanne hinweg eine unfassbare Menge von bis zu einer halben Tonne Protein. Das sind 500 Kilogramm und damit ungefähr sechsmal so viel wie mein aktuelles Körpergewicht! Ich werde in meinem Leben also mehrfach komplett neu hergestellt. All die Kohlenhydrate, Fette und Proteine, die mich ausmachen, stammen dabei aus der Nahrung. Jeder Organismus muss also dafür sorgen, dass er genug Rohmaterialien aufnimmt, um sich selbst zu versorgen und zu überleben. Und all diese Prozesse benötigen wiederum Energie, die wir ebenfalls aus dem Essen beziehen. Und wir essen in der Tat eine ganz schöne Menge im Laufe unseres Lebens: Schätzungen zufolge ungefähr 50–70 Tonnen. Das entspricht etwa acht bis zwölf ausgewachsenen afrikanischen Elefanten!

DER SISYPHOS-STOFFWECHSEL

Die entscheidende Frage ist: Wie wandelt unser Körper das, was wir essen, in Energie und neue Baustoffe um? Die Antwort liegt in einer nie endenden Kette von Reaktionen, die im Wesentlichen zwei lebenswichtige, aber irgendwie auch entgegengesetzte Dinge erledigen:

- **Katabole Reaktionen:** Hierbei zerlegen körpereigene Enzyme komplexe Substanzen in ihre Einzelteile. Sie machen dabei aus Proteinen, Fetten oder alten Zellteilen gewissermaßen „molekularen Müll".

- **Anabole Reaktionen:** Dabei nehmen andere Enzyme genau diesen molekularen Müll und bauen daraus schließlich wieder neue, komplexe Proteine und Strukturen für unseren Körper auf.

Diese beiden grundlegenden Reaktionswege – Katabolismus und Anabolismus – finden in jedem Organsystem statt. Man könnte daher sagen, unser Körper erfindet sich ständig neu, indem er kaputtgeht und sich wieder aufbaut. Und die Summe aller auf- und abbauenden Prozesse macht den Stoffwechsel aus. Dafür steht dieses Wort. Es ist ein permanenter Zyklus der Instandhaltung. Um ehrlich zu sein, kann man sich den Stoffwechsel ein wenig wie die griechische Sagengestalt Sisyphos vorstellen: Er arbeitet hart, um einen Stein den Berg hinaufzurollen, der dann immer wieder herunterrollt. Ähnlich hart arbeitet unser Stoffwechsel, der pausenlos neue Enzyme und Proteine im Körper aufbaut, die kurz darauf wieder kaputt gemacht und ersetzt werden.

WARUM DU NICHT EXPLODIERST, WENN DU ISST

Diese pausenlose Arbeit, dieser ewige Kreislauf des Auf- und Abbaus, hat natürlich einen Preis: Er verbraucht ununterbrochen Energie. Damit sind wir beim Kern der Sache, wenn es um unser Körpergewicht geht: bei der Energiebilanz. Um zu verstehen, warum manche Menschen scheinbar mehr Energie verbrauchen als andere, müssen wir uns die Währung ansehen, in der diese Energie gehandelt wird. Und hier betritt die wohl berühmteste und gleichzeitig am meisten missverstandene Maßeinheit der Ernährungswissenschaft die Bühne: die Kalorie.

Eine Kalorie ist prinzipiell erst einmal eine Wärmeeinheit und rein physikalisch die Energiemenge, die benötigt wird, um ein Gramm Wasser um genau ein Grad Celsius zu erwärmen. Wenn wir im Alltag von Kalorien sprechen (und das wird auch in diesem Buch öfter vorkommen), meinen wir aber meistens Kilokalorien (kcal), also 1000 Kalorien. Das ist die Energiemenge, um einen Liter Wasser um ein Grad zu erwärmen. Der Begriff wurde im späten 18. Jahrhundert vom französischen Chemiker Antoine de Lavoisier geprägt. Er sperrte ein Meerschweinchen in einen Behälter mit Luftschlitzen und stellte diesen in einen Eimer voll Eis. Nach zehn

FUNFACT

Um einen Liter eiskaltes Wasser zum Kochen zu bringen, braucht man nach obiger Annahme etwa 100 kcal. Da sieht man mal, wie viel Energie in einem Kinderriegel steckt (der hat ca. 100 kcal). Doch damit nicht genug: Ein durchschnittlicher Mensch verbraucht rund 2000 kcal am Tag. Das ist die 20-fache Menge und entspricht der Energie, die man bräuchte, um 20 Liter Wasser von 0 auf 100 °C zu erhitzen. Eine gewaltige Energiemenge. Warum also fangen wir nicht an zu kochen oder zu explodieren, wenn wir täglich so viel Energie einspeisen? Die Antwort darauf liegt in der genialen Strategie unseres Körpers: Er setzt diese Energie nicht auf einen Schlag frei, sondern macht sie in kontrollierten chemischen Reaktionen schrittweise für unseren Körper verfügbar.

Stunden waren knapp 400 Gramm Eis geschmolzen. Daraus berechnete de Lavoisier, wie viel Wärmeenergie das Tier produziert hatte. Es waren 30 kcal. Außerdem bestimmte er, wie viel Kohlendioxid das Meerschweinchen ausgeatmet hatte. Seine damals wirklich bahnbrechende Erkenntnis: Der Stoffwechsel des Nagetiers hatte Nahrung und Sauerstoff in Wärme und Kohlendioxid umgewandelt.

DAS KALORIENKONTO

Wie das Ganze beim Menschen funktioniert, hat Mitte des 19. Jahrhunderts der amerikanische Chemiker Wilbur Atwater erforscht. Seine Arbeit mündete in dem bis heute gängigsten Erklärungsmodell für unser Körpergewicht: dem sogenannten „Calories-In-Calories-Out"-Modell. Die Idee dahinter ist denkbar einfach und klingt absolut logisch, denn sie beruht auf einem unumstößlichen physikalischen Gesetz: dem ersten Hauptsatz der Thermodynamik, auch bekannt als das Gesetz der Energieerhaltung. Es besagt, dass Energie in einem geschlossenen System weder erzeugt noch vernichtet, sondern nur von einer Form in eine andere umgewandelt werden kann. Übertragen auf unseren Körper bedeutet das: Unser Körper besitzt eine Art Kalorienkonto. Die Kalorien, die wir essen, sind die Einzahlungen („Calories In") und die Kalorien, die wir für alle Lebensprozesse verbrennen, sind die Ausgaben („Calories Out"). Nehmen wir mehr Kalorien auf, als wir verbrauchen, nehmen wir zu. Verbrauchen wir mehr, als wir aufnehmen, nehmen wir ab. Klingt einleuchtend, oder? Doch wir werden noch sehen, dass diese simple Rechnung in der biologischen Realität ihre Tücken hat. Um das zu verstehen, müssen wir uns die Ein- und Ausgabenseite dieses Kontos genauer anschauen. Fangen wir mit der Eingabenseite an.

„CALORIES IN" – EINZAHLUNG AUF UNSER KONTO

Die Eingabenseite beschreibt alle Kalorien, die wir über die Nahrung aufnehmen. Andere Möglichkeiten haben wir nicht – anders als zum Beispiel Pflanzen, die nicht unbedingt essen müssen, sondern ihre Energie größtenteils aus Sonnenlicht beziehen. Um den Energiegehalt von Lebensmitteln zu messen, hat Atwater verschiedene Mahlzeiten in einem sogenannten Bombenkalorimeter verbrannt und die dabei entstehende Wärme gemessen. Das Bombenkalorimeter kann man sich als eine Art Ofen vorstellen. Mit seiner Hilfe bestimmte er den physikalischen Brennwert, also die maximal mögliche Energiemenge, die in einem Lebensmittel steckt. Stellen wir uns einen einfachen Cheeseburger vor. Würde man ihn trocknen und im Labor verbrennen, käme man auf einen physikalischen Brennwert von etwa 340 kcal.

Atwater-Faktoren: physikalischer vs. physiologischer Brennwert
Unser Körper ist aber leider kein Ofen, der Nahrung einfach verbrennt. Stattdessen nutzen wir „langsame" chemische Reaktionen, um Energie zu gewinnen. Mit Energie meine ich hier unseren universellen Treibstoff, das Adenosintriphosphat (ATP). Am Ende kommt daher auch keine Asche heraus, sondern ATP plus Wärme, Kohlendioxid und – wie weitere Forscher später herausgefunden haben – Wasser als „Abfallprodukte".

Atwater vermutete, dass wir aufgrund unserer chemischen Energiegewinnung weniger Energie aus den Lebensmitteln herausholen können, als der physikalische Brennwert vorgibt. Um diese Vermutung zu beweisen, bediente er sich eines Tricks – und jetzt wird es etwas eklig: Er bat Probanden, nach den Mahlzeiten ihren gesamten Stuhl und Urin zu sammeln. Beides legte er dann wieder ins Bombenkalorimeter (ich hoffe mal, es war ein anderes Gerät!) und maß darin die unverdauten Kalorien. Diese zog er dann vom physikalischen Brennwert ab. Das Ergebnis

FUNFACT

Wir stellen jeden einzelnen Tag eine Menge an ATP her, die ungefähr unserem eigenen Körpergewicht entspricht. Wie kann das sein, ohne dass wir täglich unser Gewicht verdoppeln? Ganz einfach: ATP kann man sich wie eine winzige, wiederaufladbare Batterie vorstellen. Es kann nicht auf Vorrat gespeichert und muss daher ständig neu „geladen" werden. Wir stellen es nicht aus dem Nichts her, sondern recyceln seine entladene Vorstufe, das ADP (Adenosindiphosphat), immer wieder zur energiereichen ATP-Version. Es ist also ein ständiges Auf- und Entladen. Und die schiere Menge dieser Ladevorgänge summiert sich dann am Ende eines Tages auf das Gewicht unseres Körpers.

war der physiologische Brennwert – also die Energiemenge der Mahlzeit, die der Körper wirklich aufnehmen und verwerten kann. Für unseren Cheeseburger bedeutet das: Von den 340 kcal Bruttoenergie gehen etwa 40 kcal durch unvollständige Verdauung und Stoffwechselprozesse verloren. Übrig bleiben anschließend etwa 300 kcal. Das ist der physiologische Brennwert, sprich der Wert, der auf der Nährwerttabelle der Verpackung steht

Atwater-Faktoren

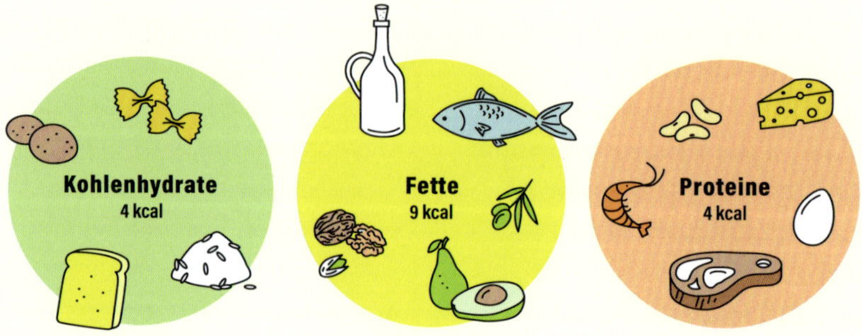

Was liefert wie viel Energie?
1 g Kohlenhydrate = 4 kcal
1 g Fett = 9 kcal
1 g Protein = 4 kcal

und der auf unser Kalorienkonto eingezahlt wird. Atwater bestimmte diesen physiologischen Brennwert separat für Kohlenhydrate, Fette und Proteine, damit nicht jede neu hergestellte Mahlzeit wieder extra gemessen werden musste. Dabei kamen jene Zahlen heraus, die vermutlich jeder „Kalorienerfahrene" schon mal gehört hat: Kohlenhydrate und Proteine besitzen 4 kcal pro Gramm, während Fette 9 kcal pro Gramm an verwertbarer Energie liefern. Für Kohlenhydrate und Fette ist der Unterschied zwischen physikalischem und physiologischem Brennwert minimal und beträgt nur wenige Prozent. Bei Protein sieht das ganz anders aus. Hier kann der Körper nur etwa 75 Prozent der Energie tatsächlich verwerten. Die restlichen 25 Prozent gehen als Abfallprodukt verloren. Dieser „Abfall" ist hauptsächlich Harnstoff, der über den Urin ausgeschieden wird. Und hier wird es auch sprachlich interessant: Der Name „Harnstoff" kommt nicht von ungefähr. Er ist buchstäblich der Stoff, der den Hauptbestandteil des Harns (ein anderes Wort für Urin) ausmacht und deswegen so heißen darf. Der Körper stellt ihn in der Leber her, um giftiges Ammoniak aus dem Proteinabbau unschädlich zu machen, und die Nieren filtern ihn dann in den Urin. Die von Atwater bestimmten Zahlen bilden seitdem die Grundlage für die Kalorienberechnung in Lebensmitteln – bis heute. Mit einer kleinen Ausnahme: In den 2000er-Jahren gab es ein

FUNFACT

> In den Supermarktregalen boomen heute Proteinpuddings, -riegel und -shakes, die oft doppelt so teuer sind wie ihre normalen Gegenstücke. Der Gedanke „viel hilft viel" ist dabei ziemlich verlockend. Doch dein Körper ist kein unendlicher Proteinspeicher. Wenn du keinen stark erhöhten Bedarf durch intensiven Kraftsport oder bestimmte Lebensumstände hast, kann dein Körper mit dem teuren Überschuss leider nichts anfangen. Er nimmt sich, was er braucht, und der Rest geht den soeben beschriebenen Weg: Er wird in der Leber zunächst zu Harnstoff umgewandelt und anschließend über die Nieren ausgeschieden. Wer unnötig teure Proteinprodukte konsumiert, produziert vor allem eines – besonders teuren Urin.

kleines Update für Kohlenhydrate. Denn im Begriff „Kohlenhydrate" verstecken sich auch Ballaststoffe. Das sind komplexe Zuckerverbindungen, die der Körper nur schwer aufspalten kann und die Atwater und Kollegen damals nicht explizit berücksichtigt hatten. Das sorgt für eine gewisse Ungenauigkeit bei der Berechnung der aufgenommenen Kalorien. Um die Atwater-Werte zu ergänzen, haben sich Stoffwechselforscher nach zahlreichen Experimenten auf einen Wert von 2 kcal pro Gramm Ballaststoffe geeinigt. Dieser Wert wurde von der Europäischen Union übernommen und gilt seitdem offiziell bei der Berechnung der Lebensmittel.

Und jetzt bist du dran: Teste doch mal, ob das, was ich dir gerade erzählt habe, wirklich stimmt. Nimm dir das nächstbeste Lebensmittel (am besten ballaststoffreich) und wirf einen Blick auf die Nährwerttabelle. Wenn du nun die Grammangaben für Eiweiß und Kohlenhydrate mit 4, die für Fett mit 9 und die für Ballaststoffe mit 2 multiplizierst, wirst du feststellen, dass dein berechneter Kalorienwert ziemlich nah an den auf der Verpackung stehenden Wert herankommt. Super! Jetzt weißt du, woher die Kalorienangaben auf den Nährwerttabellen stammen. Sie werden einfach berechnet. Kein Unternehmen „misst" nämlich tatsächlich den physiologischen Brennwert seiner Produkte. Dazu müssten sie, wie Atwater, aufwendige Experimente machen, was viel zu teuer wäre.

Das Mandel-Experiment

Und damit kommen wir zum entscheidenden Problem: Da Kalorienangaben nur berechnet und nicht gemessen werden, sind sie ziemlich ungenau. Denn diese Berechnungen berücksichtigen nicht die sogenannte Nahrungsmatrix, also die

Form, in der Fette, Kohlenhydrate und Proteine eingebunden sind. Stell dir diese Matrix wie die Verpackung der Natur vor. Eine gute Verpackung kann unser Körper schlechter öffnen, um an die Kalorien zu gelangen – eine schlechte dagegen sehr leicht.

Ein typisches Beispiel für eine gute Verpackung sind Mandeln – streng genommen übrigens keine echten Nüsse, sondern die Kerne einer Steinfrucht (also eher verwandt mit Pfirsichen und Kirschen). Aber egal ob Nuss oder nicht: Laut Verpackung besitzen sie mit rund 600 kcal pro 100 Gramm ähnlich viele Kalorien wie echte Nüsse (berechnet mit den eben erwähnten Atwater-Faktoren). Das Problem ist nur: Die Natur hat die Mandeln so gut verpackt, dass unser Verdauungssystem an viele Nährstoffe gar nicht richtig rankommt. Genau das konnten US-Forscher nachweisen: Sie gaben Probanden eine festgelegte Menge Mandeln zu essen und bestimmten, ähnlich wie Atwater damals, die Kalorien, die im Stuhl ausgeschieden wurden. Dadurch konnten sie den physiologischen Brennwert direkt messen. Überraschenderweise war dieser Brennwert ganze 150 kcal niedriger als der zuvor berechnete Wert. Er lag also nur bei etwa 450 kcal – ein deutlicher Unterschied! Um sicherzustellen, dass es wirklich an der Verpackung lag, wiederholten die Forscher das Experiment noch einmal mit Mandelbutter (also quasi mit einer bereits geöffneten Verpackung). Und siehe da: Diesmal entsprach der gemessene physiologische Brennwert wieder genau dem zuvor berechneten Wert.

Bei Nährwertangaben wird oft geschummelt

Die Nahrungsmatrix gibt es natürlich nicht nur bei Mandeln, sondern praktisch bei jedem Lebensmittel. Auch in unserem Cheeseburger. Würde man ihn im Labor messen, würde man feststellen, dass die auf der Verpackung angegebenen Kalorien fast immer abweichen. Deshalb gibt es auch bestimmte erlaubte Toleranzen: Der gemessene Kalorienwert darf in der Regel bis zu 20 Prozent nach oben oder unten abweichen – und das ist eine ganz schöne Menge! Genau das nutzen Lebensmittelhersteller gern, insbesondere bei Fertignahrung. Diese Fertigprodukte haben durch ihre industrielle Verarbeitung meist schon eine sehr dünne, also schlechte Verpackung – wenn überhaupt. Sie werden also sehr gut aufgenommen. Um die Snacks dennoch kalorienärmer wirken zu lassen, werden die Kalorienangaben gern etwas zu niedrig angesetzt. Das hat mein früherer Kollege Reiner Jumpertz-von-Schwartzenberg herausgefunden, mit dem ich an der Charité zusammengearbeitet habe. Wie ich hat auch er einige Zeit in den USA geforscht. Er kaufte 24 bekannte Snackprodukte – darunter Chips, Kekse, Schokoriegel und Joghurts – und maß deren tatsächlichen Kaloriengehalt. Dabei kam heraus, dass die Snacks im Durchschnitt 4,3 Prozent mehr Kalorien enthielten, als auf dem Etikett angegeben war. Der Grund waren etwas mehr Kohlenhydrate und leicht größere Portionen als angegeben – alles zwar im gesetzlich erlaubten Rahmen, aber trotzdem ärgerlich für Kalorienzähler, die genau wissen möchten, was sie essen.

Roh oder gekocht?

Die Nahrungsmatrix verändert sich außerdem durch unsere eigene Zubereitung zu Hause. Kochen, Braten, Pürieren oder Mahlen zerstört die Verpackung und macht Nährstoffe und Kalorien besser verfügbar. Für unsere Vorfahren war das super, denn durch die Erfindung des Feuers konnten sie ihre Nahrung sprichwörtlich „vorverdauen" und kamen so an mehr Kalorien. Heute hingegen erhöhen wir durch diese Vorverdauung oft ungewollt die aufgenommene Kalorienmenge. Ein anschauliches Beispiel ist das Ei: Belgische Forscher gaben Probanden rohe und gekochte Eier zu essen und maßen dann exakt, wie viel Energie tatsächlich aufgenommen wurde. Ein durchschnittliches Ei hat etwa 91 kcal (physikalischer Brennwert). Essen wir es roh, können wir nur etwa 73 kcal aufnehmen. Wird das Ei dagegen gekocht, verwerten wir 85 kcal – also 12 kcal mehr. Klingt erst einmal nicht nach viel, aber wir essen ja auch nicht nur ein Ei pro Tag. Ähnliche Effekte gibt es für andere Lebensmittel wie Rinderhüftsteak, Pasta oder Reis. Gekocht können wir die in ihnen

FUNFACT

Manche Lebensmittel können ihre zerstörte Verpackung nach dem Kochen teilweise wiederherstellen. Das ist zum Beispiel bei Pasta, Reis und Kartoffeln der Fall. Die durch das Kochen aufgebrochenen Ballaststoffe – und damit gut verdauliche Stärke – schließen sich nach dem Abkühlen wieder zusammen und bilden die sogenannte „resistente Stärke". Diese ist wie normale Ballaststoffe wieder schwerer verdaulich. Das bedeutet, abgekühlte Nudeln oder Kartoffeln haben effektiv weniger Kalorien als frisch gekochte. Zusätzlich hat resistente Stärke noch einen tollen Effekt: Sie ist ideales Futter für unsere Darmbakterien. Und wer hätte das gedacht: Unsere Darmbewohner spielen ebenfalls eine zentrale Rolle bei unserer Verdauung.

enthaltenen Kalorien besser verwerten und erhöhen damit unsere tatsächliche Kalorienaufnahme.

Unsere Darmbewohner: Wer uns schlank und wer uns dick macht

Wusstest du, dass allein in unserem Darm mehr Bakterien leben, als unser Körper Zellen hat? Wir beherbergen etwa 38 Billionen Darmbakterien, während wir selbst nur aus rund 30 Billionen Zellen bestehen. Anders ausgedrückt: Jeder von uns trägt etwa 1–2 Kilogramm Darmbakterien mit sich herum. Warum „nur" so wenig Gewicht bei so vielen Zellen? Ganz einfach: Bakterien sind winzig – tausendfach kleiner und leichter als unsere eigenen Körperzellen. So kommt es, dass sie uns zahlenmäßig haushoch überlegen sind, aber in der Waage kaum ins Gewicht fallen. Dass diese Bakterien bei unserer Verdauung ein wichtiges Wörtchen mitzureden haben, versteht sich eigentlich von selbst. Eindrucksvoll gezeigt wurde das an Mäusen: Peter Turnbaugh, ein US-amerikanischer Mikrobiomforscher, hat das Darmmikrobiom von schlanken und dicken Mäusen verglichen, also die Gesamtheit aller Mikroorganismen in ihrem Darm. Er konnte zeigen, dass die Bakterien der dicken Mäuse Ballaststoffe besser aufbrechen und dadurch für den Körper leichter verwertbar machen. Man könnte also sagen, die Bakterien liefern dem Körper die Schere, um die Nahrungsverpackung schneller zu öffnen. Um zu beweisen, dass die Mäuse wegen ihres effizienteren Mikrobioms dicker waren, führte Turnbaugh ein elegantes Experiment durch: Er transplantierte das Darmmikrobiom der dicken Mäuse in dünne Mäuse, deren Darm noch nicht von Bakterien besiedelt war. Und siehe da: Plötzlich wurden auch die dünnen Mäuse dick.

Lange Zeit war unklar, ob sich diese eindrucksvollen Ergebnisse von Mäusen einfach so auf den Menschen übertragen lassen. Doch inzwischen verdichten sich die Hinweise, dass es auch bei uns solche unterschiedlichen „Verwertertypen" gibt. Das Bild ist bei uns Menschen allerdings etwas komplexer. Es sind nicht einzelne Bakterienarten, die den großen Unterschied machen, sondern vielmehr ist es das Zusammenspiel verschiedener mikrobieller Teams, die entweder auf Verschwendung oder aber auf Effizienz und Sparsamkeit getrimmt sind. Einige dieser Darmbewohner beeinflussen unseren Stoffwechsel eher indirekt, indem sie die Darmgesundheit fördern oder schwächen. Ein wichtiger Vertreter hierbei ist das Bakterium *Akkermansia muciniphila*, von dem sich im Darm schlanker Menschen deutlich mehr findet. Wahrscheinlich funktioniert es dort wie eine Art Hausmeister: Es stärkt die schleimige Schutzbarriere des Darms und hält so schädliche Eindringlinge fern. Das verhindert chronische Entzündungen und verbessert den Zuckerstoffwechsel. Eine ballaststoffreiche Ernährung fördert die Ansiedlung von *Akkermansia muciniphila* und reduziert vermutlich sogar die Anfälligkeit für Übergewicht. Hinweise darauf fand eine Studie meines italienischen Freundes Alessio Basolo. Er und sein Team konnten zeigen, dass mehr *Akkermansia muciniphila* im Darm mit Kalorienverlust über den Stuhl assoziiert war. Ganz anders verhält es sich beispielsweise mit *Ruminococcus gnavus*. Dieses Bakterium macht die Darmschleimhaut löchrig, fördert dadurch chronische Entzündungen und begünstigt offensichtlich Übergewicht.

Andere Mikroben greifen hingegen direkter in die Energiegewinnung ein: Hast du dich je gefragt, warum manche Menschen nach dem Essen von Bohnen oder Kohl mehr Blähungen haben als andere? Das liegt nicht nur an der Bohne selbst, sondern auch wieder an winzigen Bewohnern unseres Darms, den Methanbildnern. Sie sind keine Bakterien, sondern sogenannte Archaeen – und damit eine ganz andere Form von Einzellern.

Man kann sich Methanbildner wie eine ultraeffiziente Recyclingtruppe vorstellen. Sie nehmen den Wasserstoff, den Darmbakterien beim Abbau von Ballaststoffen als „Abfallprodukt" produzieren, und wandeln ihn in Methan um – das ist der Stoff, der unsere Pupse „brennbar" macht. Dieser Prozess hilft nicht nur, den Druck im Darm zu regulieren, er kurbelt auch die Arbeit der ballaststoffabbauenden Bakterien an.
Das Ergebnis: Menschen mit vielen Methanbildnern im Darm können schwer verdauliche Pflanzenfasern besser aufspalten und holen so aus derselben Mahlzeit mehr Energie heraus. Genau das untermauert eine faszinierende Studie aus dem Jahr 2025: Probanden, die viel Methan produzierten, gewannen bei einer ballaststoffreichen Ernährung deutlich mehr Energie aus ihrer Nahrung als jene mit niedriger Methanproduktion. Ihr Mikrobiom war einfach ein besserer „Futterverwerter". Man könnte also fast sagen: Die Menge an Methan in den „Winden" eines Menschen ist ein Indikator dafür, wie effizient sein Stoffwechsel arbeitet.

Neben den Bakterien und Archaeen spielt auch die Passagezeit der Nahrung im Darm eine Rolle. Intuitiv würde man denken, eine kürzere Darmpassagezeit bedeutet automatisch weniger Kalorienaufnahme.

Doch es ist genau andersherum. In einer 2022 veröffentlichten Studie untersuchten Wissenschaftler die Darmpassagezeit und die Restenergie im Stuhl von Probanden. Das Ergebnis war überraschend und widersprach völlig den ursprünglichen Erwartungen: Eine längere Passagezeit war mit einer weniger effizienten Kalorienaufnahme verbunden – es blieben also tatsächlich mehr Kalorien im Stuhl zurück. So richtig erklären lässt sich dieses Phänomen noch nicht. Forscher vermuten, dass die längere Passagezeit einfach eine Reaktion des Körpers auf eine ineffiziente Kalorienaufnahme im Darm ist – und dass der Körper versucht, das durch eine längere Passagezeit irgendwie auszugleichen.

Wenn wir die genannten Ungenauigkeiten der „Calories In"-Seite an dieser Stelle einmal zusammenfassen, bleibt ziemlich unklar, wie viel von den verwertbaren 300 kcal unseres Cheeseburgers tatsächlich in unserem Körper landen. Kalorienzählen ist also nicht besonders genau, weil weder die Nahrungsmatrix noch der große Toleranzbereich bei den Kalorienangaben oder das individuelle Darmmikrobiom dabei berücksichtigt werden. Aber genau diese Faktoren können eben den entscheidenden Unterschied machen.

„CALORIES OUT" – AUSZAHLUNG VON UNSEREM KONTO

Nun kommen wir aber mal zur Ausgabenseite unseres Kalorienkontos. Denn auch hier ist alles – wer hätte es geahnt – komplizierter als gedacht. Stellen wir uns vor, unser Körper hat die Kalorien des Cheeseburgers nun aufgenommen. Der physikalische Brennwert beträgt ca. 340 kcal, der physiologische ca. 300 kcal. Somit haben wir rund zwölf Prozent weniger Energie zu uns genommen als theoretisch möglich. Doch bevor diese Energie wirklich genutzt werden kann, muss unser Körper die aufgenommenen Nährstoffe erst einmal verarbeiten: Fette, Kohlenhydrate und Proteine müssen zerlegt, transportiert und umgebaut werden, bis sie tatsächlich Energie liefern. Und all das kostet den Körper erneut Kalorien. Diese versteckten Energiekosten nennen wir die „nahrungsinduzierte Thermogenese" (kurz TEF, englisch für „thermic effect of food"). Weil der Begriff etwas sperrig klingt, sage ich dazu lieber „metabolische Steuer" – also eine Art Bearbeitungsgebühr, die der Körper erhebt, bevor er die aufgenommenen Kalorien überhaupt verwenden kann.

Schauen wir uns den Cheeseburger noch einmal genauer an. Er liefert etwa 18 Gramm Protein, 30 Gramm Kohlenhydrate und 12 Gramm Fett.

Der Rest ist Wasser. Sie ergeben in Summe die 300 kcal physiologischen Brennwert. Doch nicht alles davon landet als Nettobetrag auf dem Energiekonto. Denn für jeden Makronährstoff zahlt der Körper eine unterschiedlich hohe Steuer: Proteine machen am meisten Arbeit; ganze 20–30 Prozent ihrer Kalorien gehen schon bei der Verarbeitung verloren. Du erinnerst dich vielleicht an die Sache mit dem Harnstoff. Kohlenhydrate sind etwas günstiger, hier liegen die Verluste bei fünf bis zehn Prozent. Und Fette machen dem Körper am wenigsten Arbeit. Maximal drei Prozent der aufgenommenen Kalorien gehen verloren.

Die metabolische Steuer

Rechnen wir das jetzt für unseren Cheeseburger einmal durch, ergibt sich folgendes Bild: Von den 72 kcal Protein bleiben nach Abzug der Steuer etwa 54 kcal übrig, von den 120 kcal Kohlenhydraten rund 110 kcal und von den 108 kcal Fett landen ungefähr 106 kcal auf deinem Energiekonto. Zusammengerechnet bleiben netto also nur etwa 270 kcal, die dein Körper wirklich nutzen kann. Ziemlich frech, oder? Du denkst, du hast 300 kcal gegessen und dann ist plötzlich fast ein Zehntel davon einfach weg. Im Schnitt beträgt die „metabolische Steuer" etwa zehn Prozent. Physikalisch gesehen ist das immer noch ein erstaunlich hoher Wirkungsgrad – 90 Prozent Effizienz sind für Kraftwerke fast ein Traum –, biologisch betrachtet heißt es aber: Ein Teil der Energie verpufft, noch bevor wir etwas davon haben. Manche würden sich da insgeheim wohl durchaus eine höhere Steuer wünschen, um ohne Reue essen zu können. Und ohne zu viel zu spoilern: Genau hier gibt es große Unterschiede zwischen den Menschen, die letztendlich auch deren individuellen Stoffwechseltyp festlegen. Also, die metabolische Steuer bitte abspeichern für später. Jetzt erst mal wieder zurück zu unserem Cheeseburger: Nachdem die metabolische Steuer abgezogen wurde, sind rund 270 kcal übrig. Wofür genau gibt der Körper diese denn nun aus? Im Prinzip gibt es hier zwei große Kategorien: den Grundumsatz und die Aktivitätsenergie.

Der Grundumsatz – deine tägliche Lebensmiete

Der größte Teil der Energie geht für den sogenannten Grundumsatz drauf. Das ist die Energie, die unser Körper in völliger Ruhe verbraucht, nur um uns überhaupt am Leben zu halten. Stell es dir vor wie die tägliche Miete für deine biologische Wohnung: Herzschlag, Atmung, Gehirnaktivität, Nierenfunktion, Proteinaufbau (anabol), Proteinabbau (katabol) – all diese Prozesse müs-

Wie aus einem Burger Energie für unseren Stoffwechsel wird

Calories IN – Die Einzahlung

Kalorien, die wir über die Nahrung aufnehmen

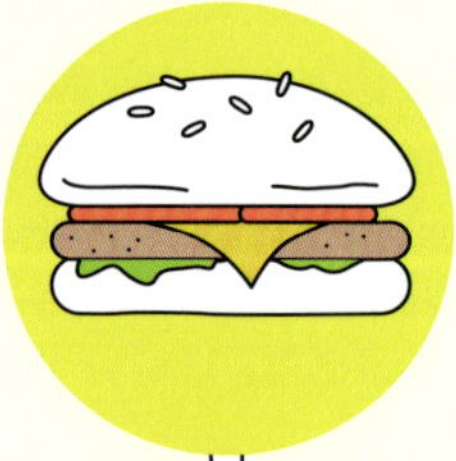

Physikalischer Brennwert
= 340 kcal

Die reine Energie, die freigesetzt würde, wenn man den Burger im Labor verbrennt.

Verdauungsverluste
- 40 kcal

Dein Körper ist kein Ofen. Ein Teil kann nicht aufgespalten werden und wird ungenutzt ausgeschieden.

Calories OUT – Die Auszahlung

Wohin die Energie verschwindet

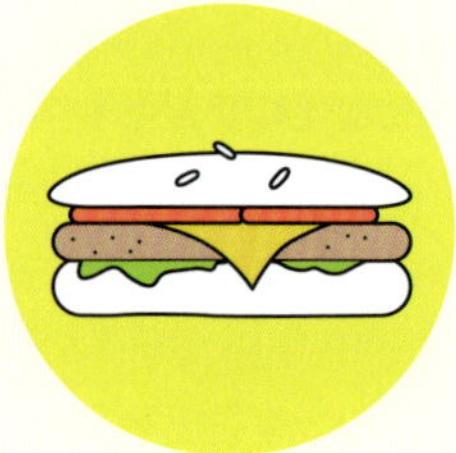

Physiologischer Brennwert
= 300 kcal

Das ist der Wert, der auf der Nährwerttabelle der Packung steht und auf dein „Konto" eingezahlt wird. Er wird mit den Atwater-Faktoren berechnet.

Metabolische Steuer
- 30 kcal

Für die Verarbeitung der Nährstoffe zahlt dein Körper eine Gebühr.

20-30 % **Proteine** sind am „teuersten"

5-10 % **Kohlenhydrate**

3 % **Fett**

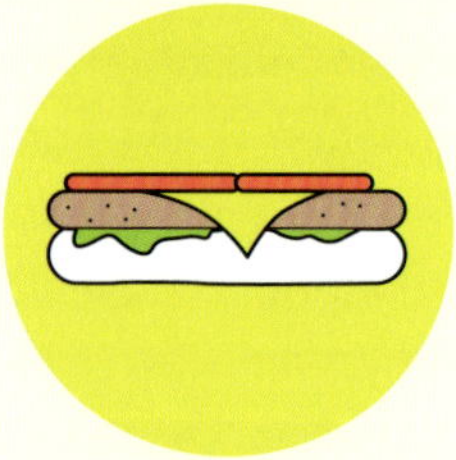

Netto-Energie
= 270 kcal

Für den Körper nutzbare Energie
z.B. für Grundumsatz (Gehirn, Leber, Herz etc.), Bewegung, zum Speichern in Fettzellen

sen rund um die Uhr laufen, auch wenn du schläfst oder nur auf der Couch liegst und Netflix schaust. Rund 60–70 Prozent unseres täglichen Kalorienverbrauchs gehen allein dafür drauf. Und der Grundumsatz ist von Mensch zu Mensch sehr verschieden. Größere und schwerere Menschen beispielsweise verbrauchen natürlich mehr Energie, denn sie haben schlicht mehr Masse, die mit Energie versorgt werden muss. Aber auch wenn das Körpergewicht zweier Menschen identisch ist, kann es deutliche Unterschiede im Grundumsatz geben. So hat jemand mit viel Muskeln und wenig Körperfett (wie Arnold Schwarzenegger) einen deutlich höheren Grundumsatz als jemand mit gleichem Gewicht, aber mit weniger Muskeln und einem höheren Fettanteil. Das liegt daran, dass Muskeln wahre Energiefresser sind und deutlich hungriger als Fettgewebe.

Übrigens spielen auch die inneren Organe eine Rolle: Menschen mit afrikanischem Hintergrund haben im Durchschnitt eher kleinere Organe (besonders ihre Leber ist kleiner), was ihren Grundumsatz leicht reduziert. Ebenso nimmt der Grundumsatz im Alter ab – ab ungefähr 60 Jahren geht es immer weiter runter mit ihm –, weil Muskelmasse natürlicherweise verloren geht. Und, sorry, Ladies, Männer haben es tatsächlich etwas leichter: Sie besitzen genetisch bedingt mehr Muskelmasse und dadurch automatisch einen etwas höheren Grundumsatz. Neben all diesen Faktoren entscheidet am Ende aber auch deine Genetik darüber, ob dein Grundumsatz eher hoch oder niedrig ausfällt. Stichwort: Stoffwechseltyp!

Aktivitätsenergie – das Plus auf deiner Kalorienrechnung

Der zweite große Posten ist deine Aktivitätsenergie, die auch Leistungsumsatz genannt wird. Das ist die Energie, die du bei jeder bewussten und unbewussten Bewegung verbrauchst. Klar, Sport wie Joggen oder Krafttraining gehören dazu, aber auch das Zappeln im Meeting oder das Herumgehen beim Telefonieren zählen hier. Kleines Beispiel von mir: Wenn ich den ganzen Tag in der Klinik unterwegs bin und von einem Patienten zum nächsten laufe, macht sich das auf meiner Smartwatch abends durchaus bemerkbar. Dann wiederum gibt es auch Tage, an denen ich hauptsächlich vor dem Computer sitze und arbeite – und an denen bleiben die Aktivitätskalorien eher bescheiden. Genau deshalb unterscheidet sich die Aktivitätsenergie bei jedem Menschen enorm, je nachdem, wie viel und wie intensiv er sich bewegt.

Warum mehr Bewegung nicht immer hilft

Jetzt denkst du vielleicht, dass du durch ausreichende Bewegung dein Kalorienkonto ins Minus ziehen kannst. Hier habe ich leider eine schlechte Nachricht für dich: Je mehr du dich bewegst, desto cleverer spart dein Körper an anderer Stelle Kalorien ein. Forscher nennen das Phänomen „metabolische Kompensation". Machst du also Extrasport, reduziert dein Körper als Antwort darauf beispielsweise die Aktivität von Organen wie Leber oder Niere, um Kalorien zu sparen. Warum macht er das? Weil er evolutionär gesehen Energie sparen will, um zu überleben. Früher hat das Sinn ergeben, heute leider nicht mehr. Besonders unfair ist diese Sparfalle für Menschen mit Übergewicht. Studien zeigen, dass sich der Körper von übergewichtigen Personen bis zu 50 Prozent der Kalorien, die beim Sport verbraucht werden, an anderer Stelle wieder zurückholt. Bei schlanken Menschen ist dieser Mechanismus dagegen viel schwächer ausgeprägt. Ob man nun dick wird, weil man ein guter „Kalorienrückholer" ist, oder ob man erst durch das Übergewicht zu diesem wird, ist allerdings noch nicht abschließend geklärt – ein klassisches Henne-Ei-Problem. Auf das Kalorienkonto übertragen bedeutet dieser Effekt jedoch: Du kannst es nicht unendlich ins Minus ziehen, um eine negative Kalorienbilanz zu erreichen und Gewicht zu verlieren – egal wie sehr du dich auch anstrengst.

Wie sinnvoll ist Kalorienzählen?

Was heißt das jetzt konkret fürs Kalorienzählen? Ist es völlig sinnlos? Nicht unbedingt. Fakt ist aber, dass unser Körper auf beiden Seiten der Bilanz ständig reguliert – die Zahlen exakt zu nehmen, ergibt daher keinen Sinn. Eine grobe Orientierung ist es dennoch. Ich persönlich schätze die Lebensmittel, die ich regelmäßig esse, grob ein. Eine Pizza hat für mich zum Beispiel immer 1000 kcal, ein Magerquark mit Bananen 600 kcal. Das lässt sich gut merken. Für die Ausgabenseite nutze ich meine Smartwatch, um ungefähr 1000 Bewegungskalorien am Tag zu erreichen. Klar weiß ich, dass die Uhr ziemlich ungenau ist, aber trotzdem motiviert sie mich jeden Tag dazu, etwas aktiver zu sein. Und genau darum geht es letztlich. Sieh die Kalorien also eher als grobe Orientierung statt als genaue Messgröße und mach dich nicht verrückt. Höre lieber auf deinen Körper und seine Signale. Denn letztlich zählt nicht nur, was du isst und wie viel du dich bewegst, sondern vor allem, wie geschickt dein Körper diese Balance hält. Und da gibt es deutliche Unterschiede, die wir uns später noch genau ansehen.

TEAM SÄTTIGUNG VS. TEAM HUNGER

Wir haben gelernt: Unser Körper reguliert permanent nach – auf beiden Seiten des Kalorienkontos. Doch wie macht er das genau? Wie entscheidet er zum Beispiel, wann es mit dem Essen genug ist? Noch konkreter gefragt: Warum fühlen wir uns manchmal schon nach einer kleinen Mahlzeit pappsatt und haben an anderen Tagen einen scheinbar unstillbaren Hunger?
Die Antwort liegt nicht im Magen, sondern in einer unsichtbaren Steuerzentrale, die ständig überwacht, ob unser „Kalorienkonto" gut gefüllt ist: unserem Gehirn. Tief in seinem Inneren, im sogenannten Hypothalamus (einem Teil des Zwischenhirns), sitzt die Kommandozentrale unseres Stoffwechsels. Um zu verstehen, wie die Wissenschaft dieser Zentrale überhaupt auf die Spur kam, unternehmen wir eine kleine Zeitreise.

EINE GESCHICHTE VON RATTEN UND HEISSHUNGER

Die Zeitreise führt uns zurück in die 1940er-Jahre. Damals begann die Wissenschaft gerade erst, dieses Geheimnis zu lüften. Moderne Hilfsmittel wie MRT-Geräte oder molekulare Sonden, mit denen man dem Gehirn bei der Arbeit zusehen kann, gab es leider noch nicht. Daher griffen die Forscher jener Zeit zu einer heute drastisch anmutenden, damals aber gängigen Methode: den sogenannten Läsionsstudien. Bei diesen Experimenten zerstörten sie gezielt winzige Areale im Gehirn von Versuchstieren, meist Ratten, und beobachteten, was geschah. Man kann sich das vorstellen wie bei einem Sicherungskasten: Man schaltet eine Sicherung aus und schaut, wo das Licht ausgeht – im Wohnzimmer, in der Küche oder im Keller? Die Idee dahinter war einfach: Wenn bestimmte Hirnregionen das Essverhalten steuern, dann müsste ein gezielter Ausfall dort den Hunger- oder Sättigungszustand der Tiere beeinflussen.
Mit diesem Pioniergeist machten sich die Forscher auf die Suche nach dem Hunger- und Sättigungsschalter im Gehirn.

Der erste entscheidende Durchbruch gelang 1940 den Forschern Albert Hetherington und Stephen Ranson. Sie entdeckten so etwas wie die Sättigungsbremse unseres Körpers. Die beiden untersuchten einen Bereich im Hypothalamus, den man heute als ventromedialen Hypothalamus (kurz VMH) bezeichnet – ein mittig gelegenes Areal in dieser uralten Schaltzentrale. Mit einer feinen Elektrode verletzten sie bei Ratten exakt diesen Bereich und schalteten ihn damit gezielt aus, ganz so, als würden sie im Gehirn eine Sicherung umlegen. Das Ergebnis war ebenso beeindruckend wie unmittelbar: Kaum aus der Narkose erwacht, stürzten sich die Tiere regelrecht aufs Futter und schienen gar nicht mehr aufhören zu können zu fressen. Sie waren unersättlich, als wäre ihre innere Bremse, die ihnen normalerweise Sättigung signalisiert, außer Kraft gesetzt. In den folgenden Tagen und Wochen nahmen die Ratten dramatisch an Gewicht zu, wurden fettleibig und verstarben schließlich an den Folgen. In der Fachwelt wurde diese Entdeckung gefeiert und erhielt einen Namen: „hypothalamische Hyperphagie" – eine durch einen Schaden im Hypothalamus ausgelöste Fresssucht. Hetherington und Ranson hatten mit ihrem Experiment die natürliche Sättigungsbremse gelöst. Ihre Schlussfolgerung: Im VMH muss ein Sättigungszentrum sitzen, ein Stoppschalter für den Hunger. Ist dieser Bereich intakt, verhindert er das Überessen. Wird er aber zerstört, ist die Bremse gelöst und die Tiere fressen unkontrolliert. Fortan wurde der VMH als das Sättigungszentrum bezeichnet und man wusste erstmals, dass es im Gehirn einen Ort gibt, der unser Sättigungsgefühl steuert.

DIE ENTDECKUNG DES HUNGERGASPEDALS

Doch wo es ein Sättigungszentrum gibt, muss es logischerweise auch ein Hungerzentrum geben. Damit kommen wir zur Entdeckung des sprichwörtlichen „Hungergaspedals". Wenige Jahre nach der Entdeckung der Sättigungsbremse, im Jahr 1951, fanden der Physiologe Krishan Anand und sein Kollege John Brobeck mit den gleichen Methoden heraus, dass eine andere Hirnregion, der seitliche (medizinisch: laterale) Hypothalamus (kurz LH), ebenfalls etwas mit Hunger und Sättigung zu tun hat. Denn der LH ist eng mit dem Belohnungssystem verknüpft. Diese Kopplung sorgt dafür, dass Nahrung bei Hunger - getriggert durch Dopamin - unwiderstehlich erscheint und uns so die nötige Motivation verleiht, selbst unter Anstrengung auf Nahrungssuche zu gehen. Wieder setzten sie mit einer winzigen Elektrode eine präzise Läsion, also eine kleine Verletzung. Die Wirkung war das spiegelbildliche Gegenteil zur Fresssucht: Nachdem die Ratten aus der Narkose aufgewacht waren, hörten sie schlagartig auf zu fressen. Und nicht nur das, sie tranken auch nichts mehr; in der Fachsprache spricht man hier von Aphagie (Nahrungsverweigerung) und Adipsie (Trinkverweigerung). Den Tieren war jeder Antrieb genommen, zu essen und zu trinken, als hätte man das Verlangen nach Nahrung einfach ausgeknipst. Hier sieht man besonders gut, dass unser Hungergefühl letztendlich nur eine Illusion des Gehirns ist – eine Illusion, die sich an- und ausschalten lässt. Die Dramatik dieser Beobachtung ließ damals auch den beiden Forschern Anand und Brobeck sprichwörtlich „den Appetit vergehen". Ohne Hunger- und Durstgefühl saßen die Ratten apathisch neben dem Futternapf und wären wohl dort verhungert, hätte man sie nicht zwangsgefüttert. Die Forscher hatten also das Hungergaspedal identifiziert und damit das Gegenstück zum Sättigungszentrum gefunden: ein Areal, das Hunger erzeugt und dessen Ausfall zur kompletten Appetitlosigkeit und zum zwangsläufigen Tod führt. Die seitliche Hypothalamusregion entpuppte sich als das „Fresszentrum", welches normalerweise den Antrieb zum Fressen gibt – ähnlich einem Gaspedal, das den Hunger beschleunigt. Schaltet man dieses Fresszentrum aus, erleiden die Tiere einen vollständigen Appetitverlust. Aus den beiden Meilensteinentdeckungen formte sich rasch ein elegantes Erklärungsmodell zur Appetitsteuerung: die sogenannte Zwei-Zentren-Theorie. Demnach gibt es im Hypothalamus zwei gegensätzliche Schaltkreise, die unseren Hungerhaushalt regulieren: Das vordere Sättigungszentrum, das als Bremse fungiert, die sagt: „Stopp, du bist satt." Und das seitliche Fresszentrum, das als Gaspedal wirkt, und meldet: „Los, du hast Hunger, du musst jetzt essen."

Man kann sich diese beiden Zentren fast wie eine Wippe im Gehirn vorstellen. Wenn die eine Seite aktiv ist, ist die andere ausgeschaltet; beide können nicht gleichzeitig aktiv sein. „Hunger an, Hunger aus" ist der einfache Schaltmechanismus, bei dem sich diese beiden Hypothalamusbereiche gegenseitig die Waage halten. Diese Vorstellung faszinierte die Wissenschaft und wurde in den 1950er-Jahren zum vorherrschenden Paradigma. Vor allem aber bedeutete sie einen Wandel im Verständnis von Hunger und Sättigung: Beide Gefühle werden zentral im Gehirn entschieden und nicht im Magen, wo man ihren Ursprung viel eher vermuten würde, weil man sie dort „spürt". Jetzt hatte man die ersten handfesten Belege dafür, dass es eine feste Verkabelung im Gehirn gibt und nicht unser Bauchgefühl über Völlegefühl und Hunger bestimmt.

VOM LABOR INS RICHTIGE LEBEN

Besonders spannend ist, dass sich diese fundamentalen Erkenntnisse auch beim Menschen zeigen – auf teils dramatische Weise. Natürlich können wir dazu keine solchen Läsionsexperimente durchführen. Doch auch so bestätigen tragische Einzelfälle die Funktion dieser Hirnregionen. So ist bei Kindern, denen ein Hirntumor im Bereich des Sättigungszentrums operativ entfernt werden musste, eine massive und kaum behandelbare Form von Heißhunger und Übergewicht dokumentiert. Auch nach Unfällen oder Schlaganfällen, die genau diesen Bereich verletzten, entwickelten manche Menschen ein unkontrolliertes Essverhalten und nahmen rapide zu. Fällt bei Menschen dieselbe Sättigungsbremse im Hypothalamus aus wie bei den Ratten, spielt auch unser Appetit verrückt. Der umgekehrte Fall ist zwar seltener, wurde aber ebenfalls bereits wissenschaftlich dokumentiert. Ein Fallbericht beschreibt das Schicksal einer 68-jährigen Frau, deren Essverhalten sich nach einem kleinen Schlaganfall abrupt veränderte. Das Besondere daran war nicht, dass sie keinen Hunger mehr hatte. Vielmehr verlor sie die Fähigkeit, beim Essen Freude oder Genuss zu empfinden. Ihr Lieblingsparfüm, der Kaffee am Morgen, frisches Gemüse: Alles, was sie früher gerne mochte, roch und schmeckte plötzlich neutral, teils sogar unangenehm. Obwohl sie Gerüche und Geschmäcker noch klar identifizieren konnte, war die emotionale, genussvolle Komponente wie ausgelöscht. Diese fehlende Freude am Essen führte dazu, dass sie eine regelrechte Abneigung gegen Nahrung entwickelte und innerhalb weniger Monate zehn Kilogramm abnahm.

DER KAMPF UM DEN SCHALTER DER „HUNGERMASCHINE“

Die alten Vorstellungen von einem simplen „Hungerzentrum“ und „Sättigungszentrum“ waren allerdings nur die Spitze des Eisbergs. Dank moderner Techniken können wir heute viel tiefer in die Kommandozentrale unseres Stoffwechsels blicken – in seinen Maschinenraum, lokalisiert im Nucleus arcuatus, einer speziellen Region des Hypothalamus. Die Maschine, die dort steht, hat zwei Betriebsmodi: hungrig (AN) oder satt (AUS). Ihre Standardeinstellung ist „Hunger“. Lässt man sie einfach laufen, treibt sie uns unaufhörlich an zu essen. Doch zum

Glück gibt es einen Hauptschalter, um sie abzuschalten. Und um diesen Schalter tobt ununterbrochen ein Kampf zwischen zwei rivalisierenden Teams: Team Sättigung und Team Hunger. Ihr ständiges Tauziehen bestimmt, ob der Schalter auf AN oder AUS steht und wir somit essen oder damit aufhören.

Das Sättigungsteam: die Hüter des Schlüssels

Das Sättigungsteam (wissenschaftlich POMC/CART-Neuronen) hat eine klare Mission: die laute Hunger-Maschine zur Ruhe zu bringen. Das Sättigungsteam wird immer dann aktiv, wenn die Energiespeicher gut gefüllt sind, zum Beispiel direkt nach einer Mahlzeit. Dann erhält es von Hormonen aus dem ganzen Körper die Nachricht: „Die Lager sind voll, alles im grünen Bereich". Um seine Aufgabe zu erfüllen, besitzt das Sättigungsteam ein mächtiges Werkzeug: einen perfekt passenden Sättigungsschlüssel, den Botenstoff α-MSH. Diesen stellt es aus einer Art Rohling, dem Protein POMC, her, der jedoch erst noch passend geschliffen werden muss. Mit dem fertigen Schlüssel macht es sich dann auf den Weg zum Hauptschalter, um ihn dort ins Schlüsselloch zu stecken, den Schalter umzulegen und somit die Hungermaschine abzuschalten. Interessanterweise reagiert das Sättigungsteam auch auf unsere Körpertemperatur. Das ist der Grund, warum wir bei Fieber oft keinen Hunger haben – die Wärme gibt dem Sättigungsteam zusätzliche Kraft.

Das Hungerteam: die Meister der Sabotage

Auf der anderen Seite des Raumes lauert das Hungerteam (AgRP/NPY-Neuronen). Seine Aufgabe ist das genaue Gegenteil: Es will um jeden Preis verhindern, dass die Hungermaschine abgeschaltet wird, und tritt immer dann auf den Plan, wenn die Energiereserven schwinden und der Körper nach Kalorien schreit. Die Strategie des Hungerteams ist ebenso raffiniert wie wirkungsvoll und konzentriert sich vor allem auf eines: die Sabotage des Hauptschalters. Sein wichtigstes Werkzeug ist ein Molekül namens AgRP, ein perfekter Saboteur. Man kann es sich wie einen Kaugummi vorstellen, den das Hungerteam gezielt in das Schlüsselloch des Hauptschalters stopft. Solange dieser „Schlossblockierer" das Schlüsselloch besetzt hält, hat der Sättigungsschlüssel keine Chance. Die Hungermaschine rattert ungestört weiter.

Welches Team gewinnt?

Im Zentrum dieses neuronalen Tauziehens steht der alles entscheidende Hauptschalter, der Melanocortin-4-Rezeptor (MC4R). An seinem

Schlüsselloch entscheidet sich, welches Team die Oberhand gewinnt. Hat das Sättigungsteam Erfolg und kann den Kaugummi erfolgreich rausziehen, passt sein Schlüssel (α-MSH) ins Schloss, der Schalter wird umgelegt und der Hunger geht AUS. Dominiert hingegen das Hungerteam, verstopft sein Kaugummi (AgRP) das Schlüsselloch, wodurch der Sättigungsschlüssel nicht mehr wirken kann und der Hunger auf AN bleibt. Normalerweise hält sich dieses System die Waage und sorgt für ein stabiles Körpergewicht. Doch was passiert, wenn die Spielregeln von Geburt an unfair sind? Wenn ein Team einen so massiven Vorteil hat, dass der Kampf um den Hauptschalter entschieden ist, bevor er überhaupt begonnen hat? Genau ein solches dramatisches Ungleichgewicht führte die Wissenschaft nicht nur zu der bahnbrechenden Entdeckung über die Appetitsteuerung, sondern lieferte auch den Namen für den AgRP-Kaugummi des Hungerteams. Es ist die Geschichte einer kleinen Maus, die der Wissenschaft unfreiwillig das große Geheimnis der Appetitsteuerung offenbarte.

Die gelbe Maus: wenn der Sättigungsschalter dauerhaft klemmt

Schauen wir uns diese Maus einmal genauer an, denn sie sieht tatsächlich besonders aus: Sie hat ein leuchtend gelbes Fell, während ihre Artgenossen meist unscheinbar braungrau sind. Doch das ist nicht das einzig Auffällige. Die Maus hat auch einen unstillbaren Appetit, wird unweigerlich dick und entwickelt fast immer einen Diabetes. Forscher untersuchten dieses spezielle Tier, bis sie auf einen winzigen Fehler in seiner DNA stießen: ein defektes Gen namens „Agouti". Normalerweise ist das Agouti-Gen für die Fellfarbe der Mäuse zuständig. Um zu verstehen, was hier schiefläuft, muss man wissen, dass der Körper für die Steuerung der Fellpigmente und für die Sättigung sehr ähnliche Schalter benutzt. Im Haarfollikel der Maus entscheidet ein Pigmentschalter (der MC1R-Rezeptor) über die Farbe. Normalerweise sorgt er für dunkles Haar. Soll das Haar jedoch etwas heller werden, muss dieser Schalter kurz blockiert werden. Hier kommt das Agouti-Protein ins Spiel: Es wirkt wie ein Kaugummi, wie wir ihn von der Appetitsteuerung im Gehirn kennen. Das Protein wird nur kurzzeitig produziert, blockiert das Schlüsselloch des Pigmentschalters und veranlasst die Haarzelle daraufhin, ein gelbes statt des dunklen Pigments zu produzieren. Bei einer normalen Maus passiert das nur für einen kurzen Moment während des Haarwachstums. So entsteht die typisch braune Fellfarbe – nicht ganz dunkel, aber auch nicht ganz gelb, sondern eine Mischung. Bei der Agouti-Maus ist dieser fein abgestimmte Mechanismus völlig aus den Fugen geraten. Durch eine Genmutation steht der Schalter für das Agouti-Gen auf „Dauer-AN".

Das heißt, der Kaugummi wird ununterbrochen produziert. Infolgedessen ist der Pigmentschalter am Haarfollikel dauerhaft verstopft und quasi abgeschaltet. Das Ergebnis: Das Fell kann keine dunklen Farbpigmente mehr einlagern und wird leuchtend gelb. Doch das Problem bleibt nicht auf das Fell beschränkt. Die Flut an Agouti-Proteinen gelangt auch ins Gehirn. Dort passt das Protein perfekt in das Schlüsselloch des Hauptschalters, der die Sättigung reguliert (MC4R-Rezeptor), und verstopft es. Die Folge: Das Hungergefühl bleibt permanent aktiv, weil der Schlüssel des Sättigungsteams nicht mehr wirken kann. Da das Agouti-Protein unaufhörlich produziert wird, wirkt es wie ein Superkaugummi. Während unser körpereigenes Hungerteam seinen Kaugummi nur bei Bedarf ins Schloss stopft, klebt dieser Superkaugummi permanent im Schlüsselloch des Sättigungsschalters. Er macht es dem Sättigungsschlüssel unmöglich, jemals anzudocken. Gegen diese Flut an Sabotagemolekülen ist das Sättigungsteam absolut machtlos. Im Ergebnis klemmt der Hauptschalter permanent in der „Hunger An"-Position. Als die Forscher dieses körpereigene Sabotagemolekül entdeckten, erkannten sie sofort die verblüffende Ähnlichkeit zum „Kaugummi", den das Hungerteam im Gehirn selbst produziert. Zu Ehren der kleinen gelben Maus nannten sie dieses wichtige Protein daher „Agouti-Related Protein", also „Agouti-verwandtes Protein", kurz: AgRP.

Vom Tier zum Menschen: angeborene Teamstärken

Auch bei einigen Menschen sorgen die Gene von vornherein dafür, dass eines der Teams einen Vorteil hat. So gibt es Leute mit einem von Natur aus stärkeren Hungerteam, das besonders geschickt darin ist, das Schlüsselloch zu blockieren. Bei anderen ist vielleicht das Sättigungsteam nicht ganz so schlagkräftig aufgestellt und produziert weniger oder schlecht passende Schlüssel. Und beim Nächsten ist es vielleicht genau umgekehrt: Da passen die Schlüssel sehr gut. Diese angeborenen Feinheiten in der Ausstattung unseres Maschinenraums sind ein entscheidender Grund dafür, warum manche von uns eher zu den „sparsamen", andere zu den „verschwenderischen" Stoffwechseltypen gehören – ein Thema, auf das wir später noch genauer eingehen werden.

Manchmal liegt das Problem aber auch nicht bei den Teams, sondern an einem Konstruktionsfehler am Hauptschalter selbst. Stell dir vor, das Schlüsselloch ist von Geburt an verzogen und verengt. Genau das geschieht bei Menschen mit einer seltenen genetischen Mutation des MC4R-Gens. Die Folgen sind gravierend: Da der Sättigungsschlüssel nie richtig passt, gewinnt das Hungerteam mühelos jeden Kampf. Die betroffenen Kinder empfinden praktisch nie ein Sättigungsgefühl. Sie haben von klein auf einen unstillbaren Hunger und suchen fast ununterbrochen nach Nahrung, was schon in den ersten Lebensjahren zu extremem Übergewicht führt. Derartige Defekte im Hauptschalter gehören zu den häufigsten bekannten Einzelursachen für schwere Fettleibigkeit im Kindesalter und machen deutlich, wie ein simples Schlüssel-Schloss-System unser gesamtes Essverhalten und Körpergewicht steuern kann.

Hilfe für Team Sättigung in Sicht

Lange Zeit war die Medizin bei Kindern mit diesen seltenen Gendefekten machtlos. Doch inzwischen gibt es eine geniale Lösung, die genau an der Hungermaschine ansetzt: ein Medikament namens Setmelanotid. Man kann sich dieses Medikament wie einen vom Schlüsseldienst angefertigten Generalschlüssel vorstellen. Es passt auch in jedes noch so verbogene Schlüsselloch und kann den Hauptschalter (also den MC4R-Rezeptor) zuverlässig umlegen. Dadurch schaltet es das Hungergefühl quasi direkt auf AUS. Für betroffene Kinder ist das eine Revolution. Ihr unstillbarer Hunger normalisiert sich, sie fühlen sich zum ersten Mal in ihrem Leben satt und können dadurch massiv an Gewicht verlieren. Kurioser Nebeneffekt: Die Kinder kriegen unter der Therapie oft eine sonnengebräunte Haut. Denn wie bei der Agouti-Maus ist der Generalschlüssel überall im Körper unterwegs und passt auch ins MC1R-Schlüsselloch unserer Melanozyten, die daraufhin den Farbstoff Melanin produzieren, der unsere Haut braun färbt. Das ist also das Gegenteil der Agouti-Maus. Während sie gelb und hungrig war, sind die mit Setmelanotid behandelten Kinder braun und satt.

DIE FANKURVE VON TEAM HUNGER: ANPFIFF ZUM ESSEN

Damit die beiden Teams im Maschinenraum ihre Arbeit richtig machen können, brauchen sie natürlich Unterstützung, und zwar von den Hormonen. Man kann sich das wie zwei Fankurven vorstellen, die ihre jeweilige Mannschaft mit lauten Gesängen und riesigen Bannern anfeuern.

Schauen wir uns zuerst die Fans von Team Hunger genauer an. Hier gibt es nämlich zwei besonders lautstarke Antreiber, die ihr Team zu Höchstleistungen anstacheln: das aus dem Magen stammende Hormon Ghrelin und das Stresshormon Cortisol. Sie schwenken riesige Fahnen, auf denen steht: „Wir brauchen Nachschub!" Und diese Antreiber werden immer dann besonders laut, wenn der Treibstoff im Körper knapp wird – etwa vor den Mahlzeiten, wenn die Energiespeicher leer sind, oder auch in Stresssituationen wie beim Fasten und bei Kälte.

Ghrelin: der Vorsänger in der Fankurve

Den stärksten Einfluss hat dabei Ghrelin. Es ist der am besten erforschte Hungermacher, quasi der Vorsänger in der Fankurve. Wenn der Magen leer ist, schüttet er das Hormon ins Blut aus, von wo es zum Gehirn reist und direkt an die Neuronen von Team Hunger bindet. Man kann es sich so vorstellen, als ob Ghrelin vor jeder Mahlzeit mit einem Megafon ruft: „Auf geht's, wir brauchen Essen! Steckt den Kaugummi ins Schlüsselloch!" Und das Team Hunger reagiert prompt: Es produziert seinen Sabotagekaugummi (AgRP), wir bekommen Appetit und machen uns aktiv auf die Suche nach Nahrung.

Interessanterweise passiert das bei den meisten von uns ziemlich genau dreimal am Tag, weil unser Körper an einen Rhythmus mit drei Hauptmahlzeiten gewöhnt ist. Kurz vor dem Frühstück, Mittag- und Abendessen schießen die Ghrelinwerte nach oben und signalisieren dem Team Hunger, dass es Zeit wird zu essen. In Studien konnte man klar nachweisen, wie Ghrelin diese Hypothalamusregion aktiviert und die Nahrungsaufnahme steigert. Wenn wir dann gegessen haben, fällt der Ghrelinspiegel wieder ab, die Rufe des Vorsängers verstummen und das Team Sättigung kann das Spiel drehen. Spannend ist aber auch: Den Team-Hunger-Fans geht ab einer gewissen Zeit die Puste aus. Sie können nur eine gewisse Zeit brüllen. Irgendwann ist die Stimme rau und die Anfeuerungsrufe werden leiser. Das bedeutet, das Hungergefühl lässt auch wieder nach, wenn wir eine Weile nichts essen. In der Tat hält dieser akute, von Ghrelin getriebene Hunger meist nur etwa eine Stunde an. Wenn wir ihm nicht nachgeben, fällt der Spiegel von allein wieder ab und wir fühlen uns vorerst nicht mehr hungrig.

Cortisol: der Trainer des Teams

Noch interessanter ist der zweite Fanantreiber: das Hormon Cortisol. Als Stresshormon hat es oft einen zweifelhaften Ruf, doch hier spielt es zunächst die Rolle eines entschlossenen Supporters für das Team Hunger. In Situationen, die für den Körper Stress bedeuten – sei es durch Fasten, Kälte oder auch einfach nur durch die lange nächtliche Pause ohne Essen –, schütten die Nebennieren vermehrt Cortisol aus. Jeden Morgen gegen Tagesanbruch erreicht der Cortisolspiegel seinen natürlichen Höhepunkt. Cortisol wirkt dann wie ein Trainer, der seine Mannschaft früh am Tag weckt und motiviert: „Los jetzt, ihr müsst ran, Team Sättigung darf nicht gewinnen!" Denn auch Cortisol bindet an die Rezeptoren der Hungerneuronen und kurbelt deren Aktivität an. Mit anderen Worten: Cortisol gibt dem Team Hunger das Startsignal, kräftiger zu feuern. Die Folge: Unser Appetit nimmt zu und die Motivation zu essen steigt. Zusätzlich stimuliert Cortisol noch die Ghrelinfreisetzung und pusht Team Hunger damit gleich doppelt. Ohne den morgendlichen Cortisolanstieg würden wir uns schlapp fühlen und kaum Appetit verspüren. Im normalen Maß sorgt Cortisol also dafür, dass wir zur richtigen Zeit Hunger bekommen, um unsere Energiereserven wieder aufzufüllen. Gleichzeitig sorgt Cortisol dafür, dass schnell Energie bereitgestellt wird. Es lässt den Blutzuckerspiegel schnell steigen und kurbelt die Fettverbrennung an. Das ist ein Überbleibsel aus unserer Evolution: Standen die Steinzeitmenschen vor einem Säbelzahntiger, brauchten sie sofort Energie für die Flucht. Gleichzeitig sorgte der Hunger dafür, dass sie die verbrauchte Energie schnell wieder zu sich nahmen.

Kurzfristig ist das also absolut sinnvoll, denn der Körper will sicherstellen, dass wir genug Treibstoff haben, um Herausforderungen zu bewältigen. Das Problem entsteht erst, wenn der Trainer gar nicht mehr aufhört zu schreien. Normalerweise ist der Cortisolspiegel morgens hoch und fällt über den Tag kontinuierlich ab, sodass er nachts sehr niedrig ist. Bei lang anhaltendem Stress gerät dieses System aber aus dem Gleichgewicht und das Cortisol bleibt dauerhaft hoch. Dann trietzt der Trainer das Hungerteam ununterbrochen zu Höchstleistungen, was zu Heißhunger und einer Neigung zum Überessen führen kann. Das kennt vermutlich jeder aus seinem Alltag oder vielleicht auch von Menschen, die aufgrund einer Krankheit Cortison als Medikament nehmen müssen und dadurch oft an Gewicht zulegen. Hier wird aus dem nützlichen Taktgeber ein permanenter Antreiber, der das Spiel zusammen mit Ghrelin in der ersten Halbzeit zugunsten des Hungers verschiebt.

NPY: der Verstärker des Hungers

Um den Hunger noch weiter anzuheizen, profitiert das Team von einem dritten, extrem starken Botenstoff: Neuropeptid Y oder NPY. Man kann sich dessen Rolle so vorstellen: Während unser AgRP-Kaugummi direkt im Schloss des Hauptschalters klebt und ihn auf AN hält, wirkt NPY quasi hinter dem Schalter. Es ist wie ein Verstärker in der Signalleitung. Das „Hunger AN"-Signal, das vom Schalter ausgeht, wird von NPY aufgegriffen und um ein Vielfaches verstärkt, sodass die Anweisung „ESSEN!" nicht nur leise ankommt, sondern im ganzen Gehirn richtig dröhnt. Mit dieser Doppeltaktik – die Bremse am Schalter blockieren und das daraus resultierende Hungersignal massiv verstärken – sorgt das Hungerteam dafür, dass wir nicht nur starken Hunger bekommen, sondern auch jedes aufkommende Sättigungsgefühl im Keim erstickt wird. Der Körper schaltet einfach auf volle Nahrungsaufnahme.

DIE FANKURVE VON TEAM SÄTTIGUNG

Doch das Spiel ist noch nicht entschieden. Kaum hat während des Essens die zweite Halbzeit begonnen, meldet sich Team Sättigung eindrucksvoll zurück, ebenfalls angefeuert von einer Fankurve verschiedener Sättigungshormone. Während in der ersten Halbzeit Team Hunger dominierte, versuchen nun die Sättigungssignale, das Spiel zu drehen. Sobald Nahrung in Magen und Darm ankommt, setzen spezialisierte Zellen dort eine Welle an Botenstoffen frei. Sie alle gehören zu den sogenannten anorexigenen, also appetithemmenden Hormonen und haben eine klare Mission: dem Gehirn zu melden, dass Nachschub eingetroffen ist. Schauen wir uns die wichtigsten Spieler in dieser Fankurve einmal genauer an.

Leptin: der treueste Fan

Den Anfang macht Leptin, ein langjähriger und besonders treuer Fan von Team Sättigung. Dieses Hormon stammt ausnahmsweise nicht aus dem Darm, sondern wird direkt von unseren Fettzellen abgegeben. Man kann es sich wie die Batteriefüllstandsanzeige unseres Körpers vorstellen, ganz ähnlich wie bei einem Smartphone. Je mehr Fett gespeichert ist, desto mehr Leptin wird ins Blut abgegeben und desto voller ist die „Batterie". Bildlich gesprochen steht Leptin als erfahrener Fan am Spielfeldrand und meldet dem Hypothalamus: „Die Vorratskammern sind gefüllt, wir brauchen keinen Nachschub!" Seine Taktik ist dabei doppelt clever: Es feuert nicht nur das eigene Team Sättigung an, sondern stiehlt gleichzeitig dem gegnerischen Hungerteam die Megafone und Banner. Biologisch ausgedrückt: Leptin aktiviert die Sättigungsneuronen und hemmt zugleich die Hungerneuronen. Damit ist es ein entscheidender, langfristiger Sattmacher, der dem Gehirn zuverlässig den Füllstand unserer Energiereserven meldet.

GLP-1: der euphorische Cheerleader

Unterstützung erhält Leptin von GLP-1 (Glucagon-like Peptide-1), einem Hormon aus dem Dünndarm, das mit kräftiger Stimme in die Fangesänge einstimmt. GLP-1 wird immer dann auf den Plan gerufen, wenn Nährstoffe, insbesondere Kohlenhydrate, im unteren Darmtrakt ankommen. Dann schütten die dortigen sogenannten L-Zellen dieses Hormon aus. GLP-1 ist wie ein euphorischer Cheerleader, der das Sättigungsteam mit lauten „Wir sind satt, wir sind satt!"-Rufen anfeuert. Es bindet an Rezeptoren im Hypothalamus und verstärkt das Sättigungssignal so erheblich, dass das Team Sättigung endlich seinen Schlüssel in den Hauptschalter stecken und den Hunger auf AUS stellen kann. Das beendet die Mahlzeit auf natürliche Weise. Allerdings braucht dieser Prozess seine Zeit, meistens etwa 20 Minuten ab Beginn des Essens. Das ist auch der Grund, warum wir uns nicht sofort nach dem ersten Bissen satt fühlen. GLP-1 ist also ein etwas träger, aber äußerst wirkungsvoller Unterstützer. Übrigens gibt es in Bezug auf GLP-1 ein kleines Missverständnis: Das GLP-1 aus dem Darm wirkt kaum im Gehirn sondern hauptsächlich in der Bauchspeicheldrüse, um die Insulinausschüttung zu stimulieren. Die Wirkung im Sättigungszentrum basiert auf einem raffinierten Trick: Das Gehirn baut sein eigenes GLP-1. Man kann es sich so vorstellen: Der Vagusnerv, eine Art Datenautobahn zwischen Darm und Gehirn, nimmt die Signale der ankommenden Nahrung auf und meldet sie blitzschnell nach oben. Erst als Reaktion auf dieses Nervensignal wird dann lokal im Gehirn GLP-1 gebildet, das schließlich Team Sättigung anfeuert und uns satt fühlen lässt.

PYY: der taktische Störenfried

Wenig später mischt sich ein weiteres Hormon ins Geschehen ein: Peptid YY, kurz PYY. Es wird ebenfalls von den L-Zellen im Dünn- und Dickdarm freigesetzt, agiert aber subtiler. PYY ist der taktische Fan, der nicht selbst lautstark das eigene Team anfeuert, sondern gezielt die gegnerische Fankurve zum Schweigen bringt. Seine Strategie ist es, den lauten Hungerrufern ganz heimlich die Megafone, Fahnen und Plakate zu klauen. Biologisch gesehen

FUNFACT

"Das Signal von GLP-1 ist so stark, dass die moderne Medizin es sich zunutze macht. Forscher beobachteten eine Echse, die dafür bekannt ist, nur ein- oder zweimal im Jahr eine riesige Mahlzeit zu fressen. Das warf natürlich die Frage auf: Wie schafft sie es, so lange ohne Hunger zu überleben? Das Geheimnis fanden die Wissenschaftler in ihrem giftigen Speichel: eine extrem stabile Version des GLP-1-Moleküls. Während unser körpereigenes GLP-1 im Blut nur etwa eine Minute umherschwimmt, bevor es abgebaut wird, bleibt die Echsenvariante stundenlang aktiv. Der schnelle Abbau bei uns Menschen ist wahrscheinlich auch der Grund, warum GLP-1 unser Sättigungsteam nur sehr kurz anfeuern kann. Das langlebige GLP-1 der Krustenechse dagegen wurde zur Blaupause für die Entwicklung der heutigen Abnehmspritzen. Die Medikamente enthalten also quasi ein künstlich nachgebautes Echsen-GLP-1, das so lange im Blut bleibt, dass es auch das Gehirn erreicht. Man verdoppelt damit nicht nur die Fankurve, sondern gibt den Cheerleadern Megafone, die stundenlang halten und so das Sättigungsteam ununterbrochen antreiben. Resultat: Man fühlt sich die ganze Zeit, als hätte man gerade eine Familienpizza verspeist.

bindet PYY direkt an die Rezeptoren der Hunger-Neuronen (AgRP-Neuronen) und hemmt diese. Damit schwächt es die Unterstützung für Team Hunger und stärkt indirekt das Team Sättigung. Man könnte es als eine Art cleveres, aber erlaubtes Foulspiel bezeichnen.

CCK: der schnelle Sprinter mit der Direktverbindung

Den fulminantesten Start in die zweite Halbzeit legt aber CCK (Cholecystokinin) hin. Es zündet ein regelrechtes Feuerwerk der Sättigung. Sobald Fette und Proteine den ersten Abschnitt des Dünndarms erreichen, schütten die dort ansässigen Zellen schlagartig CCK aus. Man kann es sich wie einen Fan mit direktem Draht zum Stadionsprecher vorstellen. Wenn CCK ihn anruft, gibt er sofort durch: „Tor für Team Sättigung! Wir sind voll!" Seine Wirkung entfaltet dieses Hormon dabei auf zwei Wegen: Zum einen bindet es an Rezeptoren des Vagusnervs, der eine direkte Leitung vom Darm zum Gehirn darstellt. Über diese Highspeedverbindung gelangt das Sättigungssignal innerhalb von Millisekunden zum Hirnstamm und von dortaus weiter zum Hypothalamus. Sogar noch schneller als bei GLP-1. Die Botschaft muss somit also keinen Umweg über das langsamere Blutsystem nehmen. Zum anderen verlangsamt CCK die Magenentleerung. Der Magen bleibt so länger gefüllt, was das Sättigungsgefühl verstärkt und die Ausschüttung anderer Sattmacher wie GLP-1 und PYY fördert. Mit CCK als flinkem Sprinter schickt Team Sättigung den Hunger also sprichwörtlich direkt zu Beginn des Spiels auf die Ersatzbank.

Insulin: der Fan mit den zwei Gesichtern

Ein weiterer wichtiger Fan im Team Sättigung ist das Hormon Insulin. Es agiert dort wie ein cleverer Taktiker mit einer Doppelrolle. Nach einer Mahlzeit wird es ausgeschüttet und feuert nicht nur das eigene Team Sättigung an, sondern sorgt gleichzeitig auch dafür, dass der lauteste Vorsänger von Team Hunger – das Ghrelin – leiser gedreht wird. Der gegnerische Fanblock verstummt, wir beenden die Mahlzeit früher und verspüren nicht sofort wieder den Drang nach einem Nachschlag. Hier wird es allerdings kompliziert, denn Insulin hat zwei Gesichter. Man muss seine sättigende Wirkung im Gehirn (zentrale Wirkung) streng von seiner Aufgabe im Rest des Körpers (periphere Wirkung) unterscheiden. Im Körper agiert Insulin nämlich wie ein fleißiger Lagerverwalter. Seine Hauptaufgabe ist es, nach dem Essen aufzuräumen und den Zucker aus dem Blut in die Zellen zu schaffen. Was nicht sofort als Energie gebraucht wird, wird unter seinem Kommando als Fett gespeichert. Es stoppt also die Fettverbrennung

Wie das Gehirn Hunger und Sättigung steuert

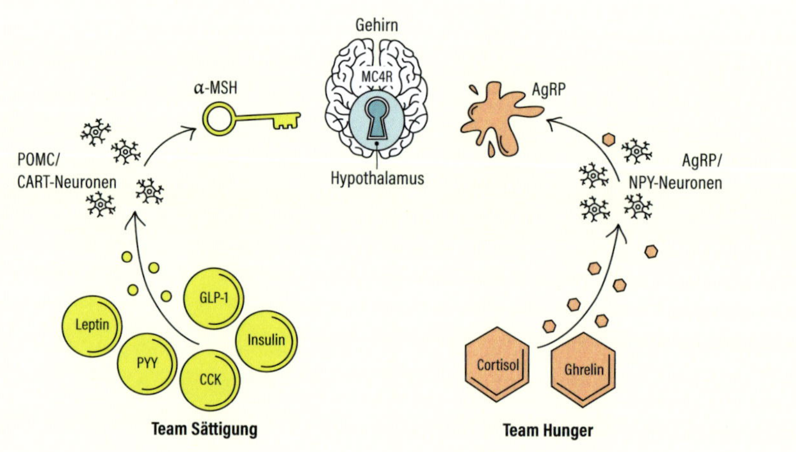

DARM-HIRN-ACHSE: LIVE-BERICHTERSTATTUNG AUS DEM STADION

Das ganze Zusammenspiel aus Nerven, Hormonen und anderen Signalen zwischen unserem Verdauungstrakt und dem Gehirn nennt man übrigens „Darm-Hirn-Achse". Man kann sie sich als eine Art Live-Berichterstattung vom Spielfeldrand vorstellen, die dem Gehirn permanent meldet, wie es um die Tankfüllung steht. Diese Kommunikation läuft auf mehreren Wegen und mit unterschiedlichen Geschwindigkeiten ab:

- **Innerhalb von Sekunden:** Die schnellste Verbindung ist die neuronale Datenautobahn über den Vagusnerv. Sinneszellen im Darm registrieren, welche Nährstoffe ankommen, und leiten diese Information direkt an Hirnstamm und Hypothalamus weiter. Dieses System wird vor allem von CCK genutzt.

- **Innerhalb von Minuten:** Etwas langsamer geht es bei GLP-1 und PYY. Beide Hormone steigen 5–15 Minuten nach Beginn der Nahrungsaufnahme an und erreichen ihren Peak nach 30–120 Minuten.

- **Über Stunden und Tage:** Langfristiger ist die Unterstützung des Fettspeicherhormons Leptin, das für ein dauerhaftes Sättigungs-Grundrauschen sorgt. Auch die Darmbakterien haben ein Wörtchen mitzureden. Sie wandeln Ballaststoffe aus der Nahrung in Botenstoffe um, die wiederum die Freisetzung von Sättigungshormonen wie GLP-1 und PYY steigern und so das Sättigungsgefühl unterstützen. Das Mikrobiom hat also einen wichtigen, wenn auch zeitverzögerten Einfluss auf die Live-Berichterstattung der Darm-Hirn-Achse.

und fördert die Fetteinlagerung. Dieser Aspekt macht Insulin zu einem zweischneidigen Schwert: Im Gehirn hilft es uns, satt zu werden, im Körper ist es allerdings der unangefochtene Chef der Fettspeicherung und sorgt auf lange Sicht dafür, dass sich unser Gewicht erhöht.

WIE DER SCHIEDSRICHTER DEN STOFFWECHSEL ANHEIZT

Während auf dem Spielfeld das große Tauziehen zwischen Team Hunger und Team Sättigung tobt, ist eine weitere wichtige Figur mittendrin im Geschehen: der Schiedsrichter. Diese weitere Kommandozentrale in unserem Hypothalamus agiert im Zentrum des Spiels und pfeift, wie schnell das Spiel laufen soll. Sein Handeln entscheidet, ob unser Körper auf „Vollgas" schaltet und Kalorien verbrennt wie ein Stürmer auf dem Weg zum Tor oder ob er auf „Mauern" setzt und in den Sparflammenmodus geht. Wichtige Informationen für seine Entscheidungen erhält der Unparteiische von seinen Assistenten an der Seitenlinie, den Linienrichtern. Das sind die Stoffwechselhormone. Sie heben die Fahne und signalisieren dem Schiedsrichter, ob das Spieltempo (also der Stoffwechsel) angezogen oder gedrosselt werden soll. Schauen wir uns also diese entscheidenden Signalgeber doch einmal genauer an.

Leptin: grünes Licht für mehr Energieverbrauch

Hier kommt erneut Leptin ins Spiel, das wir bereits als treuen Fan von Team Sättigung kennengelernt haben. Doch das Hormon hat wie gesagt noch einen Zweitjob: Es kann unseren Stoffwechsel anheizen, indem es dem Schiedsrichter meldet, dass genug Brennstoff vorhanden ist. Als Linienrichter senkt Leptin die Fahne und signalisiert: „Alles bestens, die Energiereserven sind voll!" – woraufhin der Körper vom Schiedsrichter grünes Licht erhält, den Energieverbrauch zu erhöhen. Fällt der Leptinspiegel hingegen, zum Beispiel bei einer strengen Diät, hebt er seine Fahne und signalisiert „Abseits!". Der Körper schaltet auf Sparflamme. Wir werden nicht nur hungriger, weil Team Hunger die Oberhand gewinnt, sondern unser gesamter Energieverbrauch sinkt, weil Leptin dem Gehirn eine Energieknappheit meldet. Die metabolische Flamme wird also bewusst gedrosselt.

Schilddrüsenhormone (T3/T4): die Hauptheizer des Körpers

Eine der wichtigsten Stellschrauben, die Leptin als Linienrichter bedient, ist die Ausschüttung der Schilddrüsenhormone, die du vielleicht als T3 und T4 kennst. Man kann sich T3 und T4 als die direkten Boten des Schiedsrichters vorstellen, die allen Körperzellen die Anweisung geben: „Okay, jetzt könnt ihr mehr Energie verbrauchen, seid ruhig etwas verschwenderischer!" oder eben: „Achtung, wir müssen sparen!" Sie legen das Grundtempo aller Zellen fest, quasi die Leerlaufdrehzahl unseres Organismus. Oder anders gesagt: Sie sind die Hauptheizer, die bestimmen, wie heiß und schnell das innere Feuer brennt. Leptin und auch der Schiedsrichter stimulieren dabei die Ausschüttung des Hormons TSH, das vom Gehirn in die Schilddrüse wandert und dort die Produktion von T3 und T4 ankurbelt.

Sind reichlich Schilddrüsenhormone vorhanden, laufen viele Körperfunktionen auf Hochtouren. Der Stoffwechsel verbrennt mehr Brennstoff pro Minute, die Wärmeproduktion steigt, das Herz schlägt schneller, man fühlt sich unruhig, schwitzt leichter und friert nicht so schnell. Oft verliert man sogar an Gewicht. Ein extremes Beispiel dafür ist die Schilddrüsenüberfunktion (Hyperthyreose). Hier produziert die Schilddrüse, oft durch einen Knoten, unkontrolliert viel zu viel T3 und T4. Der Energiestoffwechsel wird völlig überdreht und der Motor läuft heiß. Umgekehrt führt ein Mangel an Schilddrüsenhormonen, wie bei einer Unterfunktion (Hypothyreose), dazu, dass der Körper in einen dauerhaften Energiesparmodus fällt. Eine häufige Ursache ist die Autoimmunerkrankung Hashimoto-Thyreoiditis, bei der der Körper die eigene Schilddrüse angreift. Der Stoffwechsel läuft dann nur noch untertourig. Betroffene fühlen sich ständig müde und lethargisch, sie frieren leicht und nehmen oft an Gewicht zu. Das innere Feuer ist auf eine kleine Flamme heruntergedreht. Der Spruch „Mein Stoffwechsel ist eingeschlafen" beschreibt diesen Zustand ziemlich treffend. Gibt man diesen Menschen Schilddrüsenhormone von außen, entfacht das ihr Feuer wieder und kurbelt den Stoffwechsel auf ein gesundes Maß an. Im Übrigen kann so eine Schilddrüsenunterfunktion auch bei Jodmangel entstehen. Denn die Schilddrüsen-

Schlank, aber krank

Dass die Schilddrüsenfunktion elementar wichtig ist für die Schnelligkeit unseres Stoffwechsels, zeigten Forscher in einer eleganten Studie. Sie gaben Patienten, die bereits Schilddrüsenhormone einnahmen, bewusst etwas mehr oder etwas weniger davon und maßen den Energieverbrauch. Ergebnis: Die Schilddrüsenfunktion veränderte den Grundumsatz um rund 15 Prozent – bei einem Basisverbrauch von 1500 kcal wären das also ± 225 kcal pro Tag. Aus diesem Grund wurden Schilddrüsenhormone früher sogar wirklich als Abnehmpräparate verschrieben. Der Effekt ist zunächst beeindruckend: Der Grundumsatz steigt, der Körper verbrennt mehr Kalorien und das Gewicht sinkt. Doch der Preis dafür ist hoch. Statt nur Fett schmilzt auch wertvolle Muskelmasse, das Herz rast und gerät aus dem Takt, der Blutdruck steigt, die Knochen werden brüchig. Und langfristig riskiert man sogar, früher zu sterben. Daher wurde der Ansatz schnell wieder verworfen.

hormone werden aus Jod hergestellt. Jodmangel kommt hierzulande aufgrund von Jodzusätzen in unserer Ernährung (beispielsweise jodiertes Speisesalz) aber nur noch selten vor.

Adrenalin und Noradrenalin: die Turbobooster für den Notfall

Neben den langfristigen Reglern wie Leptin und T3/T4 gibt es auch auf der anderen Spielfeldseite Linienrichter für den akuten Einsatz: Adrenalin und sein Verwandter Noradrenalin. Die beiden sind die Turbobooster, die den Stoffwechsel in Sekundenschnelle auf Hochtouren bringen. Wird der Körper mit einer plötzlichen Herausforderung konfrontiert – sei es ein lautes Geräusch, intensives Training oder der sprichwörtliche Säbelzahntiger –, schüttet das Nebennierenmark diese Stresshormone aus. Man kann es sich vorstellen, als würden diese beiden Linienrichter hektisch eine akute Gefahr signalisieren. Die Wirkung des Schiedsrichterpfiffs, der darauf folgt, spürt man sofort: Das Herz beginnt zu rasen, die Atmung wird schneller, die Muskeln werden besser durchblutet und die Leber schüttet gespeicherten Zucker ins Blut aus. Gleichzeitig werden Fettdepots angezapft, um schlagartig Energie bereitzustellen. Bildlich gesprochen wirkt Adrenalin wie Benzin, das ins Feuer gegossen wird: Es flammt kurz und heftig hoch, spendet schlagartig Energie und Wärme, aber verglüht auch schnell wieder. Dieser kurzfristige Schub ist evolutionär überlebenswichtig, um in Kampf- oder Fluchtsituationen reagieren zu können. An dieser Stelle fragst du dich vielleicht: Moment mal, ist nicht auch Cortisol ein Stresshormon? Absolut richtig. Doch die beiden haben unterschiedliche Aufgaben im Team. Während Adrenalin und Noradrenalin kurzfristig das Stoffwechselfeuer

FUNFACT

Die Schilddrüsenhormonidee zum Einheizen unseres Stoffwechsels ist aber noch nicht ganz aus der Welt. Forscher haben nämlich einen Weg gefunden, die Schilddrüsenhormone nur in einem bestimmten Organ wirken zu lassen: der Leber. Sie ist unser Stoffwechsel-Powerhouse und besitzt einen Extrarezeptor für Schilddrüsenhormone, der sich von dem Rezeptor anderer Organe unterscheidet. Wissenschaftler haben nun ein Medikament entwickelt, das nur an diesen Rezeptor andockt und der Leber einheizt, während der restliche Körper verschont bleibt. Das Medikament nennt sich Resmetirom und könnte zukünftig eine wichtige Rolle bei der Erkrankung an einer Fettleber spielen.

auflodern lassen, um eine akute Gefahr zu bewältigen, denkt Cortisol schon einen Schritt weiter. Wie wir bei der Fankurve von Team Hunger gesehen haben, sorgt Cortisol als Stresshormon dafür, dass der Körper schnell wieder Energienachschub bekommt – indem es das Hungerteam aktiviert. Adrenalin stimuliert also die Kalorienverbrennung und Cortisol stellt sicher, dass wir danach schnell wieder neues Benzin tanken. Besonders spannend, und darauf kommen wir später ausführlicher zu sprechen: Adrenalin aktiviert gezielt unser braunes Fettgewebe, das Heizkraftwerk unseres Körpers (siehe Kapitel 4). Dort wird dann durch die Verbrennung von Zucker und Fett blitzschnell Wärme erzeugt. Ist die Situation vorbei, klingt der Adrenalinschub rasch wieder ab und der Körper kehrt zu seinem Grundniveau zurück.

FGF21: der Videoassistent für heikle Situationen

Ein vergleichsweise neu entdeckter Akteur unseres Stoffwechsels ist das Hormon FGF21, das vor allem in der Leber gebildet wird. Es wird wie der Videoassistent (VAR) im Fußball nur unter ganz besonderen Stressbedingungen aktiviert. Dazu zählen Fasten, Proteinmangel oder Kälteexposition – Situationen, in der der Körper auf alternative Energiequellen umschalten muss. Man könnte sagen, FGF21 funkt aus dem Videokeller und gibt dem Schiedsrichter den Hinweis: „Achtung, besondere Situation! Nutze deine Reserven anders, verbrenne jetzt lieber Fett!". Studien an Mäusen zeigen, dass die Gabe von FGF21 zu einem höheren Kalorienverbrauch und einer Gewichtsabnahme führte. Mit anderen Worten: Dieses Hormon veranlasst den Schiedsrichter, zusätzliche Brennöfen anzuwerfen, um den Körper am Laufen zu halten. Eine besonders wichtige Rolle spielt es bei der Aktivierung des eben erwähnten braunen Fettgewebes, wodurch unser Körper mehr Wärme erzeugt und sich besser gegen Kälte schützen kann. Es spielt auch eine wichtige Rolle bei den Stoffwechseltypen. Dazu später mehr.

DAS GROSSE HORMON-ORCHESTER

All die genannten Hormone arbeiten natürlich nicht isoliert, sondern in einer fein abgestimmten Choreografie – wie ein großes Orchester, in dem jede Sektion zur richtigen Zeit die richtige Note spielt. Stell dir vor, du hast gerade den leckeren Cheeseburger aus dem letzten Abschnitt gegessen: Die Bauchspeicheldrüse schüttet Insulin aus, um die Nährstoffe einzulagern. Aus den gut gefüllten Fettzellen strömt Leptin, signalisiert dem Gehirn zusammen mit den Darmhormonen GLP-1, CCK und PYY Sättigung und gibt gleichzeitig grünes Licht, dass die Energie auch verbraucht werden darf. Der Schiedsrichter aktiviert daraufhin die Schilddrüse, der Ofen kann also weiterbrennen. Wenn du dann noch einen Spaziergang machst, sorgt Adrenalin für einen zusätzlichen Energieboost. Der Körper verbrennt die zugeführte Energie hocheffizient. So greift ein Rädchen ins andere, um unseren Energiehaushalt ständig im Gleichgewicht zu halten.

Ein erstaunlich präzises System

Normalerweise funktioniert dieses Hormonorchester erstaunlich gut. Stellen wir uns eine durchschnittliche Person vor, die täglich ungefähr 2 500 kcal isst. Aufs Jahr hochgerechnet sind das über 900 000 kcal! Das ist genug Energie, um mit einem Auto vom hohen Norden Deutschlands bis an die Mittelmeerküste Kataloniens zu fahren. Oder um 11 000 Liter Wasser zum Kochen zu bringen. Trotz dieser gewaltigen Energiemenge, die in diesem einen Jahr durch den Körper dieser Person fließt, nimmt sie nur etwa ein halbes Kilo pro Jahr zu – so viel wie der westliche Durchschnittsmensch laut groß angelegten Studien. Dieses halbe Kilo entspricht einem Energiepolster von rund 3 900 kcal. Anders gesagt: Obwohl dieser Mensch ein bisschen an Gewicht zunimmt, schafft es unser Stoffwechselorchester, die Energiebilanz zu 99,6 Prozent ausgeglichen zu halten. Es leistet sich auf das ganze Jahr gerechnet nur einen Fehler von 0,4 Prozent. Auf den einzelnen Tag heruntergebrochen, wäre das eine Abweichung von gerade einmal 10 kcal – die Hälfte von dem, was in einem Stück Würfelzucker steckt. Dieses Kunststück gelingt, weil Hunger- und Sättigungssignale unser körpereigenes Thermostat ständig nachjustieren. Energieaufnahme und Energieverbrauch beeinflussen sich permanent gegenseitig. Eine leicht erhöhte Energieaufnahme führt zu einem leicht erhöhten Energieverbrauch und andersherum. Unser Körper tut im gesunden Zustand also automatisch alles dafür, um die Bilanz wieder auszugleichen. Das kennst du selbst: Wenn du viel Sport machst, wirst du mehr Hunger haben. Wenn du zu viel gegessen hast, ist dir vielleicht wärmer, weil dein innerer Schiedsrichter die Kalorienverbrennung anheizt.

Damit ist unser Gewichtssystem eigentlich genauso fein reguliert wie andere lebenswichtige Systeme, etwa die Konzentration der Blutsalze oder der Wasserhaushalt. Daher gibt es auch keine gesunden Menschen, die durch zu viel Wassertrinken aufgehen wie etwa ein

Schwamm. Denn der Körper sorgt automatisch dafür, dass wir überschüssiges Wasser wieder loswerden. Er passt also permanent auf, dass alles im gesunden Bereich bleibt, und reguliert bei kleinsten Abweichungen sofort dagegen. Dieses Prinzip nennt man Homöostase. Normalerweise müssten wir uns also über unser Gewicht genauso wenig Gedanken machen wie über unseren Natriumwert im Blut oder über unsere Trinkmenge.

Wenn das Orchester aus dem Takt gerät

Doch wie wir in der heutigen Welt leider deutlich sehen, kann dieses System außer Kontrolle geraten. Die meisten von uns nehmen nämlich deutlich mehr zu als gerade mal 500 Gramm pro Jahr. Das liegt daran, dass die Abweichung der Kalorienmenge, die wir Tag für Tag zu uns nehmen oft über diesen winzigen 10 kcal liegt.

Womit das zu tun hat und welche Gründe es hat, dass unser fein abgestimmtes Hormonorchester derart aus dem Takt gerät, das erfährst du gleich im nächsten Kapitel. Dort gehen wir den Ursachen auf den Grund, warum in unserer modernen Welt so viele Menschen wie noch nie zuvor mit ihrem Gewicht zu kämpfen haben. Du darfst also gespannt sein.

FUNFACT

Kennst du das? Du bist nach dem Hauptgang eigentlich pappsatt, nichts geht mehr rein. Aber für das Tiramisu oder die Schokolade ist plötzlich doch noch Platz? Lange dachten wir, das sei reine Gewohnheit. Falsch gedacht! Eine brandneue Studie im renommierten Journal Science hat enthüllt, dass unser „braves" Sättigungs-Team (die POMC-Neuronen) ein Doppelleben führt. Eigentlich ist es sein Job, den Hunger-Schalter mit dem passenden biochemischen Schlüssel umzulegen. Doch kaum sind wir wohlig satt, macht das Team plötzlich eine Kehrtwende: Über eine spezielle Nervenbahn schüttet es Beta-Endorphine aus – körpereigene Opioide, die uns glücklich machen. Das Problem: Diese Endorphine aktivieren gezielt den Heißhunger auf Süßes. Dein „Team Sättigung" wird also kurzfristig zum Verräter und mutiert zum „Team Dessert". Es belohnt dich biochemisch dafür, dass du trotz vollem Magen noch zu einer süßen Nachspeise greifst. Dein zweiter Magen für den Nachtisch ist also keine Einbildung, sondern neurobiologisch ziemlich real.

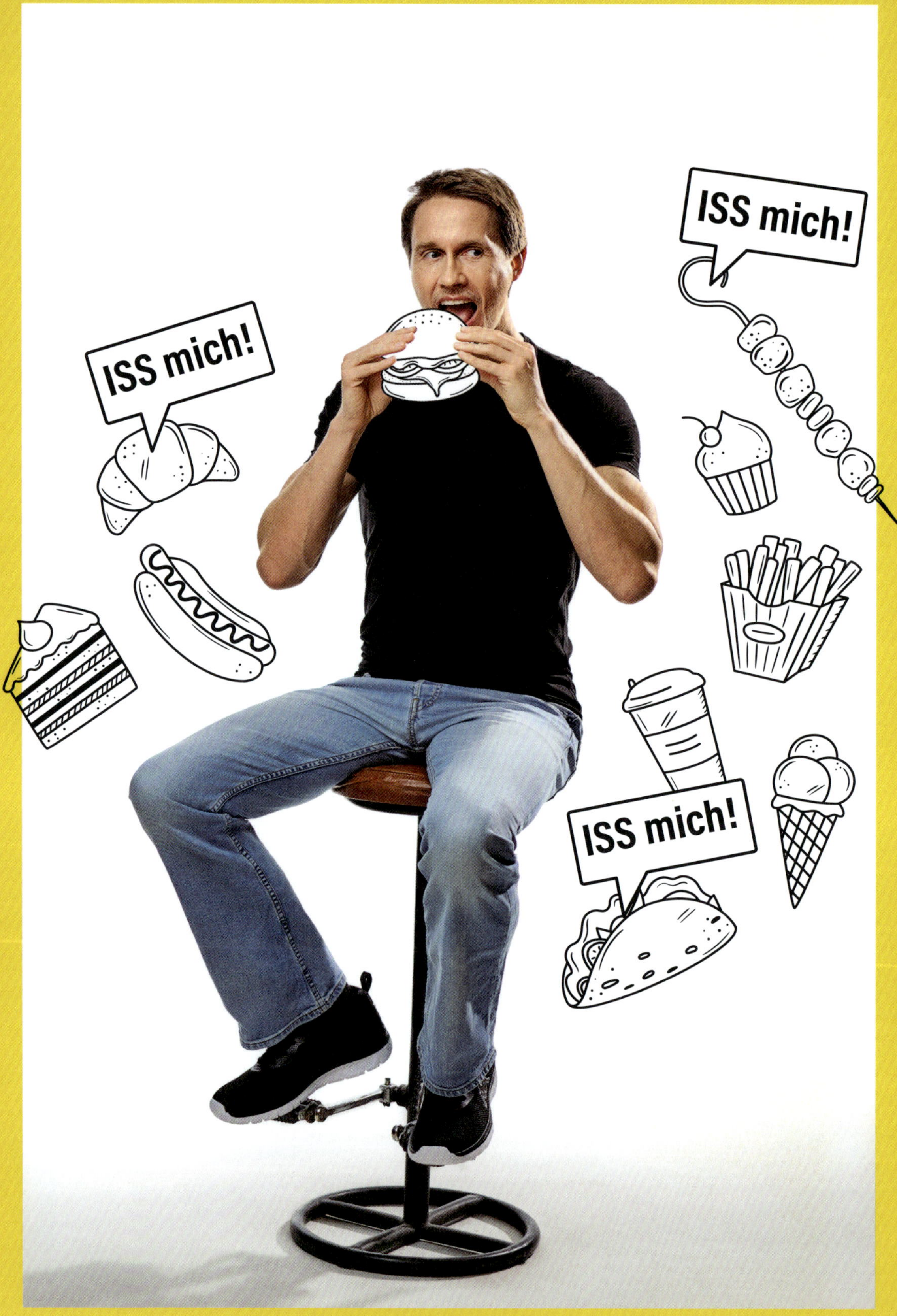
ISS mich!
ISS mich!
ISS mich!

Willkommen in der „Zuviel-isation“

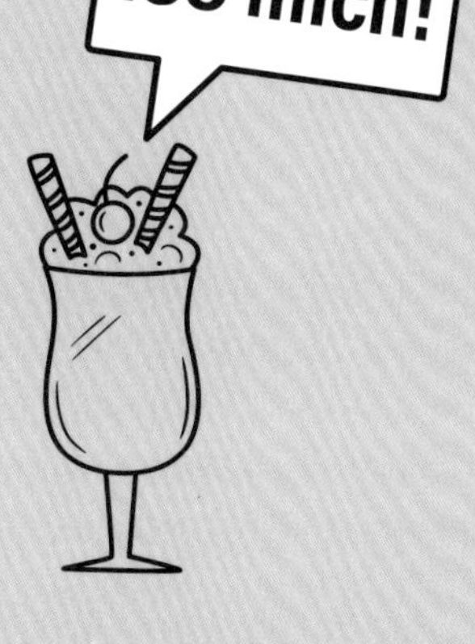

DEUTSCHLAND, EIN SCHWERGEWICHT!

Nachdem wir uns zuvor angeschaut haben, wie unser fein justiertes Stoffwechselorchester im Idealfall funktioniert, wollen wir uns nun der Realität stellen. Einer Realität, in der dieses Orchester bei immer mehr Menschen aus dem Takt geraten zu sein scheint. Doch bevor wir über das Dicksein – die Adipositas – sprechen, müssen wir klären, wovon wir eigentlich reden. Hier kommt die wohl bekannteste Kennzahl ins Spiel, wenn es um die Abschätzung von Übergewicht geht: der Body-Mass-Index, kurz BMI. Er wurde bereits um 1835 vom belgischen Mathematiker Adolphe Quetelet entwickelt. Aber erst in den 1970er-Jahren machte ihn der US-amerikanische Ernährungsforscher Ancel Keys unter seinem heutigen Namen populär. Die Idee hinter dem BMI ist simpel: Man setzt das Körpergewicht in Relation zur Körpergröße. Die Formel lautet: Körpergewicht (in Kilogramm) geteilt durch die Körpergröße (in Metern) zum Quadrat. Das Ergebnis ist eine Zahl, die von der Weltgesundheitsorganisation (WHO) und medizinischen Fachgesellschaften in verschiedene Kategorien eingeteilt wird (siehe Kasten). Der Grund, warum sich der BMI so sehr durchgesetzt hat: er ist extrem einfach zu erheben. Man braucht nur Größe und Gewicht – Daten, die sich schnell und kostengünstig auch in riesigen Bevölkerungsstudien sammeln lassen. Zudem zeigt sich eine gute Korrelation zwischen dem BMI und dem Körperfettanteil sowie dem Risiko für Begleiterkrankungen wie Diabetes oder Herz-Kreislauf-Leiden. Er ist also ein praktisches Werkzeug, um eine erste Einschätzung zu geben. Auch wenn er natürlich nicht perfekt ist. Kommen wir nun zu den harten Fakten.

BMI

Normalgewicht:
BMI von 18,5–24,9

Übergewicht:
BMI von 25–29,9

Adipositas (Fettleibigkeit) Grad I:
BMI von 30–34,9

Adipositas Grad II:
BMI von 35–39,9

Adipositas Grad III:
BMI von 40 oder höher

Deutschland hat in den letzten Jahrzehnten im wahrsten Sinne des Wortes ziemlich an Gewicht zugelegt. Während starkes Übergewicht in den 1970er-Jahren noch eine Seltenheit war, bringt heute etwas mehr als die Hälfte der Erwachsenen zu viele Kilos auf die Waage. Das schließt sowohl Übergewicht (BMI 25–29,9) als auch Adipositas (BMI ≥ 30) ein. Dabei zeigt sich ein deutlicher Unterschied zwischen den Geschlechtern: Rund zwei Drittel der Männer haben Übergewicht, während es bei den Frauen „nur" die Hälfte ist. An Adipositas, also krankhaftem Übergewicht, leidet ein Fünftel der Erwachsenen. Hier sind Männer und Frauen gleichermaßen betroffen. Und der Trend hat sich in den letzten Jahren eher verschärft als entspannt. Was vor wenigen Jahrzehnten noch die Ausnahme war, ist damit heute für über die Hälfte der Bevölkerung Alltag.

Auch bei Kindern und Jugendlichen hat sich die Situation zugespitzt. Jeder siebte junge Mensch ist übergewichtig und sechs Prozent leiden bereits an Adipositas. Die Zahlen haben sich hier sogar noch schneller erhöht als bei den Erwachsenen, teilweise haben sie sich vervierfacht. Erfreulich ist immerhin, dass sich der rasante Anstieg bei Kindern teilweise verlangsamt hat.

REGIONALE UND SOZIALE UNTERSCHIEDE

Spannend ist, dass es deutschlandweit große regionale Unterschiede gibt. Der Osten Deutschlands ist, was Übergewicht und Adipositas angeht, der Spitzenreiter. Laut einer Erhebung des Robert-Koch-Instituts führt Brandenburg mit knapp 24 Prozent Adipositasrate die Rangliste an, dicht gefolgt von Mecklenburg-Vorpommern mit rund 23 Prozent. Die schlanksten Menschen leben dagegen wohl in Bremen. Mit nur 15,1 Prozent Adipositasanteil hat die Hansestadt die geringste Rate. Danach kommen Berlin und Baden-Württemberg mit rund 16 Prozent. Die Gründe für das Ost-West-Gefälle sind vielschichtig und haben mit Strukturunterschieden zu tun. In den ostdeutschen Bundesländern ist die Bevölkerung im Schnitt älter und sozial schlechter gestellt. Beides sind bekannte Risikofaktoren für Übergewicht. Zudem spielen der Lebensstil und die Infrastruktur eine Rolle, etwa die Verfügbarkeit von Sportmöglichkeiten oder das Ernährungsangebot. Der Schlankheitsspitzenreiter Bremen gehört zu den ärmsten Regionen in Deutschland. Warum die Menschen dort trotzdem schlank sind? Das liegt wohl am relativ jungen Durchschnittsalter im Stadtstaat und an den vielen Studierenden mit eher geringem Einkommen.

Damit wird deutlich, dass Adipositas auch ein sozialmedizinisches Problem ist. Bildung und Einkommen beeinflussen das Risiko erheblich. Menschen mit niedrigerem Sozialstatus sind häufiger fettleibig. Um das mit Zahlen zu untermauern: In Deutschland ist jede vierte Frau mit niedrigem Bildungsabschluss adipös, aber nur jede zehnte Frau mit hohem Bildungsabschluss – das ist mehr als doppelt so viel. Ähnlich sieht es bei den Männern aus: Jeder vierte mit niedrigem Bildungsstatus ist hier adipös, mit hohem jeder sechste.

EINE GLOBALE PANDEMIE

Auch wenn die Zahlen für Deutschland besorgniserregend sind, liegen wir international gesehen nur im „oberen Mittelfeld" und knapp über dem EU-Durchschnitt. In Ländern wie Italien und Frankreich sind die Menschen schlanker, in Kroatien oder Malta deutlich dicker. Der unangefochtene Negativ-Spitzenreiter unter den großen Industrienationen sind die USA. Dort sind fast alle Menschen übergewichtig und fast die Hälfte aller Erwachsenen leidet an Adipositas. Damit gehören die USA neben einigen kleineren Pazifikstaaten zu den schwersten Nationen der Welt. Die weltweite Zunahme von Adipositas hat im Jahr 2024 eine traurige Schallmauer durchbrochen: Weltweit sind mittlerweile mehr als eine Milliarde Menschen fettleibig. Und die Zukunftsprognosen zeichnen ein düsteres Bild. Eine aktuelle Analyse der „Global Burden of Disease"-Studie, die 2025 im renommierten Fachjournal „The Lancet" veröffentlicht wurde, wagt einen Blick bis ins Jahr 2050. Ohne drastische Gegenmaßnahmen wird dann mehr als die Hälfte aller Erwachsenen weltweit übergewichtig oder adipös sein. Die Zahl der Menschen mit Adipositas wird sich dabei verdoppeln auf zwei Milliarden Menschen. In Deutschland erwarten wir dann ca. 27 Millionen Menschen mit Adipositas. Das ist ein Drittel der Bevölkerung!

Wir können also mit Fug und Recht von einer Adipositaspandemie sprechen – einer beispiellosen Herausforderung für unsere Gesundheitssysteme. Schon jetzt verursacht Übergewicht enorme Kosten, die laut einer Schätzung des World Obesity Atlas auf 4 300 Milliarden US-Dollar im Jahr 2035 steigen könnten. Das entspricht nahezu drei Prozent der Weltwirtschaftsleistung oder, wem das zu abstrakt ist, dem heutigen deutschen Bruttoinlandsprodukt. Platt formuliert: Wir Deutschen würden jedes Jahr komplett umsonst arbeiten, nur um die weltweiten Kosten der Adipositaspandemie zu decken. Deshalb müssen wir dringend handeln.

WIE FERTIGNAHRUNG UNSER GEHIRN AUSTRICKST

Seit Jahrzehnten predigen wir Ärzte, Ernährungsberater und Fitnesscoaches die gleiche Formel, um das Problem der Adipositas in den Griff zu bekommen: „Beweg dich mehr und iss weniger!" Doch auch wenn das rein physikalisch betrachtet natürlich richtig ist, hat es ganz offensichtlich nicht geholfen, die Pandemie einzudämmen. Woran liegt das? Daran, dass sich die Schaltzentrale, der Master-Regulator für unseren Stoffwechsel – das Gehirn –, nicht so einfach austricksen lässt.

SIND WIR ALLE WILLENSSCHWACH GEWORDEN?

Wenn man genau hinschaut, wann die Menschen wirklich dick geworden sind, dann zeigen uns Daten aus den USA einen steilen Anstieg ab den 1970er-Jahren. Von da an ging es mit der Häufigkeit von Adipositas steil bergauf – in allen Altersklassen und Gesellschaftsschichten. Oft heißt es ja, Menschen, die dick werden, seien einfach willensschwach. Sie könnten sich nicht an die simplen Vorgaben halten. Aber mal ehrlich: Würde das stimmen, müssten in diesem Zeitraum alle Menschen plötzlich willensschwach geworden sein. Das widerspricht dem gesunden Menschenverstand! Es muss also einen anderen, übergeordneten Einfluss geben, der dafür sorgt, dass wir kollektiv dicker werden. Und dieser Einfluss ist unsere Umgebung. Genauer gesagt: unsere Ernährungsumgebung. Ich nenne sie gern zuspitzend die „Zuviel-isation". (Danke @Dr. Heart für dieses treffende Wortspiel.)

Wir haben den falschen Programmcode

Wir leben heute in einer Umgebung, in der extrem kaloriendichte Nahrung, die auch noch supergut schmeckt, ständig und im Überfluss verfügbar ist. Ein Big Mac mit Pommes, Ketchup und Mayo, dazu eine Cola. Eine Tüte Chips, das Eis vom Italiener nebenan, die Pizzabrötchen vom Bäcker ... Selbst vermeintlich gesunde Lebensmittel wie Cornflakes oder Müsliriegel sind oft vollgepackt mit Kalorien. Seit in den 1970er- und 80er-Jahren die Fertignahrung unsere Gesellschaft überflutet hat, essen wir immer mehr davon – und seitdem steigt auch die Adipositasrate unaufhaltsam an. Unser Gehirn ist nämlich auf diese

Art von Nahrung überhaupt nicht programmiert. Über Millionen von Jahren hat es sich daran gewöhnt, naturbelassene Lebensmittel wie Obst, Gemüse und unverarbeitetes Fleisch zu essen. Darauf ist unser gesamtes Stoffwechselorchester kalibriert. Es ist darauf geeicht, den Kaloriengehalt dieser natürlichen Nahrung einzuschätzen und daraus den Energieverbrauch, den Hunger und die Sättigung zu steuern. Doch in der heutigen Umgebung funktioniert das nicht mehr.

Ich hatte im letzten Kapitel erwähnt, dass unser Körper sein Gewicht normalerweise mit einer erstaunlichen Präzision von nur 10 kcal pro Tag im Gleichgewicht hält. Doch diese 10 kcal überschreiten wir heute spielend. Allein ein tägliches Plus von 100 kcal – was nicht viel ist – bedeutet eine Gewichtszunahme von fünf Kilogramm im Jahr. Und diese 100 kcal stecken in vielen Dingen, die man mal eben nebenbei isst oder trinkt, ohne überhaupt zu merken, wie viele zusätzliche Kalorien man dabei zu sich genommen hat. Unsere moderne Ernährung hat sich leider so weit von dem entfernt, was für uns gesund ist, dass sie inzwischen das Rauchen als tödlichsten Lebensstilfaktor abgelöst hat. Jeder fünfte Todesfall weltweit ist heutzutage auf eine schlechte Ernährung zurückzuführen – das ist mehr als durch Rauchen, Bluthochdruck, hohe Cholesterinwerte, Alkohol oder Luftverschmutzung.

So schnell nimmt man 100 kcal extra zu sich

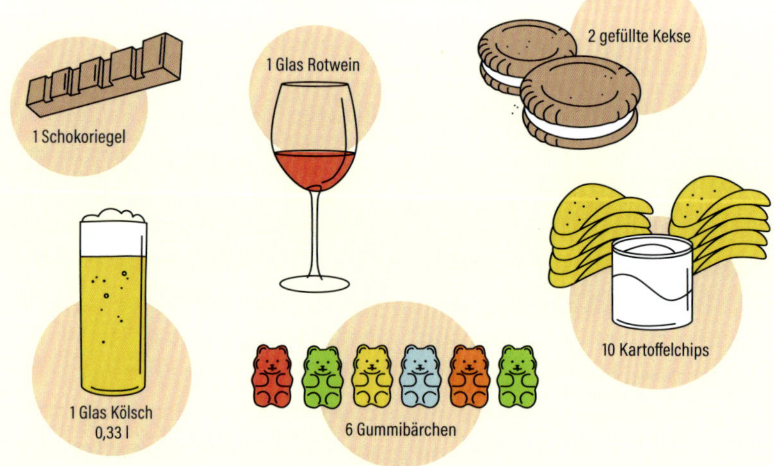
1 Schokoriegel
1 Glas Rotwein
2 gefüllte Kekse
10 Kartoffelchips
1 Glas Kölsch
0,33 l
6 Gummibärchen

FETT PLUS ZUCKER: UNWIDERSTEHLICHE KOMBINATION

Was viele moderne Lebensmittel so gefährlich macht, ist die Kombination aus Fett und Zucker. Forscher haben die exakte Mischung identifiziert, bei der unsere Selbstbeherrschung komplett aussetzt: Ein Verhältnis von etwa 45 Prozent Kohlenhydraten und 35 Prozent Fett scheint der absolute Superstimulus für unser Gehirn zu sein. In der Natur kommt dieses Verhältnis so gut wie nie vor. Eine Avocado enthält viel Fett, eine Mango viel Zucker. Aber beides zusammen? Die einzige bekannte Ausnahme ist die Muttermilch. Sie enthält beides, damit das Kind einen unwiderstehlichen Drang verspürt, sie zu trinken, um zu wachsen und zu gedeihen. Dass genau diese Kombination aus Zucker und Fett unser Gehirn überlistet, konnte Professor Marc Tittgemeyer vom Max-Planck-Institut für Stoffwechselforschung in einer eleganten Studie zeigen. Er gab einer Gruppe von Probanden acht Wochen lang täglich zusätzlich zu ihrer normalen Kost einen kleinen Pudding mit hohem Fett- und Zuckergehalt. Eine Kontrollgruppe bekam einen Pudding mit der gleichen Kalorienmenge, aber deutlich weniger Fett und Zucker. Vor und nach diesen acht Wochen wurde die Hirnaktivität aller Teilnehmer mittels fMRT gemessen. Das Ergebnis war verblüffend: Schon nach acht Wochen reagierte das Gehirn der Fett-Zucker-Gruppe deutlich stärker auf die Erwartung eines Milchshakes. Es hatte gelernt, diese Art von Nahrung zu bevorzugen. Man kann es sich so vorstellen: Das Gehirn hat neue neuronale Verbindungen geknüpft, die diese Vorliebe fest verdrahten – sozusagen „hardwired". Es hat gelernt, was es physiologisch zu erwarten hat, und steigert das Verlangen danach. Gleichzeitig passierte noch etwas anderes: Die Teilnehmer dieser Gruppe verloren messbar ihre Vorliebe für fettarme Lebensmittel. Ein fettarmer Pudding, den sie vorher noch mochten, schmeckte ihnen danach nicht mehr so gut. Interessanterweise nahmen die Probanden in den acht Wochen nicht signifikant zu. Doch die Forscher gehen davon aus, dass die neu erlernte Vorliebe für Junkfood bestehen bleibt. Einmal auf diese Art von Essen geprägt, wird es uns auch dann noch locken, wenn wir gar keinen Hunger haben. Und wir nehmen zu.

Ist unsere Nahrung eine Droge?

Die Frage liegt nahe: Macht dieses Essen also süchtig? Marc Tittgemeyer, der Leiter der Studie, mit dem ich für dieses Buch gesprochen habe, sagt: „Der Begriff ‚Sucht' ist hier schwierig, da er eine klar definierte psychiatrische Erkrankung beschreibt. Das Essverhalten kann zwar Dimensionen von süchtigem Verhalten annehmen – man isst immer weiter, obwohl man die negativen Konsequenzen kennt –, aber das bedeutet nicht, dass eine Vorliebe für Pommes gleich eine psychische Krankheit ist." Allerdings können wir aus der Suchtforschung lernen, wie raffiniert unser Gehirn arbeitet. Neueste Forschungen, unter anderem von Marc Tittgemeyer, deuten auf einen faszinierenden Mechanismus hin: Wenn wir satt sind und trotzdem weiter zuckerreiche Dinge essen, wird im Gehirn ein System aktiviert, das normalerweise bei der Vermeidung von negativen Gefühlen eine Rolle spielt. Es ist derselbe Mechanismus, der auch bei einer Opiatabhängigkeit wirkt. Ein Heroinkonsument nimmt die Droge irgendwann nicht mehr für den nächsten „Kick", sondern vor allem, um die schrecklichen Entzugserscheinungen zu vermeiden.

Übertragen auf unsere Ernährung bedeutet das: Vielleicht greifen wir, wenn wir schon satt sind, nicht unbedingt zur Schokolade, um uns noch besser zu fühlen, sondern um unbewusst einen drohenden „Absturz" oder ein Unwohlsein zu verhindern. Unser Gehirn will also nicht den Rausch, es will schlicht und einfach die Flaute vermeiden. Ein interessantes Detail aus der Wirtschaftsgeschichte wirft ein bezeichnendes Licht darauf: 1988 kaufte der Tabakkonzern Philip Morris, bekannt für Marlboro-Zigaretten, den Lebensmittelriesen Kraft Foods. Man kann nur spekulieren, aber es ist auffällig, dass große Konzerne oft ähnliche Strategien nutzen, um ihre Profite zu sichern. So war es die Tabaklobby, die in den 60er-Jahren massiv den Begriff der „Selbstverantwortung" prägte, als die gesundheitlichen Gefahren des Rauchens immer deutlicher wurden. Diese Taktik ist perfide, denn sie schiebt die gesamte Verantwortung auf den Einzelnen und ignoriert, wie stark die Umgebung und die Produkte selbst unser Verhalten beeinflussen – ein Prinzip, das heute leider auch in der Debatte um Übergewicht angewendet wird.

WIE FERTIGNAHRUNG UNS ZUM ÜBERESSEN VERFÜHRT

Der Zusammenhang zwischen dem Aufkommen von industriell hergestellter Fertignahrung und der Adipositaspandemie war lange Zeit nur eine Korrelation – ein plausibler Verdacht, aber kein Beweis. Das änderte sich 2019, als der Forscher Kevin Hall die erste kontrollierte Studie durchführte, die den Effekt von hochverarbeiteter Nahrung auf die Kalorienaufnahme direkt testete. Hall und sein Team ließen 20 Probanden für vier Wochen in einer

Klinik einsperren (keine Angst, alles freiwillig), wo ihre Ernährung und Bewegung komplett kontrolliert wurden. Zwei Wochen lang ernährten sich die Teilnehmer ausschließlich von stark verarbeiteten Lebensmitteln, die anderen zwei Wochen bekamen sie nur unverarbeitete Kost. Die Reihenfolge wurde per Zufall bestimmt. Das Entscheidende war: Die Mahlzeiten bei beiden Ernährungsweisen waren, was Kalorien, Zucker, Fett, Eiweiß, Salz und Ballaststoffe anging, exakt gleich zusammengesetzt. Der Clou an der Studie: Die Teilnehmer durften von den angebotenen Mahlzeiten jeweils so viel essen, wie sie wollten. Die Ergebnisse waren eindeutig und schockierend: Obwohl beide Ernährungsweisen als ähnlich lecker bewertet wurden, aßen die Probanden in den zwei Wochen mit hochverarbeiteter Nahrung täglich rund 500 kcal mehr als während der Phase mit unverarbeiteter Nahrung. Das führte dazu, dass sie in nur zwei Wochen im Schnitt ein Kilo zunahmen, während sie in der anderen Phase ein Kilo abnahmen. Damit war erstmals der kausale Beweis erbracht: Nicht eine mangelnde Willenskraft, sondern die Nahrung selbst löst das Überessen aus. Fertiggerichte überlisten unsere natürlichen Sättigungssignale. Unser Gehirn merkt nicht mehr, wie viele Kalorien es aufnimmt, weil Hormone wie GLP-1 oder CCK etwas Zeit brauchen, um Sättigung zu signalisieren. In dieser Zeit haben wir bei Fertigprodukten aber schon viel mehr Kalorien aufgenommen, als wir eigentlich benötigen. Dazu passt, dass ein Teilnehmer berichtete, die hochverarbeiteten Mahlzeiten seien so leicht zu essen gewesen, dass er sich oft gar nicht satt fühlte, obwohl er schon riesige Mengen gegessen hatte. Im Gegensatz dazu empfand er die unverarbeiteten Lebensmittel als wesentlich sättigender. Er aß langsamer und fühlte sich rechtzeitig voll.

DER REALE KALORIEN-ÜBERSCHUSS

Man muss sich das Ergebnis von Halls Studie noch einmal auf der Zunge zergehen lassen: 500 zusätzliche kcal pro Tag! Das würde, auf ein Jahr hochgerechnet, zu einer Gewichtszunahme von 25 Kilogramm führen. Eine unglaubliche Zahl. Doch sie ist gar nicht so weit hergeholt, wie es zunächst klingen mag. Ein Blick auf die globalen Daten der Welternährungsorganisation (FAO) zeigt, dass die pro Kopf verfügbare Kalorienmenge seit den 1960er-Jahren dramatisch angestiegen ist. In Europa stieg die tägliche Kalorienversorgung von rund 3 000 auf 3 500 kcal. In Nordamerika ist der Anstieg von 2 800 auf fast

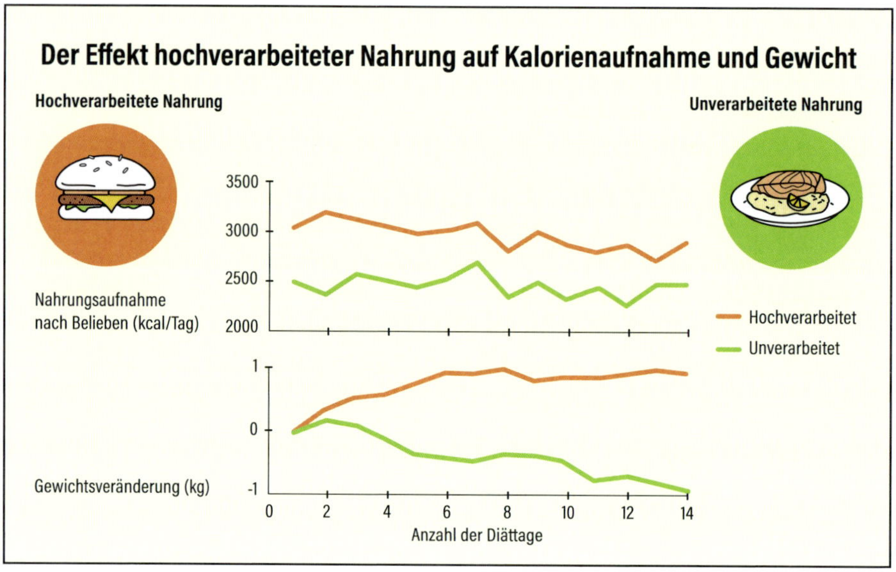

3 600 kcal sogar noch drastischer. Der Anstieg von 500–800 kcal pro Tag entspricht also genau dem, was Kevin Hall in seiner Studie im Kleinen nachgewiesen hat. Das Überangebot an Kalorien ist real und macht es unserem ausgetricksten Gehirn fast unmöglich, die Balance zu halten. Der Kalorienüberschuss aus dem Labor ist für viele von uns zur täglichen Realität geworden.

EINE KALORIE IST NICHT GLEICH EINE KALORIE

Doch was bei Halls Studie wirklich verwundert: Der gemessene Kalorienüberschuss hätte rein rechnerisch nur zu einer Gewichtszunahme von etwa 0,5 Kilogramm führen dürfen. Tatsächlich nahmen die Teilnehmer aber im Schnitt 1 Kilogramm mehr zu. Es scheint also, als würden die Kalorien aus Fertignahrung nicht eins zu eins im Körper ankommen, sondern anders gespeichert und verstoffwechselt werden als jene aus unverarbeiteter Kost. Eine brandaktuelle Studie aus dem Jahr 2025 fand dafür in der Tat Hinweise. Sie ging einen entscheidenden Schritt weiter und untersuchte, was passiert, wenn Menschen exakt die gleiche Kalorienmenge aus Fertignahrung oder aus unverarbeiteter Nahrung essen. Das Ergebnis: Selbst bei identischer Kalorienzufuhr nahmen die Männer – es wurden nur junge, gesunde Männer untersucht – mit der Fertignahrung mehr Fett und mehr Körpergewicht zu. Das könnte einerseits daran liegen, dass der Körper keine Verdauungsarbeit für die Fertignahrungsmittel leisten muss, denn sie sind im Prinzip schon vorverdaut (Stichwort „Verpackung", siehe Seite 20 f.). Andererseits wurde ein bestimmtes Stoffwechselhormon, das eigentlich Sättigung signalisieren und den Energieverbrauch ankurbeln soll, leicht gedämpft. Mit anderen Worten: Fertignahrung schadet nicht nur deswegen, weil wir zu viel davon essen, sondern auch weil sie möglicherweise den Stoffwechsel aus dem Takt bringt.

Der Beweis: Die Kalorienfalle schnappt auch zu Hause zu

Im Jahr 2025 wurde eine weitere aufsehenerregende Studie veröffentlicht, die den Befund von Kevin Hall ebenfalls untermauerte. Im Gegensatz zu Halls klinischer Studie fand dieses Experiment jedoch nicht im Labor statt, sondern mitten im Alltag der Teilnehmer in Großbritannien. Die Forscher wollten wissen: Löst hochverarbeitete Nahrung auch dann ein Überessen aus, wenn die Menschen ganz normal im Alltag zu Hause leben? Dafür teilten sie die Probanden für jeweils acht Wochen in zwei Gruppen ein: Die eine erhielt ausschließlich hochverarbeitete, die andere nur unverarbeitete Nahrung. Die Teilnehmer lebten dabei ganz normal in ihrem gewohnten Umfeld und bekamen die Mahlzeiten für jeweils eine Woche nach Hause geschickt. Der Clou dabei: Beide Ernährungspläne waren nicht nur bezüglich Kalorien, Zucker, Fett, Ballaststoffen und Protein identisch, sondern wurden sogar nach den offiziellen „Eat-Well-Richtlinien" des britischen Gesundheitssystems für eine gesunde Ernährung konzipiert. Das bedeutet, beide Ernährungsformen enthielten einen hohen Anteil an Obst und Gemüse, stärkehaltigen Kohlenhydraten, Milchprodukten und gesunden Fetten. Der einzige Unterschied dabei war der Verarbeitungsgrad. Was zeigte sich nach acht Wochen? Interessanterweise verloren beide Gruppen an Gewicht, was dafür spricht, dass die Probanden sich generell an die gesunden Vorgaben hielten. Der Unterschied war allerdings frappierend: Die Gruppe mit den unverarbeiteten Lebensmitteln nahm im Schnitt zwei Prozent ihres Körpergewichts ab, während die Gruppe mit der hochverarbeiteten Kost nur ein Prozent verlor. Auch wenn das erst mal nach wenig klingt: Der Gewichtsverlust war doppelt so hoch, wenn die Nahrung nicht industriell verändert worden war.

Die Erklärung dafür fand sich im Sättigungsgefühl der Teilnehmer, was wiederum exakt den Ergebnissen von Kevin Hall entspricht: Die Probanden, die unverarbeitete Lebensmittel aßen, fühlten sich deutlich satter und hatten weniger Hunger. Am Ende aß die Gruppe mit der hochverarbeiteten Nahrung im Schnitt 330 kcal mehr pro Tag als die Vergleichsgruppe – obwohl beiden Gruppen mit 4 000 kcal pro Tag reichlich Nahrung zur Verfügung stand und sie selbst entscheiden konnte, wie viel sie davon essen wollte. Die Studie beweist sehr eindrücklich: Selbst wenn hochverarbeitete Nahrung auf dem Papier „gesund" zusammengestellt ist, verleitet sie uns dazu, unbemerkt mehr zu essen.

Nicht jedes Fertigprodukt ist böse

Bei all der berechtigten Kritik muss man aber auch bei Fertigprodukten differenzieren, denn es ist nicht alles schwarz-weiß. Neuere Studien zeigen, dass manche hochverarbeiteten Lebensmittel, insbesondere bestimmte Brote und Cerealien, sogar positive gesundheitliche Effekte haben können – vor allem im Vergleich zu hochverarbeitetem Fleisch oder zu Softdrinks. Der entscheidende Faktor ist hier oft der Gehalt an Ballaststoffen. Ich nehme mal ein Beispiel aus meinem eigenen Alltag: Ich kaufe mir oft eine 200-Gramm-Packung Hummus und die esse ich dann, garniert mit etwas Olivenöl, mit einem Paket Saaten-Knäckebrot. Zusammen komme ich da gut und gerne auf rund 1 300 kcal – eine beachtliche Menge. Aber diese Mahlzeit enthält kaum Zucker und liefert satte 29 Gramm Ballaststoffe. Damit habe ich die Tagesempfehlung von 30 Gramm mit einer einzigen Mahlzeit schon fast erreicht. Vergleichen wir das mal mit einem klassischen, zu Hause gekochten Gericht wie Spaghetti Carbonara – mit Nudeln, Speckwürfeln, Parmesan und Ei. Eine ordentliche Portion davon bringt es ebenfalls schnell auf 1 300 kcal, enthält aber nur magere drei Gramm Ballaststoffe. Ich will damit sagen: Nicht jede Fertignahrung ist per se schlecht. Die traurige Wahrheit ist jedoch, dass der Großteil dessen, was wir im Supermarkt finden und konsumieren, für uns eher ungesund ist.

FUNFACT

Wusstest du eigentlich, dass die riesige Auswahl in unseren Supermärkten eine clevere Illusion ist? Der Großteil dessen, was in unseren Einkaufswagen landet, wird von nur zehn globalen Megakonzernen kontrolliert. Dazu gehören Nestlé, PepsiCo, Coca-Cola, Unilever, Kellogg's, Mars, Procter & Gamble und natürlich Kraft Heinz. Diese Giganten bestimmen maßgeblich, was wir essen – und prägen damit die Umgebung, in der unser Gehirn seine Vorlieben entwickelt.

DIE ZUCKER-INSULIN-FALLE

Das soeben vorgestellte Modell – wir nennen es in der Wissenschaft auch „Energiebilanz-Modell" – klingt recht überzeugend. Es erklärt die Adipositaspandemie hauptsächlich mit dem unwiderstehlichen Drang nach hochverarbeiteter, kaloriendichter Nahrung. Es ist aber, offen gestanden, nur eine von zwei populären Erklärungen dafür, warum die Menschen immer dicker werden. Die andere ist das sogenannte Insulin-Kohlenhydrat-Modell.

DIE SÜSSE FALLE: EIN KOFFER VOLLER ZUCKER

Ein Hauptgrund, warum unsere Ernährung so problematisch geworden ist, ist der extrem gestiegene Zuckerkonsum. Professor Richard Johnson von der University of Colorado hat dazu eindrucksvolle Daten aus den letzten 300 Jahren ausgewertet. Über den größten Teil der Evolution haben die Menschen nur etwa zwei bis drei Kilogramm Zucker pro Kopf und Jahr gegessen. Heute vertilgen die US-Amerikaner im Schnitt 60 Kilogramm Zucker pro Jahr – das entspricht etwa zwei vollgepackten Reisekoffern! Und wir Deutschen? Hier wird die Sache kompliziert. Oft liest man von etwa 30 Kilo pro Jahr, was einem prall gefüllten Reisekoffer entspräche. Diese Zahl hat jedoch einen Haken: Sie gibt, wie die Bundesanstalt für Landwirtschaft und Ernährung (BLE) selbst anmerkt, lediglich an, wie viel Haushaltszucker für Ernährungszwecke verkauft wird – nicht, wie viel davon wirklich gegessen oder getrunken wird. Der tatsächliche Konsum kann also nach oben oder unten abweichen. Das Problem ist, dass es für Deutschland keine aktuelle, repräsentative Erhebung der tatsächlichen Essgewohnheiten gibt. Doch auch wenn die genaue Zahl schwer zu fassen ist, bleibt der Fakt bestehen: Wir essen heute immer noch 10- bis 20-mal mehr Zucker als das, woran unser Körper über Jahrtausende eigentlich gewöhnt ist. Rechnet man die oft zitierte Verkaufsmenge von 30 Kilo auf den Tag herunter, sind das rund 28 Stück Würfelzucker täglich.

Dass wir Zucker so lieben, ist evolutionär bedingt. Süße signalisierte unseren Vorfahren: „Das hier ist nicht giftig, das kannst du bedenkenlos essen." Gleichzeitig hat unser Gehirn aber nie ein Stoppsignal für süße oder kalorienreiche Nahrung entwickelt. Warum? Weil es in unserer Vergangenheit nie ein Problem war, zu viel davon zu essen. Das Problem war immer, zu wenig zu haben und zu verhungern. Deshalb ist unser Körper darauf programmiert, Kalorien für schlechte Zeiten zu speichern. Ein oberes Limit, an dem das Gehirn sagt: „Okay, jetzt reicht's, sonst wirst du zu dick", gibt es nicht.

Wie Insulin zum übereifrigen Lagerarbeiter wird

Um zu verstehen, was dieser Zuckerüberschuss anrichtet, stell dir einfach zwei Menschen vor, die exakt die gleiche Menge an Kalorien essen. Der eine ernährt sich hauptsächlich von Süßigkeiten und Weißbrot, der andere von Gemüse, Vollkornprodukten und gesunden Fetten. Nach der herkömmlichen Theorie der reinen Energiebilanz müssten beide gleich stark zunehmen (wir lassen jetzt einmal die neuen Erkenntnisse zur Nahrung außer Acht). Das Insulin-Kohlenhydrat-Modell zeichnet jedoch ein anderes Bild. Es besagt: Nicht die Menge der Kalorien ist das Hauptproblem, sondern die Art der Kalorien. Im Fokus stehen hierbei die schnell verdaulichen Kohlenhydrate, also vor allem Zucker und Weißmehlprodukte, weil sie unseren Hormonhaushalt gehörig durcheinanderbringen. Zuerst einmal lassen die schnell verdaulichen Kohlenhydrate unseren Blutzuckerspiegel in die Höhe schießen. Dieser „Blutzuckerspike" ruft die Bauchspeicheldrüse auf den Plan, die daraufhin blitzschnell eine große Menge Insulin produziert, das wie eine Art übereifriger Lagerarbeiter agiert: Es schleust den vielen Zucker aus dem Blut – aber nicht dorthin, wo er als Energie gebraucht würde, sondern direkt in die Fettdepots, wo er quasi vor dem Rest des Körpers versteckt wird. Die anderen Körperzellen, die eigentlich auf ihre Energielieferung gewartet haben, gehen leer aus. Sie melden dem Gehirn: „Uns fehlt noch Energie, alles ist im Fettdepot gelandet, bitte schieb Nachschub hinterher!" Das Ergebnis: Wir entwickeln ein Hungergefühl und essen bei der nächsten Mahlzeit unbewusst mehr. So entsteht die positive Kalorienbilanz.

Nach diesem Modell nehmen wir also nicht zu, weil wir primär zu viel essen. Wir essen vielmehr zu viel, weil das Insulin zuvor die ganze Energie im Fettgewebe weggesperrt hat und unsere Organe nach neuem Treibstoff schreien. Die Ursache des Übergewichts läge demnach nicht im Verhalten (Überessen, weil es so gut schmeckt), sondern im Stoffwechsel. Beide Modelle akzeptieren natürlich, dass am Ende eine positive Energiebilanz stehen muss, um zuzunehmen. Das ist ein physikalisches Gesetz. Sie unterscheiden sich aber fundamental darin, wo der Prozess beginnt: beim Verhalten oder beim Stoffwechsel.

Was sagt die Wissenschaft?

Ist das alles nur Theorie? In der Tat wurden einige Vorhersagen des Modells in Studien überprüft. Ein entscheidendes Experiment stammt von Dr. David Ludwig von der Harvard University, einem der wichtigsten Vertreter dieser Theorie. Sein Team servierte Jugendlichen drei verschiedene Frühstücke, alle mit der identischen Kalorienmenge, aber mit unterschiedlichem glykämischen Index – einem Maß dafür, wie schnell Kohlenhydrate den Blutzucker ansteigen lassen. Es gab schnell verdauliche Instanthaferflocken (hoher glykämischer Index), traditionell gekochten Haferbrei (mittlerer Index) und ein Gemüseomelett (niedriger Index). Das Ergebnis war eindrücklich: Nach dem Frühstück mit dem hohen glykämischen Index schoss bei den Probanden erst der Blutzucker und dann das Insulin in die Höhe. Einige Stunden später sackten beide Werte stark ab, weil die gesamte Energie in den Fettzellen eingelagert worden war. Die Teilnehmer wurden regelrecht von Heißhunger überfallen und aßen beim anschließenden Mittagessen, bei dem sie sich frei bedienen durften, im Schnitt 600–700 kcal mehr als die Probanden, die am Morgen das Gemüseomelett gegessen hatten. Das süße Frühstück hatte also ein kurzes Strohfeuer entfacht. Die Energie war kurz im Blut verfügbar, wurde dann aber vom Insulin in den Fettzellen versteckt. Obwohl die Fettspeicher voll waren, schlug der Körper Alarm, weil ihm der direkt verfügbare Brennstoff ausging. Es gibt Hinweise, dass auch eine kohlenhydratarme Ernährung den Stoffwechsel befeuern kann. Im Jahr 2018 veröffentlichte Ludwigs Team eine umfangreiche Studie, in der übergewichtige Erwachsene nach einer erfolgreichen Diät ihr Gewicht halten sollten. Sie wurden in drei Gruppen aufgeteilt: eine mit sehr kohlenhydratarmer Kost (wenig Insulinreiz), eine mit moderater und eine mit sehr kohlenhydratreicher Kost (viel Insulinreiz). Obwohl alle Gruppen die gleiche Kalorienmenge zu sich nahmen, verbrannte die Gruppe mit den wenigsten Kohlenhydraten täglich 200–300 kcal mehr als die High-Carb-Gruppe. Ihr Stoffwechsel blieb also aktiver, während der Stoffwechsel bei der kohlenhydratreichen Ernährung „einschlief".

Ein unentschiedener Wettkampf der Theorien

So überzeugend das Insulin-Kohlenhydrat-Modell jedoch auch klingen mag: es ist nicht unumstritten. Viele Experten, darunter auch Kevin Hall,

weisen darauf hin, dass die Belege noch begrenzt sind und sich die komplexe Entstehung von Adipositas nicht allein auf diesen einen Mechanismus reduzieren lässt.
Es gibt nämlich auch Studien, die keine signifikanten Unterschiede zwischen fettreichen und kohlenhydratreichen Diäten bei gleicher Kalorienmenge finden konnten.
Ich denke, letztendlich schließen sich beide Modelle nicht gegenseitig aus. Vielmehr beleuchten sie verschiedene Facetten ein und desselben Problems. Das Energiebilanz-Modell, das wir zuerst besprochen haben, erinnert uns daran, dass keiner zunimmt, solange er mit der Nahrung nicht mehr Energie aufnimmt, als er verbraucht. Dieses Modell beschreibt also das „Was". Das Insulin-Kohlenhydrat-Modell wiederum lenkt den Fokus darauf, warum diese Bilanz bei manchen Menschen so leicht ins Plus rutscht. Und sie findet eine mögliche Ursache dafür im Stoffwechsel selbst. Wahrscheinlich liegt die Wahrheit irgendwo in der Mitte. Die Qualität unserer Nahrung, insbesondere ihr Einfluss auf das Insulin und andere Stoffwechselhormone, sowie die schiere Menge der aufgenommenen Kalorien wirken zusammen und bestimmen letztendlich unser Körpergewicht. Die Realität ist eben, wie so oft, komplexer als ein einzelnes Modell.

VON WEGEN GESUNDER FRUCHTZUCKER!

In einem Punkt hat das Insulin-Kohlenhydrat-Modell aber unbestritten recht, und zwar, dass einige Kohlenhydrate für uns besonders schlecht sind. Und hier meine ich insbesondere den Einfachzucker Fruktose, mit dem zum Beispiel viele Softdrinks gesüßt sind. Fruktose, auch als Fruchtzucker bekannt, ist neben Glukose (Traubenzucker) und Galaktose (Bestandteil des Milchzuckers) einer der drei Einfachzucker, die am häufigsten in unserer Nahrung vorkommen. Wie der Name schon sagt, findet man sie natürlicherweise in Früchten. Das Problem ist jedoch, dass sie heute im industriellen Maßstab aus Mais gewonnen und als sogenannter „High Fructose Corn Syrup" (HFCS) Lebensmitteln als billiger Süßstoff zugesetzt wird. Und im Übermaß konsumiert, schädigt dieser Zucker unseren Körper massiv.

Warum Glukose und Fruktose sich unterscheiden

Um zu verstehen, warum Fruktose so problematisch ist, müssen wir uns den fundamentalen Unterschied zu Glukose genauer ansehen. Glukose ist der Zucker, an den unser Körper gewöhnt ist. Er ist unser primärer Treibstoff und kann von fast jeder Zelle direkt in Energie (ATP) umgewandelt werden. Wenn wir Glukose essen, wird das Hormon Insulin ausgeschüttet. Insulin agiert wie ein Schlüssel, der der Glukose die Tür zu den Körperzellen öffnet. Über dieses raffinierte System kann der Körper genau steuern, wie viel Brennstoff jede Zelle bekommt. Bei Fruktose ist das komplett anders. Sie kann nicht von allen Körperzellen verwertet werden, sondern wird fast ausschließlich in der Leber abgebaut. Kleine Mengen, wie sie in einer Frucht vorkommen, sind für die Leber kein Problem. Größere Mengen aber überlasten sie komplett. Denn für Fruktose gibt es kein Insulinsystem – keinen Türsteher, der den Einlass reguliert. Wenn wir einen Softdrink trinken, der mit HFCS gesüßt ist, flutet die Fruktose ungebremst in die Leber. Die Leberzellen müssen die ganze Menge unkontrolliert aufnehmen und verarbeiten.

Die Leber unter Beschuss: wie Fruktose zu Fett wird

Für die Leber ist so eine Fruktoseflut wie ein Gift, das sie schnell unschädlich machen muss: Ein kleiner Teil wird in Glukose umgewandelt, der weitaus größte Teil aber direkt in Fett. Dieser Umwandlungsprozess ist für die Leber Schwerstarbeit. Er verbraucht nicht nur Unmengen an Energie, sondern erzeugt auch aggressive „freie Radikale", die die Leberzellen schädigen. Gleichzeitig entsteht als Abfallprodukt Harnsäure – der Stoff, der ab einer bestimmten Konzentration schmerzhafte Gichtanfälle auslösen kann. Trinkt man regelmäßig fruktosehaltige Getränke, muss die Leber permanent Fruktose in Fett umwandeln, was sie dauerhaft überlastet und krank macht. Zum einen entwickelt sich eine „metabolische Fettleber", zum anderen gibt die Leber das neu produzierte Fett ins Blut ab, wodurch auch die Blutfettwerte ansteigen – viele Menschen denken hier fälschlicherweise, die Ursache läge im Fett aus der Nahrung, dabei ist oft Fruktose der wahre Übeltäter. Hält der Zustand an, kann sich die Fettleber entzünden und zu einer Leberzirrhose (Schrumpfleber) vernarben – eine lebensbedrohliche Erkrankung, die man früher fast nur von Alkoholikern kannte.

Heute sehen wir in der Klinik aber immer mehr Menschen mit einer Leberzirrhose, die durch schlechte Ernährung verursacht wurde. Für uns wichtig: Die Fettleber lässt auch das Bauchfett wachsen und legt damit den Stoffwechsel lahm. Fakt ist: Fruktose in hohen Dosen ist für die Leber ein ähnlich schädliches Gift wie Alkohol. Wir würden unseren Kindern kein Bier in die Hand drücken, geben ihnen aber Softdrinks und richten damit einen vergleichbaren Schaden an.

Leere Kalorien, die nicht satt machen

Das Statistische Bundesamt schätzt, dass die Deutschen pro Kopf rund 93 Liter Softdrinks pro Jahr trinken, das entspricht einer 500-Milliliter-Flasche Cola alle zwei Tage. So eine Flasche Cola enthält neben 25–30 Gramm Fruktose etwa 210 kcal an Energie. Ich nenne das „leere Kalorien". Denn das Problem ist: Unser Körper registriert diese flüssigen Kalorien kaum. Es fehlt das Volumen, das normalerweise Sättigungssignale auslöst. Deswegen fühlen wir uns nach einer Cola genauso hungrig wie davor.

Dass wirklich die Fruktose der Hauptschuldige an der Entstehung einer Fettleber ist, hat eine eindrucksvolle Studie von Philipp Gerber vom Universitätsspital Zürich bewiesen. Er ließ 94 gesunde, schlanke Männer sieben Wochen lang täglich einen halben Liter Softdrink trinken. Die Männer wurden in vier Gruppen aufgeteilt: Eine Gruppe bekam Getränke mit Glukose, die zweite solche mit Fruktose, die dritte mit Saccharose (Haushaltszucker, der jeweils hälftig aus Glukose und Fruktose besteht). Eine vierte Kontrollgruppe erhielt zuckerfreie Getränke. Das Ergebnis war eindeutig: Nur in den Gruppen, deren Getränke Fruktose enthielten, kam es zu einer deutlichen Erhöhung der Fettproduktion in der Leber. Die mit reiner Glukose gesüßten Getränke hatten diesen Effekt nicht.

Obst ist nicht der Feind

Jetzt fragst du dich vielleicht: Darf ich dann überhaupt noch Obst essen? Hier muss man ganz klar unterscheiden, denn es kommt entscheidend auf die Form an, in der wir die Fruktose zu uns nehmen. Problematisch sind vor allem verarbeitete Lebensmittel und Getränke mit einem hohen Anteil an zugesetzter, frei verfügbarer Fruktose. Dazu gehören Softdrinks, Säfte und die meisten Smoothies. Auch Honig ist eine sehr konzentrierte Fruktosequelle und bei bestehenden Stoffwechselproblemen eher ungünstig. Ganze Früchte hingegen sind in der Regel unbedenklich. Der Unterschied ist hier tatsächlich gewaltig. Um den Fruktosegehalt eines Glases Orangensaft zu erreichen, müsstest du fünf bis sechs ganze Orangen essen. Danach wärst du pappsatt. Nach dem Saft nicht. In der ganzen Frucht ist die Fruktose zudem in die sogenannte Nahrungsmatrix eingebettet, also an Ballaststoffe gebunden (Stichwort: Verpackung). Der Körper muss erst arbeiten, um an den Zucker zu gelangen, und die Fruktose flutet dementsprechend nicht schlagartig in der Leber an, sondern wird langsam und kontrolliert aufgenommen.

UNSERE BATTERIE WIRD ÜBERLADEN

Die Modelle, die wir bisher betrachtet haben – sei es der übermäßige Konsum von industriell hergestellter Fertignahrung oder die Problematik von Zucker und Fruktose –, laufen am Ende auf eines hinaus: Wir nehmen mehr Kalorien auf, als wir verbrauchen, und nehmen dadurch zu. Bis zu einem gewissen Grad ist das auch völlig in Ordnung, denn genau dafür hat die Evolution unser Fettgewebe vorgesehen: als eine Art Batterie, die wir für schlechte Zeiten aufladen können. Rein evolutionär hat sich diese Batterie immer gelohnt, weil wir damit für Fastenperioden gewappnet waren und unser energiehungriges Gehirn jederzeit versorgen konnten. Beispiel gefällig? Jeder vierte Atemzug, den du tätigst, dient nur der Versorgung deines Gehirns mit Sauerstoff, um Fette und Zucker zu verbrennen. Vergleicht man uns Menschen mit anderen Tieren aus unserer evolutionären Heimat, der afrikanischen Savanne, wird dieser Unterschied frappierend. Ein Gnu oder ein Pavian

Wie Fruktose der Leber schadet

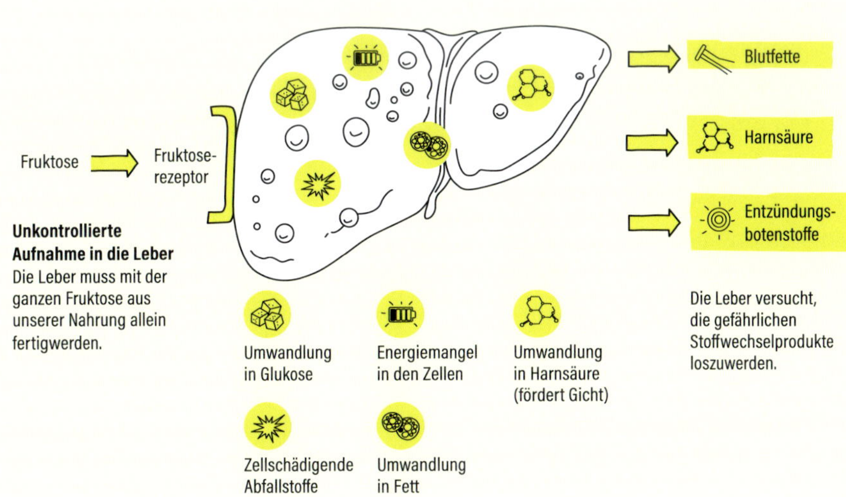

kommt auf gerade einmal ein bis zwei Prozent Körperfett, ein Zebra oder ein Büffel auf zwei bis fünf Prozent. Und dann kommen wir: Der Mensch sticht mit seinen 13–25 Prozent gesunder Fettmasse deutlich heraus. Mit unserem Fettspeicher konnten wir auf saisonale Schwankungen im Nahrungsangebot reagieren und sogar den Ackerbau entwickeln, bei dem es immer wieder zu Missernten kommen konnte. Der Fettspeicher war also nicht nur ein Puffer gegen Hunger, sondern ein entscheidender evolutionärer Vorteil: Er sicherte das Überleben des Einzelnen bei Missernten und garantierte gleichzeitig das Überleben der Art, indem er die enormen Energiereserven für Schwangerschaft und Stillzeit bereitstellte. Zudem wurde unser Stoffwechsel durch die menschliche Evolution deutlich schneller, im Vergleich zu unseren nächsten Vorfahren, den Affen. So ein energiehungriger Stoffwechsel braucht natürlich auch ein Batterie-Upgrade. Fett war also erst einmal etwas Gutes.

Wenn der Speicher überläuft

Das Problem ist nur: Durch die dauerhafte positive Kalorienbilanz in unserer modernen Welt überladen wir unsere Batterie, oft auf 120 oder gar 130 Prozent. Die normale Batterie ist übrigens das sogenannte Unterhautfettgewebe. Das sind die Pölsterchen an Hüften, Oberschenkeln und am Bauch, die direkt unter der Haut liegen. Dieses Gewebe kann aber nur eine bestimmte Menge an Energie aufnehmen. Wenn dieser Speicher voll ist, gibt es leider kein Stoppsignal vom Gehirn – dafür wurde es nie trainiert, wie wir gelernt haben. Wir essen also einfach weiter. Aber wohin mit der überschüssigen Energie? Auspinkeln können wir sie nicht. Jede aufgenommene Kalorie muss unser Körper irgendwie verwerten. Also lagert er die Energie dort ein, wo sie eigentlich nicht hingehört: im sogenannten viszeralen beziehungsweise ektopen Fettgewebe. Das ist das Fett, das sich um unsere Organe legt und sich sogar in den Organen selbst ausbreitet, insbesondere in der Leber, der Bauchspeicheldrüse, den Muskeln oder um das Herz. Dieses Fett ist eigentlich nicht als Energiespeicher gedacht, sondern als Stütz- und Schutzpolster. Wenn der Körper es als Notlager missbraucht, wird es gefährlich.

Das gefährliche Feuer im Bauch

Das viszerale Fettgewebe ist mit der Energiespeicherung schnell überfordert. Die Fettzellen dort entzünden sich, was das Immunsystem auf den Plan ruft. Es wandert in das Fettgewebe ein und schüttet Botenstoffe aus, die eine dauerhafte, schwelende Entzündung im ganzen

Körper bewirken. Dieses entzündete Fettgewebe setzt zudem weitere Stoffe frei, die unseren Stoffwechsel durcheinanderbringen. Sie führen zum Beispiel dazu, dass unsere Organe insulinresistent werden. Der Schlüssel „Insulin" passt dann nicht mehr richtig ins Schloss der Zellen, der Zucker bleibt im Blut und wir brauchen immer mehr Insulin, um die gleiche Wirkung zu erzielen – eine Vorstufe zum Typ-2-Diabetes. Der chronische Kalorienüberschuss ist also nicht nur die Ursache für die Adipositas selbst, sondern über den Umweg des viszeralen Fetts auch der Auslöser für viele ihrer gefährlichen Folgeerkrankungen.

FUNFACT

Wusstest du, dass die Grenzwerte für Übergewicht und Adipositas nicht auf der ganzen Welt gleich sind? Während man hierzulande oft erst ab einem BMI von 30 als fettleibig gilt, liegt diese Schwelle in vielen asiatischen Ländern schon bei 25. Warum? Haben die einfach strengere Regeln? Nein, der Grund ist rein biologisch und passt perfekt zu unserer Batterie-Metapher. Es ist, als hätten Menschen asiatischer Abstammung oft ein anderes „Batteriemodell" eingebaut. Ihr Körper kann das sichere Unterhautfettgewebe (unsere normale Batterie) oft nicht so stark aufladen wie Menschen europäischer Abstammung. Ihr Speicher ist von Natur aus kleiner. Was passiert, wenn diese kleinere Batterie voll ist? Der Speicher läuft über und der Körper fängt viel früher an, das gefährliche viszerale Fett im Bauchraum und in den Organen einzulagern. Das Ergebnis: Sie entwickeln die typischen Folgeerkrankungen wie Typ-2-Diabetes, eine Fettleber oder Herz-Kreislauf-Probleme oft schon bei einem viel niedrigeren Gesamtgewicht. Der niedrigere BMI-Grenzwert ist also eine direkte medizinische Konsequenz auf eine kleinere „Körperbatterie".

SIND WIR EINFACH NUR FAULER GEWORDEN?

Jetzt kommen wir zu dem Argument, das wahrscheinlich jedem sofort in den Sinn kommt, wenn es um Übergewicht geht: die Bewegung. Hartnäckig hält sich die Annahme, dass wir als Gesellschaft einfach zu wenig tun und deshalb immer dicker werden. Doch hier muss ich euch leider enttäuschen: Neueste wissenschaftliche Erkenntnisse zeigen, dass weniger Bewegung ziemlich sicher nicht die Hauptschuld an der Adipositaspandemie trägt.

DER MYTHOS VON WENIGER BEWEGUNGSENERGIE

Um das herauszufinden, haben Forscher internationale Gesundheitsdaten zum Energieverbrauch analysiert, die über viele Jahrzehnte gesammelt wurden. Dabei kam eine ganz besondere Technik zum Einsatz, die sich „doppelt markiertes Wasser" nennt. Das ist eine Art Goldstandard, um den Kalorienverbrauch eines Menschen im ganz normalen Alltag exakt zu messen. Dafür trinkt eine Person eine kleine Menge Wasser, in dem einige Wasserstoff- und Sauerstoffatome durch harmlose, etwas schwerere Varianten (Isotope) ausgetauscht wurden. Indem man dann über ein bis zwei Wochen misst, wie schnell der Körper diese „markierten" Atome über den Urin und die ausgeatmete Luft wieder ausscheidet, kann man unglaublich präzise berechnen, wie viele Kalorien die Person in dieser Zeit verbrannt hat. Mit diesen präzisen Daten machten die Forscher zwei Vergleiche. Zuerst schauten sie sich die Entwicklung über die Zeit in den Industrienationen an. Das Ergebnis war verblüffend: Unser Energieverbrauch durch körperliche Aktivität ist in den letzten Jahrzehnten gar nicht so stark zurückgegangen, wie man annehmen würde. In manchen Analysen hat er sich sogar leicht erhöht! Das klingt erst einmal seltsam, wo wir doch gefühlt nur noch im Büro sitzen. Aber es könnte daran liegen, dass wir heute gezielt Sport treiben, was früher seltener der Fall war, oder dass viele heutige Berufe im Service, in der Pflege oder Logistik ebenfalls ständige Bewegung erfordern. Noch spannender wurde es beim zweiten Vergleich: dem zwischen Menschen in Industrienationen und traditionell lebenden Jäger-und-Sammler-Gemeinschaften. Obwohl diese sich deutlich mehr bewegen als wir, ist ihr täglicher Gesamtenergieverbrauch nicht höher als unserer. Wie kann das sein? Die Antwort liegt in einem Phänomen, das wir schon kurz gestreift haben: der metabolischen Kompensation. Unser Körper scheint einen recht stabilen 24-Stunden-Gesamtenergieverbrauch zu haben, den wir durch Bewegung nur schwer nach oben schrauben können. Wenn wir mehr Energie durch Aktivität verbrauchen, spart der Körper an anderer Stelle – zum Beispiel beim Grundumsatz, bei den Organfunktionen oder bei der Effizienz der Muskelarbeit. Bewegung führt also nicht automatisch zu einem signifikant höheren Kalorienverbrauch, wie die Forscher der Studie bestätigten. Ihre Schlussfolgerung: Ernährung ist zum Abnehmen zehnmal wichtiger als Bewegung.

Warum sinkt der Grundumsatz?

Interessanterweise deuten Studien darauf hin, dass in unserer westlichen Gesellschaft zwar nicht der Aktivitäts-, dafür jedoch der Grundumsatz leicht gesunken ist. Und das könnte ein Teil des Problems sein. Aber warum sollte unser Grundumsatz sinken? Ein möglicher Grund ist unsere komfortable Umgebung. Wir halten uns fast ständig in beheizten Räumen auf, sodass unser Körper viel weniger Energie aufwenden muss, um sich warm zu halten. In der Tat ist unsere durchschnittliche Körperkerntemperatur in den letzten Jahrzehnten leicht gesunken – und schon ein Grad weniger kann den Grundumsatz um 10–25 Prozent reduzieren. Weitere Gründe könnten die veränderte Körperzusammensetzung (mehr Fett, weniger Muskeln) und ein weniger gefordertes Immunsystem sein, da wir heutzutage in einer sehr sauberen Umgebung leben und seltener Infektionskrankheiten ausgesetzt sind. Auch die Fette, die wir aufnehmen, könnten eine Rolle spielen. Dazu später mehr.

DIE WAHRE SUPERKRAFT VON BEWEGUNG

Heißt das also, Bewegung ist unwichtig? Ganz und gar nicht! Wir müssen nur verstehen, worin ihre wahre Stärke liegt. Und die ist vielleicht noch viel wichtiger als das reine Verbrennen von Kalorien. Es geht darum, unsere Energieaufnahme zu steuern. Das hat eine faszinierende Studie meiner Kollegin Anja Bosy-Westphal von der Universität Kiel gezeigt. Sie hat gesunde Erwachsene für drei Tage in eine Stoffwechselkammer geschickt, in der der Energieverbrauch exakt gemessen werden kann. Die Teilnehmer wurden in Gruppen aufgeteilt: eine „Couchpotato"-Gruppe, die nur saß, eine Gruppe, die moderat aktiv war (drei Stunden zügiges Gehen pro Tag), und eine sehr aktive Gruppe (sechs Stunden Gehen pro Tag). Alle durften so viel essen, wie sie wollten. Das Ergebnis war eindeutig: Die Couchpotatoes aßen 17 Prozent mehr Kalorien, als sie eigentlich verbrauchten. Die Probanden, die sich am meisten bewegten, aßen hingegen intuitiv fast genau die Menge an Energie, die sie auch verbrannten. Die Betonung liegt hier auf „intuitiv". Denn die Probanden wussten nicht, wie viele Kalorien in den Mahlzeiten sind, die ihnen serviert wurden. Bewegung scheint also unser internes Kontrollsystem im Gehirn zu kalibrieren. Wenn wir uns regelmäßig bewegen, weiß unser Körper wieder, wie viel Energie er wirklich braucht. Das spiegelte sich auch in den Hormonen wider: Die aktiven Teilnehmer hatten weniger vom Hungerhormon Ghrelin und mehr vom Sättigungshormon GLP-1 im Blut. Ihr Schalter im Gehirn stand also eher auf „satt". Und genau hier hat die Wissenschaft erst kürzlich eine weitere, bahnbrechende Entdeckung gemacht, die perfekt ins Bild passt: Forscher haben ein neues Molekül identifiziert, das man als eine Art „Sportsättigungshormon" bezeichnen könnte: Lac-Phe. Der Name klingt kompliziert, die Entstehung ist aber ganz logisch: Wenn wir uns intensiv bewegen, produzieren unsere Muskeln Laktat (das, was man früher fälschlicherweise für den Muskelkater verantwortlich gemacht hat). Der Körper schnappt sich dieses Laktat und verbindet es mit einer Aminosäure, dem Phenylalanin. Das Ergebnis ist Lac-Phe. In Tierstudien zeigte sich, dass dieses Molekül ein starker Appetitzügler ist. Spritzte man es übergewichtigen Mäusen, fraßen sie danach rund 50 Prozent weniger – ohne negative Nebenwirkungen. Inzwischen wurde Lac-Phe auch beim Menschen nachgewiesen und ist dort sogar eines der am stärksten ansteigenden Moleküle nach dem Sport. Besonders spannend ist, dass verschiedene Trainingsarten die Produktion unterschiedlich stark ankurbeln. Ein kurzer, intensiver Sprint führt zu einem deutlich höheren und länger anhaltenden Anstieg als moderates Ausdauertraining. Hätten die Versuchsteilnehmer in Anjas Studie also nur kurze Sprints gemacht statt langen Gehens, hätten sie sich vermutlich genauso satt gefühlt.

Bleibt festzuhalten: Bewegung hilft, unser Hungergefühl zu regulieren und unbewusstes Überessen intuitiv zu vermeiden – nicht primär durch die verbrannten Kalorien, sondern weil sie unserem Gehirn beibringt, wieder richtig auf seine Signale zu hören. Als Couchpotato verlernen wir diese Fähigkeit.

DIE GENE SIND SCHULD!
Oder doch nicht?

Es gibt noch einen Punkt, der vielen sofort in den Kopf schießt, wenn es um Übergewicht geht, und mit dem man natürlich auch gerne ein Stück Verantwortung abgibt: die Mitschuld der Gene. In der Tat zeigen unzählige Studien, dass unsere Gene eine Rolle spielen, und es ist eine zentrale Frage in der Adipositasforschung, wie groß diese wirklich ist.

LEKTIONEN AUS ZWILLINGS-STUDIEN

Das beste Naturexperiment, um den Einfluss von Genen und Umwelt zu testen, ist die Untersuchung von eineiigen Zwillingen. Sie haben quasi das identische Genom. Wenn solche Zwillinge getrennt voneinander in unterschiedlichen Familien aufwachsen, kann man an ihrer Gewichtsentwicklung wunderbar ablesen, was von den Genen und was von der Umwelt kommt. Genau das hat der US-Forscher Albert J. Stunkhardt in einer klassischen Studie aus dem Jahr 1990 getan. Er untersuchte erwachsene, eineiige Zwillinge, die getrennt aufgewachsen waren, und fand eine erstaunlich hohe Übereinstimmung in ihrem Körpergewicht – völlig unabhängig davon, in welchem Elternhaus sie groß wurden. Diese Befunde legten nahe, dass genetische Faktoren maßgeblich beeinflussen, wie leicht ein Mensch zunimmt, während Umweltfaktoren wie Essgewohnheiten im Elternhaus eine geringere Rolle spielen. Man geht heute davon aus, dass die Gene unser Körpergewicht zu etwa 60–70 Prozent bestimmen. Das ist eine ganze Menge, bedeutet im Umkehrschluss aber auch, dass 30–40 Prozent durch die Umwelt festgelegt werden und wir es damit selbst beeinflussen können.

Gene laden die Waffe, die Umwelt drückt ab

Die Tatsache, dass die Adipositaspandemie erst seit wenigen Jahrzehnten existiert, spricht klar dagegen, dass die Gene allein schuld sein können. Denn unser Erbgut hat sich in diesem kurzen Zeitraum kaum verändert. Die Pandemie muss also primär durch unsere veränderte Umwelt ausgelöst worden sein. Allerdings können die Gene erklären, warum manche Menschen in dieser „Zuviel-isation" schneller zunehmen als andere.

Die Suche nach dem einen „Dickmacher-Gen" blieb bisher erfolglos. Stattdessen hat man Hunderte von Genvarianten gefunden, die jeweils nur einen sehr kleinen Einfluss auf das Körpergewicht haben. Der bekannteste Vertreter ist das sogenannte FTO-Gen. Träger einer ungünstigen Version dieses Gens wiegen im Durchschnitt etwa drei Kilogramm mehr als Nichtträger. Das ist zwar messbar, aber ein relativ kleiner Unterschied, der die massive Zunahme in der Bevölkerung nicht erklären kann. Man kann es sich so vorstellen: Die Gene laden die Waffe, aber die Umwelt drückt den Abzug. Menschen mit hoher genetischer Veranlagung haben ein erhöhtes Risiko für Übergewicht, doch dieses Risiko wird erst dann zur Realität, wenn sie in einer ungünstigen Umgebung leben. Mithilfe moderner Methoden kann man die vielen kleinen Gen-Einflüsse zu einem persönlichen „genetischen Risiko-Score" zusammenrechnen. Eine große US-Studie aus dem Jahr 2024 hat damit eindrucksvoll gezeigt, was das in der Praxis bedeutet. Menschen mit einem hohen genetischen Risiko mussten im Schnitt 11 000 Schritte pro Tag gehen, um ihr Adipositasrisiko auf das gleiche Niveau zu senken wie Menschen mit einem niedrigen Risiko, die dafür nur rund 5 000 Schritte brauchten. Mit anderen Worten: Wer eine ungünstige genetische Ausstattung hat, muss sich deutlich mehr anstrengen, um normalgewichtig zu bleiben. Das Gleiche gilt mit Sicherheit auch für die Ernährung. Und damit kommen wir auch schon in die Richtung der Stoffwechseltypen, die das Herzstück dieses Buches sind und im nächsten Kapitel behandelt werden.

DER HUNGERWINTER 1944/45: DIE ROLLE DER EPIGENETIK

Mindestens genauso spannend und oft übersehen ist die Tatsache, dass Gene nicht starr sind – sie können an- und ausgeschaltet werden. Nur weil man ein bestimmtes Gen hat, heißt das nicht automatisch, dass es auch vom Körper benutzt wird. Diese Steuerung nennt man Epigenetik, und sie spielt eine entscheidende Rolle dabei, ob wir Opfer unserer Gene werden oder nicht. Besonders prägend ist diese epigenetische Programmierung in den ersten 1000 Tagen unseres Lebens, also von der Empfängnis bis zum zweiten Geburtstag. In dieser Zeit „lernt" der Körper, mit welcher Umwelt er es wahrscheinlich zu tun bekommen wird, und passt seinen Stoffwechsel daran an. Eine einmal erfolgte Programmierung ist später nur noch schwer zu ändern. Ein dramatisches historisches Beispiel dafür ist der niederländische Hungerwinter von 1944/45. Frauen, die während dieser Zeit schwanger waren, waren extremer Unterernährung ausgesetzt. Der Stoffwechsel ihrer ungeborenen Kinder registrierte das und schaltete auf ein Sparprogramm um, nach dem Motto: „Ich komme in eine Welt, in der es kaum Nahrung gibt." Diese Kinder etablierten eine Art „Sparstoffwechsel", um Nahrung besonders effizient zu verwerten. Als sie dann in einer Welt des Nahrungsüberflusses aufwuchsen, wurde ihnen diese Programmierung zum Verhängnis: Sie wurden überdurchschnittlich häufig dick und litten an Stoffwechselerkrankungen.

Völlerei in der Schwangerschaft ist nicht weniger gefährlich

Doch nicht nur Unter-, auch Überernährung im Mutterleib ist ein Problem. Wenn eine werdende Mutter zu viele Kalorien, insbesondere zu viel Zucker, zu sich nimmt, lernt der Fötus ein Überangebot kennen. Sein Stoffwechsel wird dadurch ebenfalls ungünstig programmiert, was ihn anfälliger für Typ-2-Diabetes und Bluthochdruck macht. Das hat eine faszinierende Auswertung aus Großbritannien gezeigt, die Nachkriegskohorten untersuchte. Bis 1953 gab es dort noch eine Zuckerrationierung. Kinder, die in dieser Zeit geboren wurden, hatten später ein um 30 Prozent geringeres Adipositasrisiko und litten seltener an Diabetes und Bluthochdruck als Kinder, die nach dem Ende der Rationierung geboren wurden und deren Mütter wieder unbegrenzt Zucker konsumieren konnten. Wie tief diese Programmierung geht, zeigt eine eindrucksvolle Studie an Mäusen aus dem Jahr 2025. Fütterte man trächtige Mäuse mit einer ungesunden, fett- und zuckerreichen Diät, entwickelten ihre Nachkommen später eine Fettleber – selbst dann, wenn sie nach der Geburt völlig normal und gesund ernährt wurden. Der Grund: Die Ernährung der Mutter hatte bestimmte Immunzellen in der Leber der Föten dauerhaft umprogrammiert. Diese Zellen gaben deswegen auch im Erwachsenenalter noch das Signal, übermäßig Fett in der Leber zu speichern. Und diese Veränderung hielt ein Leben lang an. Auch wenn dieser Befund aus einer Mausstudie stammt, passt er perfekt zu den Beobachtungen bei Menschen: Übergewichtige Schwangere erhöhen das Risiko für ihre Kinder, später eine Fettleber und andere Stoffwechselstörungen zu entwickeln. Die angeborenen Gene beeinflussen also unser Grundrisiko, aber die epigenetische Programmierung in der frühen Lebensphase ist ebenfalls wichtig, weil sie entscheidet, welche Gene überhaupt an- oder abgeschaltet werden. Vererbung ist also kein unumstößliches Schicksal.

DIE UNSICHTBAREN DICKMACHER

Die Gründe für Übergewicht sind leider sehr komplex und, wie du dir wahrscheinlich denkst, können wir das nicht auf eine einzelne Ursache herunterbrechen. Nachdem du also in den vorigen Kapiteln die großen Störenfriede unseres Stoffwechsels kennengelernt hast, stelle ich dir hier noch einige weitere, vielleicht subtilere, aber nicht minder wirkungsvolle Aspekte unseres modernen Lebens vor, die unser fein justiertes Gewichtssystem aus dem Takt bringen können.

DER SÄBELZAHNTIGER IM BÜRO

Einer dieser „Aspekte" ist uns allen nur zu gut bekannt: der chronische Stress. Unser Leben ist oft komprimiert: Arbeit, Kinderbetreuung, vielleicht die Pflege von Angehörigen, lange Pendelzeiten und bei vielen auch noch Schichtarbeit, die den natürlichen Schlaf-Wach-Rhythmus durcheinanderbringt. All das belastet den Körper und kann zu einer chronischen Stressantwort führen. Normalerweise wird unsere Stressreaktion durch Adrenalin und Cortisol nur kurz aktiviert, wenn wir wie früher vor dem Säbelzahntiger flüchten mussten oder wie heute nur wenig Zeit für ein wichtiges Projekt haben. Bei Dauerstress wird sie jedoch zum Dauerzustand, wobei dann das Hormon Cortisol die Hauptrolle spielt. Und diese chronische Cortisolausschüttung kann zum Problem werden.

Wie du im ersten Kapitel gelesen hast, ist Cortisol ein wichtiger Unterstützer von Team Hunger. Es motiviert die Hungerneuronen, den Hungerschalter auf AN zu halten, und macht uns so hungriger. Gleichzeitig sorgt es dafür, dass auch das Magenhormon Ghrelin, der zweite große Fan von Team Hunger, vermehrt ausgeschüttet wird. Besonders tückisch ist aber: Cortisol beeinflusst nicht nur, wie viel wir essen, sondern auch, was wir essen. Unter Cortisoleinfluss entwickeln wir einen Heißhunger auf ungesunde Komfortnahrung – Schokolade, Chips und andere Leckereien. Diese Lebensmittel erscheinen uns deswegen so unglaublich verlockend, weil sie eine uralte Schaltzentrale in unserem Gehirn ansprechen: das Belohnungssystem. Dieses System ist darauf geeicht, Verhalten zu verstär-

CUSHING-SYNDROM: EIN BLICK INS EXTREME

Welche extremen Auswirkungen Cortisol haben kann, zeigt sich besonders eindrücklich bei einer Erkrankung: dem sogenannten Cushing-Syndrom. Hierbei produziert der Körper, meist durch einen Knoten in der Nebenniere oder im Gehirn, ununterbrochen riesige Mengen an Cortisol. Für den Körper ist das wie Dauerstress auf höchstem Niveau, oft ohne dass die Betroffenen selbst Stress empfinden. Die Folgen dieser Cortisolflut sind dramatisch: Die Menschen nehmen in kürzester Zeit stark an Gewicht zu, aber auf eine sehr charakteristische Weise. Denn das Fett lagert sich fast ausschließlich am Körperstamm an, was zu einem dicken Bauch führt. Gleichzeitig baut der Körper massiv Muskelmasse an Armen und Beinen ab, weil er im permanenten Stressmodus versucht, aus den Muskeln Zucker zur Energiegewinnung zu mobilisieren. Das Ergebnis ist ein paradoxes Bild von Menschen mit einem dicken Rumpf und auffallend dünnen Gliedmaßen. Zusätzlich kommt es zu weiteren typischen Veränderungen: Durch Fetteinlagerungen in den Wangen entwickelt sich ein rundes, aufgedunsenes „Mondgesicht". Im Nacken bildet sich durch eine ähnliche Fettansammlung ein „Stiernacken". Die Haut wird dünn und pergamentartig, Blutgefäße scheinen durch. Der gesamte Stoffwechsel gerät aus den Fugen: Die Betroffenen entwickeln Diabetes, Bluthochdruck, Knochenschwund und sind extrem anfällig für Infekte. Unbehandelt führt die Erkrankung oft frühzeitig zum Tod. Dieses extreme Beispiel zeigt, welch gewaltigen Einfluss Cortisol auf unseren Körper haben kann. Natürlich führt der alltägliche Dauerstress nicht zu solch drastischen Veränderungen. Dennoch macht er im Kleinen genau das Gleiche: Er beeinflusst unseren Stoffwechsel ungünstig und kann so seinen Teil zur Gewichtszunahme beitragen.

ken, das unser Überleben sichert. Die Währung, mit der es uns für solches Verhalten bezahlt, ist ein Botenstoff namens Dopamin. Wird es ausgeschüttet, hebt das nicht nur die Stimmung und erzeugt Glücksgefühle, es sendet vor allem ein klares Signal: Das war gut! Unbedingt wiederholen! Langfristig ausgeschüttet hat Cortisol die Aufgabe, einen Notvorrat für schlechte Zeiten anzulegen. Das Problem dabei ist, dass es diesen Speicher bevorzugt im Bauchbereich anlegt, also im viszeralen Fettgewebe. Der „Stressbauch" wächst unter Cortisoleinfluss überproportional und dieses Bauchfett ist besonders gefährlich, weil es irgendwann damit beginnt, permanent Entzündungsbotenstoffe auszuschütten. Diese chronische Entzündung wiederum verschlechtert unsere Insulinsensitivität – und das bedeutet, dass der Zucker nicht mehr richtig in die Zellen gelangt. So kann aus dem stressbedingten Übergewicht auf lange Sicht auch ein Typ-2-Diabetes entstehen.

WENN DER SÄTTIGUNGSBOTE TAUB WIRD

Ein weiterer Grund, warum wir zunehmend übergewichtiger werden, ist die sogenannte Leptinresistenz. Du kennst Leptin ja bereits als wichtigen Botenstoff, der von den Fettzellen ausgeschüttet wird, um dem Gehirn zu signalisieren, wie voll die Fettspeicher sind. Bei gesunden Menschen funktioniert dieses System super. Bei Übergewicht gerät es jedoch aus den Fugen. Da Leptin proportional zur Fettmasse ausgeschüttet wird, haben übergewichtige Menschen extrem hohe Leptinwerte im Blut. Eigentlich müsste ihr Gehirn also permanent das Signal „Die Speicher sind randvoll, du bist satt!" empfangen. Aber das Gegenteil ist der Fall: Obwohl sie Unmengen des Sättigungshormons produzieren, essen sie weiter. Das Problem ist, dass das Gehirn eine Resistenz entwickelt. Du kannst dir das so vorstellen: Das Team Sättigung, das normalerweise von Leptin lautstark angefeuert wird, setzt sich Ohrenschützer auf und hört deswegen die Anfeuerungsrufe nicht mehr. Diese „Ohrenschützer" entstehen durch mehrere Faktoren: chronische Entzündungen durch das viszerale Fettgewebe, körperliche Inaktivität, erhöhte Blutfette. Und auch die hohe Leptinkonzentration selbst trägt dazu bei. Wenn die Leptin-Fankurve die ganze Zeit nur noch brüllt, setzt sich das Team Sättigung irgendwann freiwillig die Ohrenschützer auf, um sich zu schützen. Das Ergebnis ist, dass Menschen trotz hoher Leptinspiegel hungrig bleiben, weil das Sättigungssignal nicht mehr ankommt.

DIE PORTIONSFALLE

Ich erinnere mich noch, wie mich mein durchaus strenger Großvater beim Essen öfter mal mit den Worten ermahnte: „Was auf den Teller kommt, wird aufgegessen." Und da war ich nicht der Einzige. Während wir diese Regel verinnerlicht haben, sind die Portionsgrößen in den letzten Jahrzehnten immer weitergewachsen. Das ist ein Riesenproblem, denn unser Gehirn ist auf eine trügerische Weise visuell verdrahtet: Es denkt erst mal in Portionen, nicht in Kalorien. Du denkst dir ja beim Essen nie so was wie: „Jetzt habe ich 500 kcal gegessen, jetzt ist auch mal gut." Sondern du willst die Portion vor dir aufessen. Wie stark uns die Augen austricksen, zeigen zwei geniale (und leicht erschreckende) Studien des Forschers Brian Wansink. In einem Experiment gab er Probanden eine Suppenschüssel, die sich von unten über einen Schlauch heimlich selbst wieder auffüllte – also eine „Suppenschüssel ohne Boden". Das Ergebnis: Die Teilnehmer aßen 73 Prozent mehr Suppe als die Kontrollgruppe mit normalen Schüsseln. Das Verrückte dabei war: Sie fühlten sich nicht satter und waren felsenfest überzeugt, genauso viel gegessen zu haben wie alle anderen. Noch krasser wurde es bei der „Popcorn-Studie", bei der Kinobesucher entweder eine mittlere oder eine riesige Tüte Popcorn bekamen. Der Clou: Das Popcorn war 14 Tage alt, labberig und schmeckte furchtbar. Man sollte meinen, das äße keiner freiwillig. Aber falsch gedacht! Allein durch die größere Verpackung aßen die Leute 34 Prozent mehr von dem alten Zeug, obwohl sie zugaben, es würde ihnen nicht schmecken. Diese Studien beweisen eindrücklich: Wir essen, bis die Portion leer ist – und nicht, bis der Magen voll ist. Die anerzogene Regel „Iss deinen Teller leer" trifft also auf immer größere Portionen und unser Gehirn fällt auf diesen visuellen Trick jedes Mal wieder herein.

DIE MACHT DER GEWOHNHEIT

Zu guter Letzt dürfen wir unsere Gewohnheiten nicht unterschätzen. Das sind automatisierte Verhaltensmuster, die, einmal etabliert, meist unbewusst ablaufen und einen gewaltigen Einfluss auf unsere Energiebilanz haben. Dazu gehören klassische Ess- und Trinkgewohnheiten wie der Griff zum Feierabendbier und den Chips auf der Couch – einfach weil es sich gut anfühlt und unser Belohnungssystem aktiviert. Auch die Gewohnheit, süße Getränke als Durstlöscher zu nutzen, anstatt einfach Wasser pur zu trinken, spült unbemerkt viele leere Kalorien in unseren Körper. Soziale Gewohnheiten spielen ebenfalls eine Rolle. Wir essen gerne in Gesellschaft und das führt manchmal dazu, dass wir Dinge essen, die wir eigentlich gar nicht essen wollen – einfach um dazuzugehören – quasi aus „Gruppenzwang". Vielleicht kennst du das: Man ist mit Freunden im Restaurant, alle bestellen den deftigen Braten und man selbst traut sich kaum, den Salat zu ordern, weil man nicht als Spielverderber gelten

SCHLAF IST KEIN LUXUS

Eine weitere wichtige Rolle im Stoffwechsel spielt der Schlaf. Kriegen wir davon zu wenig, gerät auch unser Stoffwechselorchester aus dem Takt. Ein klassisches Beispiel sind Schichtarbeiter. Ihr durcheinandergebrachter Rhythmus führt dazu, dass die Nebenniere nicht mehr weiß, wann sie Cortisol ausschütten und wann sie es lassen soll. Der Schlafmangel wirkt dabei wie ein Brandbeschleuniger für die Stressreaktion. Schon eine einzige zu kurze Nacht kann das empfindliche hormonelle Gleichgewicht stören: Das Hungerhormon Ghrelin steigt an, während gleichzeitig sein Gegenspieler, das Sättigungshormon Leptin, sinkt. Durch diesen doppelten Angriff haben wir also nicht nur mehr Hunger, sondern fühlen uns auch schlechter und später satt. Gleichzeitig schwächt der müde Zustand die Kontrollzentren im Gehirn, was es noch schwerer macht, dem Heißhunger auf Süßes und Fettes zu widerstehen. Ausreichend guter Schlaf ist daher kein Luxus, sondern eine der wichtigsten Stellschrauben, um den Stresshormonpegel niedrig und das Stoffwechselorchester im Takt zu halten.

will. Eine Studie hat genau das gezeigt. In Anwesenheit von Freunden oder Familie essen wir etwa 50 Prozent mehr.

Genauso prägen uns gesellschaftliche Normen, wie der angebliche Zwang, immer dreimal am Tag zu essen, um ja nicht ins „Zuckerloch" zu fallen. Und natürlich sind da noch allerlei Gewohnheiten, die uns der Alltag anbietet: die Rolltreppe und der Aufzug anstelle der Treppe, das Auto anstelle des Fahrrads ... Unsere Umgebung ist auf Bequemlichkeit ausgelegt. Denk nur mal an ein Hotel: Den Aufzug siehst du sofort, er ist prominent platziert und schön beleuchtet. Die Treppe hingegen ist oft schwer zu finden, sie liegt versteckt, wirkt oft wenig einladend. Unsere Gesellschaft etabliert und fördert damit Gewohnheiten, die uns unbewusst immer weiter in die „Kalorienüberschuss-Falle" tappen lassen.

WARUM ES SO SCHWER IST, LEICHTER ZU WERDEN

Nachdem wir uns nun ausführlich angesehen haben, warum Menschen zunehmen, müssen wir auch über das Gegenteil sprechen: Warum ist es so unglaublich schwierig, wieder abzunehmen und das verlorene Gewicht dann auch zu halten? Der gut gemeinte Ratschlag „Iss einfach weniger und beweg dich mehr" ist dabei ungefähr so hilfreich wie der Tipp an einen armen Menschen, um reich zu werden: „Verdiene einfach mehr, als du ausgibst." Rein logisch ist beides richtig, aber es ignoriert die komplexe Realität, die dahintersteckt.

DIE MÜCKENSTICH-METAPHER

Ich vergleiche das Abnehmen gerne mit einem Mückenstich. Stell dir vor, du wurdest gestochen. Es bildet sich eine juckende Quaddel und dein ganzer Körper schreit danach, zu kratzen. Du weißt aber genau: Wenn du kratzt, geht die Haut auf, es blutet und kann sich entzünden. Deine Freunde sagen dir also: „Hör doch einfach auf zu kratzen, dann geht das von allein wieder weg." Logisch, denkst du dir. Aber der ständige Juckreiz ist da. In ruhigen Momenten, wenn du dich voll darauf konzentrieren kannst, schaffst du es womöglich, nicht zu kratzen. Sobald aber der Alltagsstress einsetzt oder du abgelenkt bist, wandert die Hand unbewusst doch wieder zum Stich. Genauso geht es Menschen auf Diät. Der ständige Drang, etwas zu essen, um das alte, vom Körper als „normal" empfundene Gewicht wieder zu erreichen, ist wie der Juckreiz des Mückenstichs. Man muss ihm permanent widerstehen. Das mag eine Zeit lang gut gehen, aber in Stresssituationen, wenn die Willenskraft anderweitig gefordert wird, isst man unbewusst doch wieder mehr. So wie man sich dann kratzt, obwohl man es besser weiß.

Lektionen von „The Biggest Loser"

Dieses Phänomen konnte man eindrucksvoll bei der US-Fernsehshow „The Biggest Loser" beobachten. Dort wurden stark übergewichtige Menschen vor laufenden Kameras einem extremen Lifestyle-Programm unterzogen. Sie trieben jeden Tag exzessiv Sport und hielten eine strenge Diät. Natürlich nahmen die Teilnehmer in den Wochen der Show massiv ab. Doch was passierte danach? Die meisten nahmen

FUNFACT

Hast du dich je gefragt, wohin das Körperfett verschwindet, wenn wir abnehmen? Wird es in Energie umgewandelt? Oder über den Stuhl ausgeschieden? Die richtige Antwort ist verblüffend: Wir atmen es zum größten Teil aus! Stell dir vor, du nimmst 10 Kilogramm reines Körperfett ab. Von diesen 10 Kilo werden 8,4 in Kohlendioxid (CO_2) umgewandelt, das du einfach ausatmest. Die restlichen 1,6 Kilo werden zu Wasser, das du ausschwitzt oder über den Urin ausscheidest. In den Kraftwerken unserer Zellen, den Mitochondrien, wird das Fett also nicht einfach „verbrannt", sondern chemisch in CO_2 und Wasser umgewandelt. Bei diesem Prozess wird die im Fett gespeicherte Energie genutzt, um aus ADP (Adenosindiphosphat) unseren universellen Treibstoff ATP herzustellen. Würden wir die Masse des Fetts direkt in Energie umwandeln, würden wir laut Albert Einsteins berühmter Formel $E=mc^2$ explodieren wie eine Bombe. Unser Körper ist zum Glück kein Kernreaktor, sondern ein hocheffizientes Chemielabor.

einen Großteil des verlorenen Gewichts wieder zu. Die Show machte zwei Dinge deutlich: Erstens funktioniert das Abnehmen bei jedem anders – manche profitieren mehr von einer Diät als andere. Zweitens ist die eigentliche Herausforderung nicht das Abnehmen selbst, sondern das Halten des neuen Gewichts. Und genau hier scheitern die meisten.

WENN DER KÖRPER AUF DIE BREMSE TRITT

Ein Hauptgrund, warum das Abnehmen so schwerfällt und viele Diäten irgendwann auf einem Plateau stagnieren, ist der eingebaute Energiesparmodus unseres Körpers. Die Forscher Michael Rosenbaum und Rudolph Leibel konnten zeigen: Sobald wir die Kalorienzufuhr reduzieren, fährt der Körper seinen Energieverbrauch überproportional stark herunter. Mal angenommen, dein täglicher Verbrauch liegt normalerweise bei 2000 kcal. Isst du nur noch 1500, um ein Defizit von 500 kcal zu erzeugen, bemerkt dein Körper das sofort und tritt auf die Bremse: Der Grundumsatz sinkt, die Organe arbeiten effizienter, unbewusste Bewegungen nehmen ab. Das tatsächliche Defizit schrumpft also deutlich. Wenn du dich an die Analogie vom Kalorienkonto aus Kapitel 1 erinnerst, ist das so, als würde eine unsichtbare Hand dein mühsam erzeugtes Defizit einfach wieder auffüllen. Du sparst zwar 500 kcal ein, aber der Körper schraubt seinen Verbrauch gleich-

zeitig so weit herunter, dass das Minus auf dem Konto am Ende deutlich kleiner ausfällt als geplant.
Ein entscheidender Grund für diesen Sparmodus ist das Sättigungshormon Leptin. Fakt ist: In der Studie von Rosenbaum und Leibel führte eine Gewichtsabnahme von nur 10 Prozent zu einem dramatischen Absturz des Leptinspiegels um über 50 Prozent. Team Sättigung ging also fast die Hälfte der Fankurve verloren. Oder für alle E-Autofahrer unter uns: Stell dir vor, du fährst mit einem vollen Akku auf einer Landstraße. Und plötzlich spielt die Tankanzeige verrückt und fällt viel schneller als erwartet in den roten Bereich. Du weißt nicht genau, wie viel Energie wirklich noch da ist, aber du siehst, dass weit und breit keine Ladesäule in Sicht ist. Was passiert? Du bekommst Panik oder neudeutsch: „Range Anxiety". Dein einziges Ziel ist jetzt, so schnell wie möglich die nächste Ladestation zu finden und den Akku wieder aufzufüllen. Gleichzeitig gehst du vom Gas, schaltest die Klimaanlage aus und fährst extrem sparsam, um das Ziel überhaupt zu erreichen.

Genau das passiert auch in unserem Körper: Der massive Absturz des Leptins ist für das Gehirn wie die verrückt spielende Tankanzeige unseres E-Autos. Es bekommt eine Art „biologische Range Anxiety" und leitet sofort zwei Gegenmaßnahmen ein: Erstens macht es dich superhungrig (die Suche nach der nächsten „Tankstelle") und zweitens aktiviert es den Energiesparmodus (fährt also extrem sparsam). Rosenbaum und Leibel wollten das Gehirn hier austricksen. Sie gaben den Probanden während der Diät einfach das fehlende Leptin. Und tatsächlich, das Gehirn entspannte sich und schaltete den Energiesparmodus ab. Es dachte, der Tank sei wieder voll. Doch so vielversprechend diese Idee ist, als Abnehmmedikament hat sich Leptin nie durchgesetzt. Es ist sehr teuer und die Effekte auf den reinen Gewichtsverlust waren in Folgestudien dann doch eher ernüchternd.

Das Gedächtnis des Fettgewebes: die Setpoint-Theorie

Das größte Problem ist, wie gesagt, das Gewicht zu halten. Ungefähr 80 Prozent aller Menschen, die erfolgreich abgenommen haben, sind nach spätestens fünf Jahren wieder bei ihrem Ausgangsgewicht – der klassische Jo-Jo-Effekt. Ein Erklärungsansatz dafür ist die sogenannte Setpoint-Theorie. Sie besagt, dass der Körper sich sein höchstes erreichtes Gewicht merkt und dieses als neuen „Normalzustand" abspeichert. Wenn wir durch eine Diät abnehmen, versucht der Körper mit allen Mitteln – mehr Hunger, weniger Sättigung, gedrosselter Stoffwechsel – zu diesem hohen Setpoint zurückzukehren. Wir kämpfen also permanent gegen unsere eigene Biologie an. Dass das Fettgewebe eine Art Gedächtnis besitzt, konnte eine Studie von Leipziger Adipositasforschern um Professor Matthias Blüher eindrucksvoll zeigen. Man verglich das Fettgewebe von dauerhaft schlanken Menschen mit dem von ehemals adipösen Menschen, die nach einer Magenverkleinerung ebenfalls schlank geworden waren. Obwohl beide Gruppen nun schlank waren, zeigte das Fettgewebe der ehemals dicken Probanden immer noch die Gensignatur aus der Zeit des Übergewichts. Es hatte nicht vergessen, dass es einmal dick war, und schien nur darauf zu warten, wieder in diesen Zustand zurückkehren zu können. Doch die Setpoint-Theorie gilt wohl nicht für jeden Stoffwechsel, wie wir später noch anhand eines ungewöhnlichen Selbstversuchs eines Adipositasforschers erfahren werden (siehe Seite 97).

Fat Overshooting: das Minnesota-Hunger-Experiment

Ein weiterer Grund für den Jo-Jo-Effekt ist das sogenannte „Fat Overshooting". Das bedeutet, dass der Körper nach einer Diät nicht nur versucht, seine alte Körpermasse wiederherzustellen, sondern dabei sogar mehr Fett anlegt als zuvor. Der dramatischste Beweis dafür stammt aus dem „Minnesota Starvation Experiment", das am Ende des Zweiten Weltkriegs in den USA durchgeführt wurde und heute aus ethischen Gründen undenkbar wäre. Junge, gesunde Kriegsdienstverweigerer wurden sechs Monate lang auf eine extreme Hungerkur gesetzt und bekamen nur die Hälfte der Kalorien, die sie eigentlich brauchten. Sie verloren massiv an Gewicht, vor allem Fett, aber auch wertvolle Muskel- und Organmasse. Auch psychisch waren die Auswirkungen verheerend: Die Gedanken der Männer kreisten nur noch ums Essen, sie träumten sogar davon. Als die Männer nach der Hungerphase wieder normal essen durften, passierte etwas Erstaunliches. Ihr Körper lagerte zuerst und bevorzugt Fett ein. Die Fettmasse erreichte damit schnell wieder das Ausgangsniveau. Die verlorene Muskel- und Organmasse dagegen erholte sich viel langsamer. Um diese wichtige fettfreie Masse wiederherzustellen, trieb das Gehirn die Männer dazu an, weit über ihren Bedarf hinaus zu essen. Am Ende des Experiments hatten viele von ihnen deutlich mehr Körperfett als zu Beginn. Der Körper hatte also in Kauf genommen, übermäßig Fett anzulegen, nur um sicherzustellen, dass auch die überlebenswichtige Muskel- und Organmasse wieder vollständig aufgebaut wird.

All diese Mechanismen – der ständige Drang, der Energiesparmodus, der Setpoint und das Fat Overshooting – zeigen eindrücklich: Unser Körper wehrt sich mit „Händen und Füßen" gegen den Gewichtsverlust. Doch die Beobachtung von „The Biggest Loser" hat uns noch etwas anderes gelehrt: Manche Menschen scheinen erfolgreicher gegen diese biologischen Widerstände ankämpfen zu können als andere. Warum ist das so? Warum verliert die eine Person bei einer Diät mühelos an Gewicht, während eine andere kaum Erfolge sieht? Warum ist der eine fast immun gegen den Jo-Jo-Effekt, während der andere ihm unweigerlich zum Opfer fällt? Die Antworten auf diese Fragen führen uns zum Herzstück dieses Buches. Es ist an der Zeit, endlich die individuellen Unterschiede zu ergründen, die in unserer Biologie verankert sind. Willkommen in der faszinierenden Welt der Stoffwechseltypen.

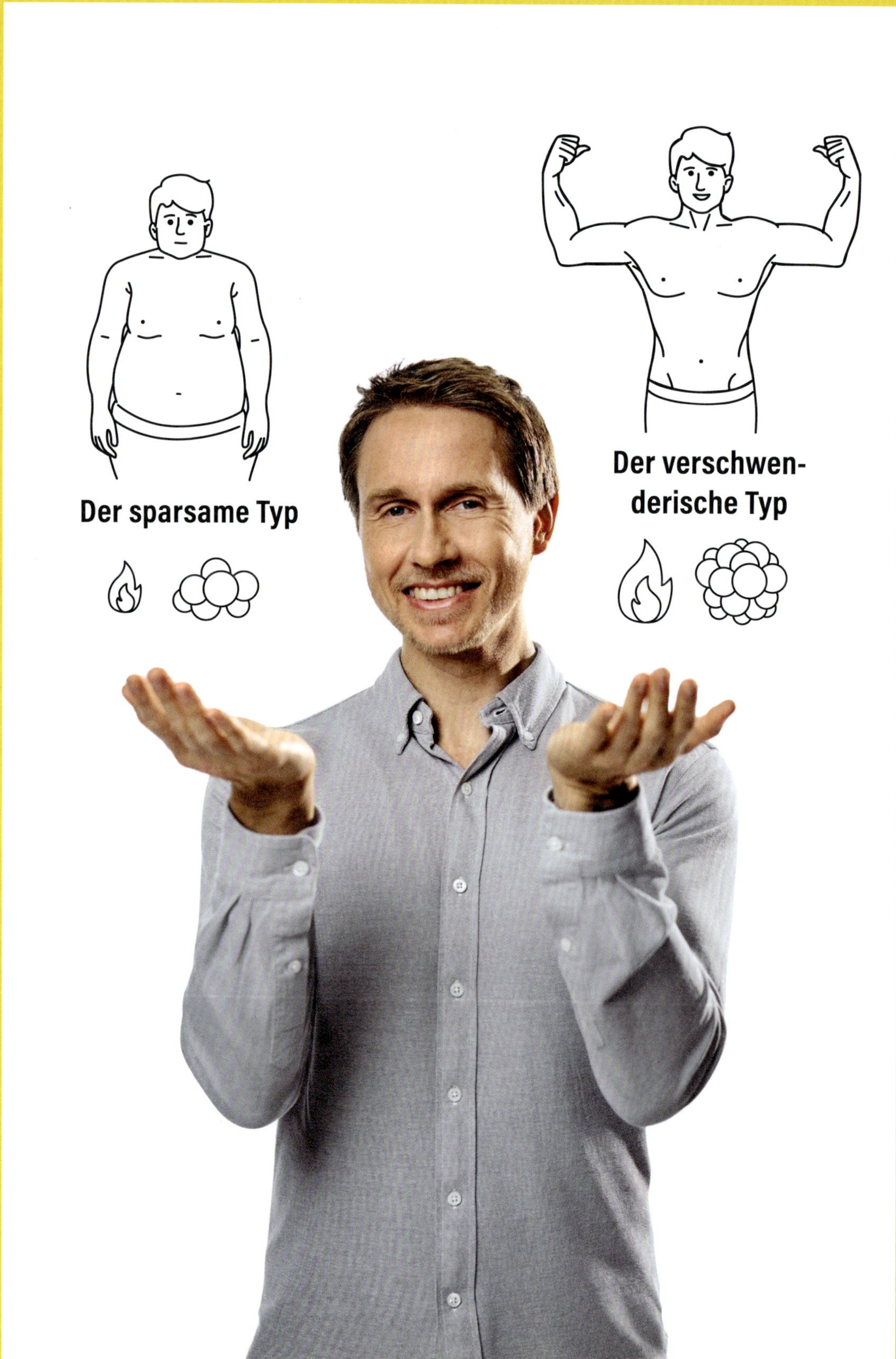
Der sparsame Typ
Der verschwenderische Typ

Das Geheimnis der Stoffwechseltypen

EINE IDEE, VIELE KONZEPTE

Das Konzept von Stoffwechseltypen ist alles andere als neu. Es gibt eine lange Geschichte und viele Theorien dazu. Interessanterweise war es der deutsche Psychiater Ernst Kretschmer, der bereits in den 1920er-Jahren drei sogenannte Konstitutionstypen definierte: den Pykniker, einen Menschen mit einer Neigung zum Fettansatz, den Athleten mit einem eher muskulösen Körperbau und den Leptosomen, den schlanken Typ. Diese Einteilung wurde in den 1940er-Jahren vom US-amerikanischen Psychologen und Mediziner William Sheldon weiterentwickelt. Er machte daraus die heute noch populären Begriffe endomorph (für den Pykniker), mesomorph (für den Athleten) und ektomorph (für den Leptosomen). Sheldon ging sogar so weit zu behaupten, dass schon bei der embryonalen Entwicklung, also noch vor der Geburt, festgelegt wird, ob ein Mensch später einmal schnell Fett ansetzt oder leicht Muskeln aufbauen kann. Beim Gedanken an diese drei Phänotypen kommen mir sofort Bilder in den Kopf: Während meines Studiums habe ich die US-amerikanische Sitcom „The Big Bang Theory" hoch und runter geschaut und Sheldon Cooper erinnert mich direkt an den ektomorphen Typ: schlank wie ein Lauch und irgendwie etwas nervös. Sein Freund Leonard Hofstadter entspricht dagegen eher dem endomorphen, eher rundlichen und bequemen Typ. Und falls du die Serie auch geschaut hast: In den ersten Folgen kam auch Pennys Exfreund vor - ein ziemlicher Schrank, mit vielen Muskeln. Er entspricht dem mesomorphen Typ.

In den 1970er-Jahren wurde das Konzept vom amerikanischen Arzt William Kelly verfeinert, der das Nervensystem als entscheidenden Einflussfaktor ins Spiel brachte. Er definierte zwei neue Stoffwechseltypen: den Sympathikus-Typ und den Parasympathikus-Typ. Zur Erklärung: Der Sympathikus ist der aktive Teil unseres vegetativen Nervensystems, der uns leistungsbereit macht, die Herzfrequenz steigert und uns vor dem sprichwörtlichen Säbelzahntiger flüchten lässt. Der Parasympathikus ist sein Gegenspieler, der uns zur Ruhe kommen lässt und für Erholung sorgt. Und Kelly meinte, der Sympathikus-Typ sollte sich kohlenhydratreich und fettarm ernähren, um gesund zu bleiben, während es beim Parasympathikus-Typ genau umgekehrt sei. In den 1980er-Jahren kombinierte dann der Wissenschaftler William Wolcott all diese Ideen und entwickelte die heute wohl bekannteste Theorie der drei Stoffwechseltypen: den Kohlenhydrat-Typ, den Eiweiß-Typ und den Misch-Typ. Der Kohlenhydrat-Typ, auch als „langsamer Verbrenner" bezeichnet, entspreche dem Sympathikus-Typ und solle am besten viele Kohlenhydrate in Form von Gemüse, Obst und Getreide essen. Der Eiweiß-Typ („schneller Verbrenner") entspreche dem Parasympathikus-Typ und könne Fette und Proteine besser verwerten, also viel tierisches Eiweiß und gesunde Fette zu sich nehmen. Der Mischtyp sei ein ausgeglichener Typ, der von allem etwas essen solle.

Im Jahr 2000 veröffentlichte Wolcott dazu das Buch „The Metabolic Typing Diet", das den Lesern helfen sollte, mit einer typgerechten Diät mühelos ihr Wunschgewicht zu erreichen. Das Problem an der Sache ist nur: Bis heute konnte keine dieser Theorien wissenschaftlich bestätigt werden. Es wurden niemals Studien durchgeführt, die beweisen, dass bestimmte Probanden bei einer eiweiß- oder fettreichen Diät besser abnehmen und andere bei einer kohlenhydratreichen. Das heißt: Diese ganzen populären Stoffwechseltypkonzepte sind reine Vermutungen, für die es keinerlei Evidenz gibt. Deshalb möchte ich dir an dieser Stelle ein komplett neues und vor allem wissenschaftlich fundiertes Konzept der Stoffwechseltypen vorstellen.

EINE REISE IN DIE WÜSTE ARIZONAS

Ich hatte das große Glück, genau an dem Ort forschen zu dürfen, an dem das moderne Verständnis der Stoffwechseltypen seinen Ursprung nahm: an den National Institutes of Health (NIH) in Phoenix, Arizona. Als ich damals an der Charité in Berlin als Assistenzarzt arbeitete, erfuhr ich von einer freien Stelle dort. Das Thema traf genau meinen Nerv. Ich erinnerte mich an die Stories aus dem Freibad mit Daniel und Alina und wusste sofort: Da muss ich hin. Ich bewarb mich, bekam die Stelle und konnte nur wenige Monate später meine Koffer packen. Es war einer dieser Momente im Leben, in denen man zur richtigen Zeit am richtigen Ort sein muss, um genau diejenige Forschung zu betreiben, die einen schon immer umgetrieben hat.

Die Geschichte dieser Forschung beginnt mitten in der Wüstenebene Arizonas. Eine Landschaft von endloser Weite, Kakteen, wo man hinsieht und Temperaturen, die im

Sommer auf über 50 °C klettern und nicht unter 30 °C fallen. Genau hier, inmitten dieser extremen Umgebung, entstand in den 1960er-Jahren eine außergewöhnliche Forschungsstation des NIH. Der Grund dafür war eine ebenso außergewöhnliche Beobachtung bei einem indigenen Volk, den Pima.

Die Pima: ein tragisches Naturexperiment

Die Pima, die sich selbst „Flussmenschen" nennen, lebten mehr als 2000 Jahre als meisterhafte Landwirte in der Wüste und hatten sich mit ausgeklügelten Bewässerungssystemen und einer ballaststoffreichen, fettarmen Ernährung perfekt an ihre Umgebung angepasst. Doch ihr Schicksal änderte sich dramatisch, als der Stamm durch die Grenzziehung zwischen den USA und Mexiko getrennt wurde. Während die Pima in Mexiko ihre traditionelle Lebensweise beibehielten und teilweise bis heute schlank und gesund sind, wurde die Lebensgrundlage der Pima in den USA im späten 19. Jahrhundert brutal zerstört. Amerikanische Siedler leiteten das Wasser der Flüsse, die sie für ihre Felder brauchten, um. Es kam zu Hungersnöten und die Pima waren gezwungen, Lebensmittelhilfen der US-Regierung anzunehmen: haltbare, aber nährstoffarme Produkte wie Schmalz, Zucker und weißes Mehl. Dieser radikale und unfreiwillige Wechsel zu einer westlichen Ernährung führte dazu, dass die Pima in Arizona heute weltweit mit die höchste Rate an Adipositas und Typ-2-Diabetes haben. Diese tragische Geschichte schuf – wenn auch unbeabsichtigt – letztendlich ein perfektes natürliches Experiment. Es ermöglichte der Wissenschaft, zu beobachten, wie sich radikale Umweltveränderungen auf eine genetisch stabile Bevölkerung auswirken.

Die „Spar-Gen-Hypothese"

Um dieses Phänomen zu erklären, formulierte der Genetiker James Neel 1962 die berühmte „Thrifty Gene Hypothesis" (Spar-Gen-Hypothese). Er vermutete, dass Völker wie die Pima, die in ihrer Geschichte immer wieder Zyklen von Überfluss und Hunger ausgesetzt waren, Gene selektiert hatten, die eine besonders effiziente Speicherung von Energie in Form von Fett fördern. In Zeiten des Mangels war das ein klarer Überlebensvorteil. In der modernen Welt des ständigen Nahrungsüberflusses werden diese sparsamen Gene jedoch zur Belastung. Denn der Körper, darauf programmiert, für die nächste bevorstehende Hungersnot vorzusorgen, speichert nun unermüdlich Kalorien, was dann zu Übergewicht und einer Insulinresistenz führt. Auch wenn sich später herausstellte, dass es nicht das eine Spar-Gen gibt, sondern, wie wir bereits wissen, eine Vielzahl von Genen, war die Grundidee wegweisend und gab den Anstoß für die intensive Erforschung der Pima in Phoenix.

Lektionen aus der Stoffwechselkammer

Um die physiologischen Mechanismen hinter der Gewichtszunahme der Pima zu verstehen, wurde in Phoenix eine der weltweit ersten Stoffwechselkammern gebaut. Man kann diese mit den Respirationskammern von Atwater vergleichen (siehe Seite 16 ff.), jedoch mit einer etwas verfeinerten Technik. Es ist immer noch ein kleiner, hermetisch abgeriegelter Raum, in dem eine Person für eine gewisse Zeit leben kann. Indem man dann exakt misst, wie viel Sauerstoff sie verbraucht und wie viel Kohlendioxid sie ausatmet (indirekte Kalorimetrie), kann man ihren Energieverbrauch schließlich auf die Kalorie genau bestimmen. Die Studien in dieser Kammer brachten eine bahnbrechende Erkenntnis zutage, die eine vorherrschende Annahme auf den Kopf stellte. Man fand heraus, dass jene Pima, die in der Stoffwechselkammer dauerhaft weniger Kalorien verbrannten, als aufgrund ihrer Körpergröße und -zusammensetzung zu erwarten war, in den folgenden Jahren ein vierfach erhöhtes Risiko hatten, deutlich zuzunehmen. Wer nur 200 kcal pro Tag weniger verbrannte, wog nach zwei Jahren im Schnitt bereits sieben Kilo mehr als Probanden mit einem normalen oder höheren Energieverbrauch.

Die Schlussfolgerung war revolutionär: Nicht nur eine hohe Kalorienaufnahme macht dick, sondern auch ein von Natur aus niedriger Energieverbrauch kann ein frühes Warnsignal für eine spätere Gewichtszunahme sein. Und genau dieses Phänomen zeigte sich bei den Pima in Arizona: Sie waren auf den ersten Blick die perfekte Verkörperung eines sparsamen Stoffwechseltyps.

DIE ENTDECKUNG DER MODERNEN STOFFWECHSELTYPEN

Nachdem die „Spar-Gen-Hypothese" lange Zeit als die plausibelste Erklärung galt, veröffentlichten meine Vorgänger am Institut in Phoenix im Jahr 2001 eine Studie, die alles verändern sollte. Ihre zentrale Frage war: Reagiert der angeborene Sparstoffwechsel der Pima auf Überfluss und Mangel anders als der von Menschen europäischer Abstammung? Die Vermutung lag nahe: Bei zu viel Nahrung fährt ihr Körper den Energieverbrauch vielleicht nicht so stark hoch und bei zu wenig Nahrung schaltet er extrem schnell in den Sparmodus. Beides würde eine Gewichtszunahme langfristig begünstigen. Um das zu testen, luden die Forscher 14 gesunde Männer ein – sieben Pima und sieben Männer europäischer Abstammung, sowohl schlanke als auch adipöse. Sie steckten sie für jeweils 48 Stunden in die Stoffwechselkammer – und das gleich dreimal. Zuerst bekamen sie eine Diät, die exakt ihren Kalorienbedarf deckte. Dann wurden sie mit der doppelten Kalorienmenge massiv überfüttert. Und schließlich mussten sie 48 Stunden fasten. Dabei wurde ihr Energieverbrauch ununterbrochen gemessen.

Das Ergebnis war eine Riesenüberraschung: Es gab absolut keine Unterschiede zwischen den Pima und den Menschen europäischer Abstammung. Und es gab auch keinen zwischen den schlanken und den dicken Probanden. Alle Männer reagierten im Schnitt gleich auf die metabolischen Stresstests. Beim Fasten sank ihr Energieverbrauch um durchschnittlich 9,4 Prozent, bei der Überfütterung stieg er um 8,8 Prozent. Die simple Idee vom ethnisch bedingten Sparstoffwechsel war damit vom Tisch.

SPARSAM GEGEN VERSCHWENDERISCH

Das wirklich Spannende offenbarte sich erst, als die Forscher etwas taten, was in früheren Studien oft vernachlässigt wurde: Sie schauten sich die individuellen Unterschiede an – und die waren gewaltig. Es gab Menschen, deren Energieverbrauch beim Fasten um 15 Prozent einbrach, und andere, bei denen er leicht anstieg. Genauso tourte bei manchen Teilnehmern bei Überfütterung der Stoffwechsel um 15 Prozent hoch, bei anderen sank er trotz doppelter Kalorienmenge um 2 Prozent.

Als die Forscher die Reaktionen auf Fasten und Überfüttern für jede einzelne Person zusammen betrachteten, entdeckten sie ein klares Muster: Diejenigen, deren Energieverbrauch bei der Überfütterung stark anstieg, waren auch diejenigen, deren Stoffwechsel beim Fasten weniger stark abfiel – und umgekehrt. Genau hier, in dieser ersten kleinen Studie mit nur 14 Teilnehmern, wurden die modernen Stoffwechseltypen geboren:

- **Der sparsame Stoffwechseltyp:** Sein Energieverbrauch steigt bei Überernährung kaum an und fällt beim Fasten stark ab. Er ist von Natur aus darauf getrimmt, Energie zu sparen und zu speichern. Er ist der übergewichtige Typ.
- **Der verschwenderische Stoffwechseltyp:** Sein Energieverbrauch schießt bei Überernährung in die Höhe und bleibt auch beim Fasten relativ stabil. Er neigt dazu, überschüssige Energie zu „verbrennen“, und ist daher eher schlank.

Diese Entdeckung war der Startschuss für eine ganze Reihe weiterer Forschungsarbeiten mit einem klaren Ziel: Können wir mit diesem Wissen vorhersagen, wer bei einer Diät erfolgreich sein wird und wer nicht?

Die Diätstudie: Wer nimmt wirklich ab?

Es dauerte fast zehn Jahre, bis die nächste große Studie starten konnte. Zwölf übergewichtige, aber gesunde Freiwillige zogen für mehrere

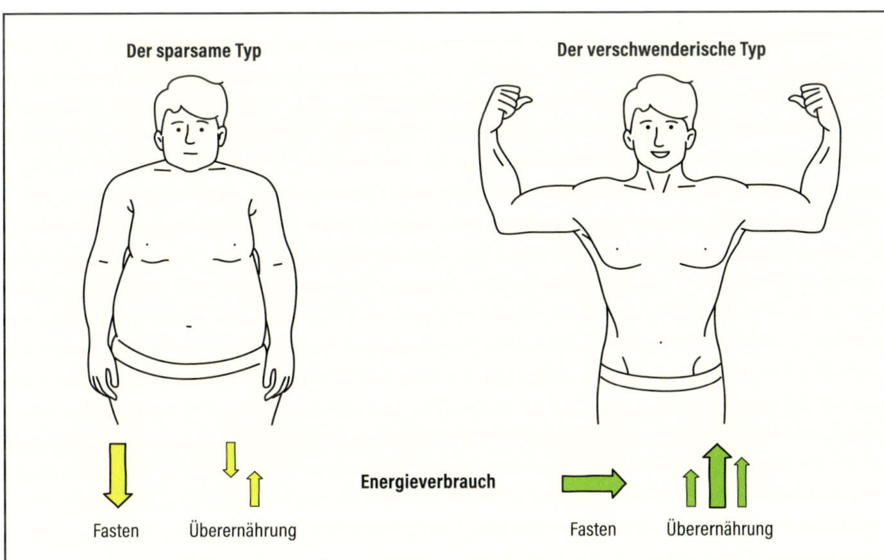

Wochen in unsere metabolische Station am Institut in Phoenix. Das Ziel: eine streng kontrollierte, sechswöchige Diät, bei der sie nur 50 Prozent der Kalorien bekamen, die sie zum Gewichtserhalt benötigt hätten. Das Besondere an dieser Studie war die extreme Kontrolle. Wir wussten auf die Kalorie genau, was die Teilnehmer aßen, denn jede Mahlzeit wurde doppelt zubereitet: eine für den Probanden, eine für unser Bombenkalorimeter. Wir sammelten – ja, es wird wieder etwas eklig – Stuhl und Urin, um auch hier die ausgeschiedenen Kalorien zu messen. Aktivitätstracker an Armen, Beinen und Rumpf erfassten jede noch so kleine Bewegung. Jede Mahlzeit wurde videoüberwacht. Das Ergebnis nach sechs Wochen: Im Schnitt nahmen die Teilnehmer 9,9 Prozent ihres Körpergewichts ab. Aber die Spanne war riesig. Der geringste Gewichtsverlust lag bei nur 5 Prozent, der höchste bei 12 Prozent. Diese Unterschiede konnten nicht durch unterschiedliche Nahrungsaufnahme oder Bewegung erklärt werden, denn das hatten wir ja alles kontrolliert. Und jetzt kommt der entscheidende Punkt: Als wir diese Ergebnisse mit dem zuvor bestimmten Stoffwechseltyp verglichen, war der Zusammenhang eindeutig. Die Menschen, die am meisten Gewicht und vor allem Fettmasse verloren, waren die mit dem verschwenderischen Stoffwechseltyp. Diejenigen, die am wenigsten abgenommen hatten, waren die Sparsamen. Wir konnten also tatsächlich vorhersagen, wer von der Diät am meisten profitieren würde – und zwar unabhängig von Alter, Geschlecht oder anderen Faktoren.

Die Überfütterungsstudie: Wer legt am schnellsten zu?

Die nächste logische Frage war: Gilt das auch umgekehrt? Um das zu klären, wiederholten wir das Experiment, diesmal aber mit schlanken, gesunden Männern, die wir für sechs Wochen überfütterten. Die Männer mussten 50 Prozent mehr Kalorien essen, als sie brauchten. Am Ende schafften es sieben Männer. Sie alle nahmen zu, aber auch hier waren die Unterschiede enorm: Das Plus reichte von nur zwei bis zu acht Prozent des Ausgangsgewichts. Und wieder zeigte sich das gleiche, klare Bild: Die verschwenderischen Stoffwechseltypen nahmen am wenigsten zu, die sparsamen am meisten. Letztere legten außerdem deutlich mehr Fettmasse an. So hatten wir unsere Ergebnisse aus der Diätstudie repliziert – ein extrem wichtiger Schritt in der Wissenschaft.

Wer entkommt dem Jo-Jo-Effekt?

Doch die alles entscheidende Frage war noch offen: Was passiert nach der Diät? Um das herauszufinden,

10 KILO EISCREME SPÄTER ... GEORGE BRAYS SELBSTVERSUCH

Genau an dieser Stelle passt die unglaubliche Geschichte von George Bray perfekt ins Bild. Bray, einer der Pioniere der Adipositasforschung, entschied sich 1972 im Alter von 41 Jahren für einen radikalen Selbstversuch: Er wollte am eigenen Leib erfahren, was es bedeutet, sich zwanghaft zu überfüttern. Sein Plan: zehn Kilo in zehn Wochen zunehmen. Was als einfaches Verdoppeln der Mahlzeiten begann, wurde schnell zur Qual. Sein Magen rebellierte, also stieg er auf hochkalorische Milchshakes und Eiscreme um. Die Erfahrung war, wie er selbst sagte, unvergesslich – und zwar im negativen Sinne. Er passte bald in keine seiner Hosen mehr, ihm war ständig heiß und er schwitzte nachts so stark, dass er nicht einmal mehr eine Decke ertragen konnte. Sein Bauch spannte, das Sitzen wurde unbequem. Er kämpfte sich durch die zehn Wochen, erreichte sein 10-Kilo-plus-Ziel und war unendlich „erleichtert", als er das Experiment beenden konnte.

Und jetzt kommt der entscheidende Punkt, der seine Geschichte so wichtig für unser Verständnis macht: Kaum aß er wieder normal, purzelten die Pfunde wie von selbst. Er musste nicht kämpfen, keine Diät machen, nicht hungern. Sein Körper schien einfach zu seinem ursprünglichen Gewicht zurückkehren zu wollen. Sechs Wochen später war er wieder bei seinem Ausgangsgewicht – ein Gewicht, das er danach mühelos hielt. Bray hatte gegen die mächtigen Regulationsmechanismen seines Körpers gearbeitet, der offensichtlich ein „verschwenderischer" Typ war. Sobald der Zwang wegfiel, regulierte sich alles von allein. Seine Erfahrung ist die perfekte Illustration dafür, wie stark der Körper eines verschwenderischen Typs gegen eine Gewichtszunahme ankämpft und wie mühelos er zum Normalzustand zurückkehrt. Ein krasser Gegensatz zu dem, was Menschen mit einem sparsamen Stoffwechsel erleben.

haben wir die Teilnehmer der ursprünglichen Diätstudie ein Jahr lang begleitet. Sie kamen monatlich zu uns, um Gewicht, Körperfett und Energieverbrauch messen zu lassen. Und hier schloss sich der Kreis. Es war genau so, wie wir es vermutet hatten: Die Menschen mit dem sparsamen Stoffwechseltyp hatten ihr verlorenes Gewicht nicht nur schneller wieder drauf, sondern lagerten dabei sogar überproportional viel Fett ein. Die verschwenderischen Typen hingegen konnten ihr neues, niedrigeres Gewicht und ihre reduzierte Fettmasse über das ganze Jahr halten. Sie waren vor dem Jo-Jo-Effekt geschützt. Damit hatten wir den Beweis: Der angeborene Stoffwechseltyp entscheidet nicht nur darüber, wie leicht wir zu- oder abnehmen. Er ist auch ein entscheidender Faktor dafür, ob wir nach einer Diät langfristig das Gewicht erfolgreich halten können.

WARUM GIBT ES DIESE STOFFWECHSELTYPEN ÜBERHAUPT?

Doch warum hat die Evolution nicht einfach einen einzigen, optimalen Stoffwechsel für alle Menschen hervorgebracht, sondern mehrere Stoffwechseltypen? Für den sparsamen Typ ist die Antwort recht gut verständlich und leuchtet sofort ein. Als unsere Vorfahren noch Jäger und Sammler waren, durchlebten sie ständig Phasen des Mangels. Große Hungerperioden waren an der Tagesordnung. Ein sparsamer Stoffwechsel war hier evolutionsbiologisch ein klarer Vorteil: Wer weniger Kalorien verbrauchte, überlebte längere Fastenzeiten besser und hatte mehr Energie zur Verfügung, um Nachkommen zu zeugen. Ganz nach dem Motto: Survival of the Fattest (und nicht the Fittest). Aber warum gibt es dann den verschwenderischen Typ? Man könnte natürlich sagen, das ist einfach eine biologische Varianz, die sich ergibt. Wir sind ja auch nicht alle exakt gleich groß; es gibt eben auch natürliche Unterschiede im Stoffwechsel. Doch es könnte auch tiefer liegende Gründe geben.

Eine Theorie besagt, dass Menschen mit einem verschwenderischen Stoffwechsel besser gegen Infektionen geschützt waren. Sie konnten ihre Körpertemperatur leichter erhöhen, bei Fieber also stärker „heizen" und Krankheitserreger dadurch effektiver abwehren als Menschen mit einem sparsamen Stoffwechsel, die tendenziell eine niedrigere Körpertemperatur haben. Ein weiterer Gedanke ist, dass der Verschwendertyp besser darin war, „minderwertige" Kalorien loszuwerden. Das sind insbesondere Kalorien aus Zucker und Fetten, die der Körper nur als Energiequelle nutzen kann, aber nicht zum Aufbau neuen Gewebes. So konnte der Verschwenderkörper wieder Platz schaffen für hochwertigere Nahrung, zum Beispiel mit viel Protein. Und schließlich konnten Menschen mit einem verschwenderischen Stoffwechsel wahrscheinlich besser in kalten Umgebungen überleben.

VERRÄTERISCHE SPUREN EINES SPARSAMEN STOFFWECHSELS

Nachdem wir die Stoffwechseltypen entdeckt hatten, suchten wir nach handfesten körperlichen Merkmalen, die sparsame von verschwenderischen Menschen unterscheiden. Und tatsächlich wurden wir fündig: Sparsame Menschen neigen nicht nur dazu, mehr Körperfett anzulegen, was zu ihrer Veranlagung passt, Energie zu konservieren. Interessanterweise zeigten sie auch eine etwas niedrigere Körpertemperatur. Der Zusammenhang war verblüffend klar: Je sparsamer der Stoffwechsel, desto niedriger die Körpertemperatur. Ihr Motor läuft im wahrsten Sinne des Wortes nicht auf Hochtouren, sondern eine Spur kühler. Auch auf hormoneller Ebene zeigten sich klare Unterschiede, insbesondere bei den Hauptakteuren des Hunger- und Sättigungsgefühls. Beim Fasten stieg das Hungerhormon Ghrelin bei den sparsamen Typen deutlich stärker an als bei den verschwenderischen. Gleichzeitig fiel ihr Sättigungshormon Leptin stärker ab. Wenn Ghrelin steigt und Leptin sinkt, verschafft das dem „Hungerteam" im Körper einen massiven Vorteil und treibt die Betroffenen stärker an, wieder Nahrung aufzunehmen.

WAS ENTLARVT DEN STOFFWECHSELTYP?

Im nächsten Schritt wollten wir herausfinden, welche Art der Überernährung den individuellen Stoffwechseltyp am deutlichsten entlarvt. Aus früheren Studien wussten wir, dass Fasten ein guter Indikator ist, vermuteten aber, dass die Reaktion auf einen Nahrungsüberschuss der eigentliche Schlüssel sein musste. Dafür starteten wir eine neue, große Studie mit über 120 Teilnehmern. Wir steckten sie – in zufälliger Reihenfolge – in unsere Stoffwechselkammern und konfrontierten sie mit verschiedenen Formen der Überernährung, bei denen sie doppelt so viele Kalorien zu sich nahmen, wie sie eigentlich benötigten. Die Tests reichten von einer ausgewogenen Zusammensetzung über Varianten mit extrem viel oder wenig Protein bis hin zu klassischer High-Fat- und High-Carb-Nahrung. Das Ergebnis war eindeutig: Während die Stoffwechseltypen mit ihrem Energieverbrauch auf die meisten Tests recht ähnlich reagierten, machte eine Methode die Unterschiede dramatisch sichtbar: die Überernährung mit extrem niedrigem Proteingehalt.

FGF21: das Verschwender-Hormon?

Doch warum ist das so? Die Antwort liegt wahrscheinlich bei einem Hormon, das du bereits kennst: FGF21, der „Videoassistent" des Stoffwechselschiedsrichters. Eine der stärksten Stresssituationen, die die Ausschüttung von FGF21 provoziert, ist Proteinmangel bei gleichzeitig hohem Konsum von Fetten und Kohlenhydraten. Genau das haben wir in unserer Studie getan. Bei der Low-Protein-Überernährung schoss die Ausschüttung von FGF21 regelrecht durch die Decke – im Durchschnitt auf das Dreifache des Normalwerts. Das musst du dir einmal vorstellen: eine derart extreme Reaktion in so kurzer Zeit! Doch es gab wieder Riesenunterschiede zwischen den Probanden: Bei einem blieb FGF21 nahezu unverändert, bei einem anderen stieg es um das 47-fache an! Das Spannende war, dass die Hormonausschüttung direkt mit der Erhöhung des Energieverbrauchs zusammenhing. Je mehr FGF21 ein Teilnehmer produzierte, desto stärker wurde sein Stoffwechsel angekurbelt. Damit konnten wir zeigen:

- **Die verschwenderischen Typen** waren diejenigen, die am meisten FGF21 ausschütteten und gleichzeitig ihren Energieverbrauch am stärksten steigerten. Im Anschluss an die Studie nahmen diese Männer über sechs Monate im normalen Alltag kein Gewicht zu.

- **Die sparsamen Typen** hatten eine niedrige FGF21-Ausschüttung, ihr Energieverbrauch stieg kaum an und sie neigten in den Folgemonaten dazu, an Gewicht zuzulegen.

Der Ziehharmonika-Effekt: eine alte Idee neu entdeckt

Die Erkenntnis war allerdings nicht völlig neu. Wir hatten die Arbeit brillanter Forscher aus den 1990er-Jahren bestätigt. Einer von ihnen war Michael J. Stock, ein Physiologe von der University of London. Er hatte schon damals in Überernährungsexperimenten gezeigt, dass einige Menschen sich extrem schwertun, bei einer proteinarmen Ernährung an Gewicht zuzulegen. Noch wichtiger war aber eine andere Beobachtung, die auch der Forscher Abdul Dulloo aus der Schweiz machte. Er beschrieb den „Ziehharmonika-Effekt": Bei normaler Überfütterung waren die Unterschiede in der Gewichtszunahme zwischen den Menschen eher gering und schwer zu fassen. Doch bei der Low-Protein-Überernährung wurden diese Unterschiede plötzlich massiv verstärkt – als würde man eine Ziehharmonika auseinanderziehen. Die feinen, zuvor kaum sichtbaren Veranlagungen wurden plötzlich klar

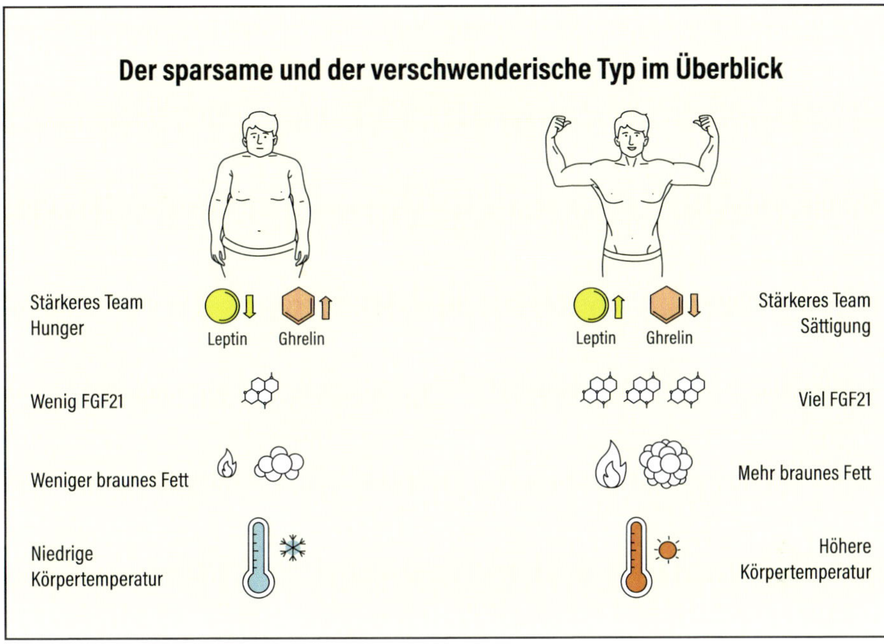

erkennbar. Abdul Dulloo schrieb damals prophetisch, dass die proteinarme Überernährung ein Werkzeug sein könnte, um die Anfälligkeit für Übergewicht sichtbar zu machen. Genau das hatten wir nun, unabhängig davon, erneut bewiesen und mit FGF21 auch den wahrscheinlichen Mechanismus dahinter gefunden.

DAS GEHEIMNIS DES BRAUNEN FETTGEWEBES

Doch wie schafft FGF21 das? Unser „Videoassistent" hat eine besondere Fähigkeit: Er kann den Körper dazu bringen, mehr Energie zu verbrennen, indem er sogenanntes braunes Fettgewebe aktiviert. Hier schließt sich der Kreis: In unseren Studien konnten wir zeigen, dass Menschen mit einem verschwenderischen Stoffwechseltyp nicht nur mehr FGF21 produzieren, sondern auch über mehr aktives braunes Fettgewebe verfügen. Das könnte die Erklärung sein, warum sie bei der Low-Protein-Überernährung ihren Energieverbrauch so stark erhöhen. Denn dieses besondere Fettgewebe verbrennt Zucker und Fette, statt sie zu speichern. Braunes Fett ist wahrscheinlich eines der wichtigsten Merkmale, die sparsame von verschwenderischen Stoffwechseltypen unterscheiden. Deshalb müssen wir ihm nun ein eigenes Kapitel widmen, damit du verstehst, welche Vorteile es für dich haben kann.

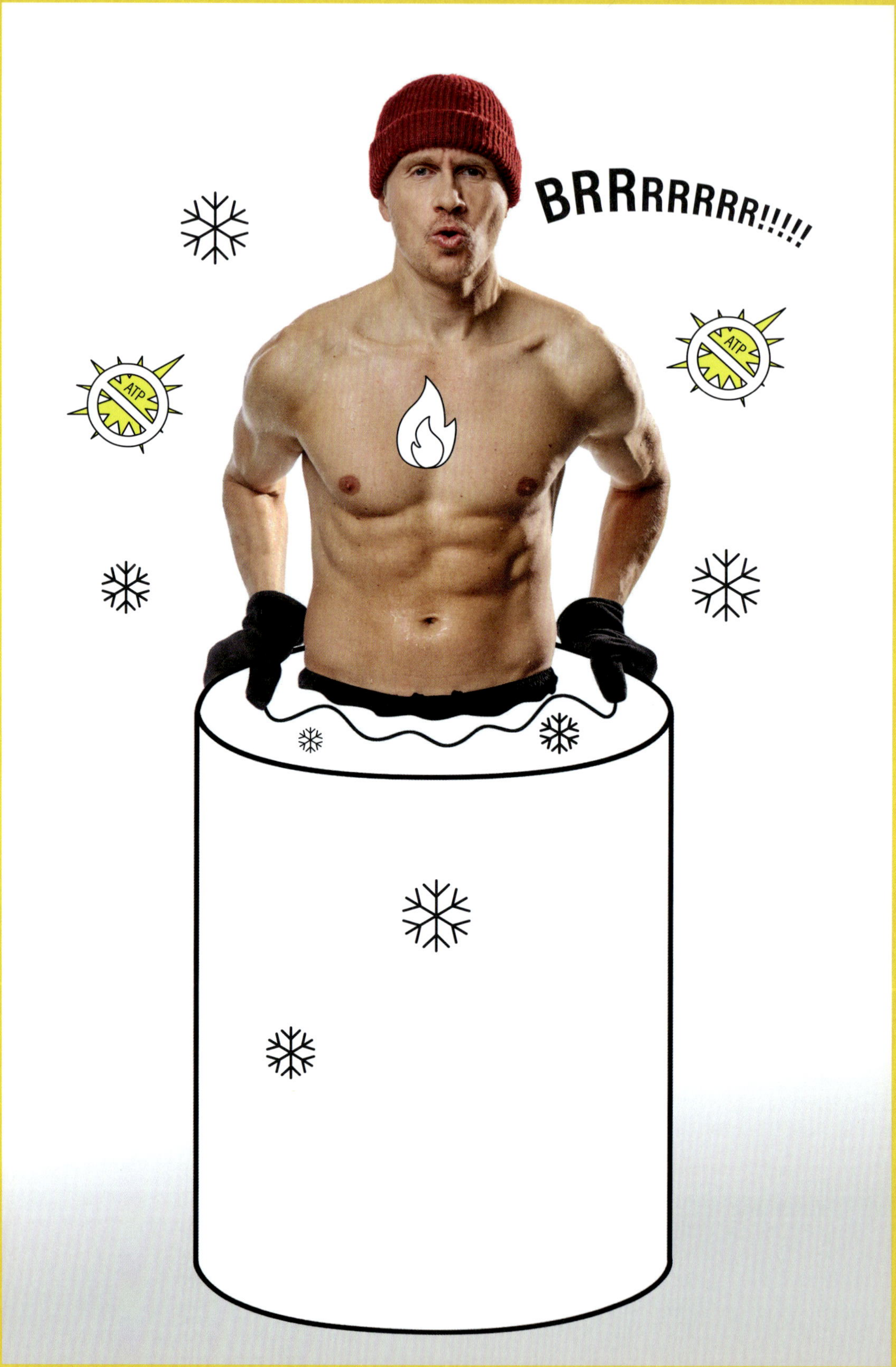
BRRRRRRRR!!!!!
ATP
ATP

Wie man Fett mit Fett bekämpft

FETT IST NICHT GLEICH FETT

Im menschlichen Körper gibt es zwei wesentliche Arten von Fett: weißes und braunes. Über das weiße Fett haben wir im vorigen Teil schon kurz gesprochen. Man kann es sich als die Batterie unseres Körpers vorstellen, die uns davor schützt, in Hungerperioden sofort zu sterben. Die weiße Fettzelle, auch Adipozyt genannt, hat eine ganz charakteristische Erscheinung: Ihr Inneres wird von einem einzigen, riesigen Fetttropfen dominiert, der die Zelle fast vollständig ausfüllt und einen Durchmesser von bis zu 150 Mikrometern erreichen kann – eine beachtliche Größe für eine Zelle. Damit sind weiße Fettzellen im Schnitt 15-mal so groß wie normale Körperzellen und können den Durchmesser eines menschlichen Haares erreichen. Daneben bleibt nur Platz für einen winzigen Zellkern und ein paar andere Zellorganellen. Das war es auch schon.

Die Hauptaufgabe des weißen Fetts ist es, Energie zu speichern. Als sogenanntes Baufett dient es zudem der Isolation und dem Schutz unserer Organe. Es polstert auch unsere Handteller und die Fußsohlen. Des Weiteren schüttet es das Sättigungshormon Leptin aus, das, wie wir in Kapitel 1 gelernt haben, für die Regulierung von Sättigung und Stoffwechsel entscheidend ist. Ganz anders verhält es sich hingegen mit dem braunen Fett. Es ist kein passiver Speicher, sondern ein hochaktives Stoffwechselorgan, dessen Hauptaufgabe es ist, Energie aktiv

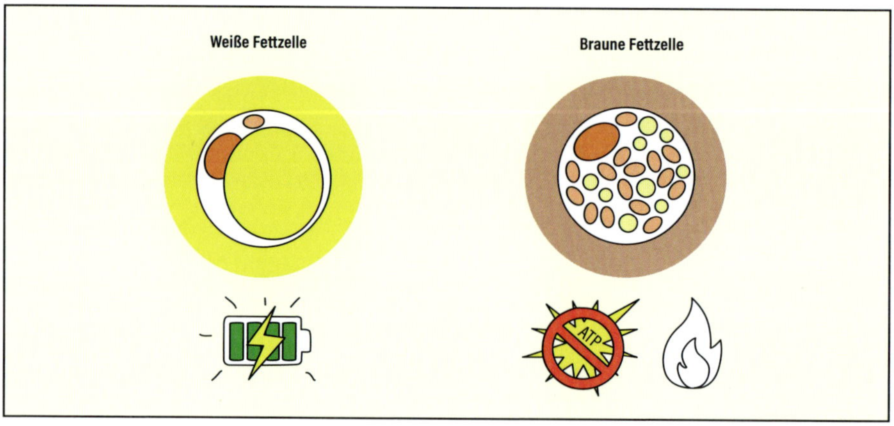

zu verbrennen und dabei Wärme zu erzeugen. Man kann sich das braune Fett wie die körpereigene Heizung vorstellen, die uns vor dem Auskühlen schützt. Zwar speichert auch das braune Fett Fetttröpfchen, doch anders als beim weißen Fett handelt es sich nicht um einen einzigen großen Tropfen, sondern um eine Vielzahl ganz kleiner. Vergleicht man beide Fettarten unter dem Elektronenmikroskop, erinnert weißes Fett an Kartoffeln, während die braunen Fettzellen eher wie Himbeeren oder Brombeeren aussehen. Durch diese Struktur bleibt im Zellinneren des braunen Fetts viel mehr Platz für andere Zellorganellen. Die wichtigsten davon sind die Mitochondrien, die Kraftwerke unserer Zellen, von denen braunes Fett überdurchschnittlich viele besitzt. Und genau sie sind es auch, die dem Fett seine charakteristische Farbe verleihen. Normalerweise stellen die Mitochondrien unseren universellen Treibstoff her, das Molekül ATP. Die Mitochondrien im braunen Fett tun das aber nicht. Sie besitzen ein spezielles Entkoppelungsprotein, das dafür sorgt, dass Zucker und Fette zwar verbrannt werden, aber anstelle von ATP fast ausschließlich Wärme entsteht. Man kann sich das wie einen gewollten Kurzschluss vorstellen. Oder beispielsweise wie den Versuch, mit dem Auto loszufahren, ohne vorher einen Gang eingelegt zu haben. Wenn man dann auf das Gaspedal drückt, heult der Motor auf und verbraucht eine Menge Benzin, aber das Auto bewegt sich keinen einzigen Meter vorwärts. Was dabei jedoch entsteht, ist eine enorme Abwärme. Ganz ähnlich funktioniert besagtes Protein in den Mitochondrien der braunen Fettzellen: Es entkoppelt die ATP-Produktion und sorgt stattdessen für eine maximale Wärmeentwicklung. Genau das ist es, was braunes Fett zu einem wahren Kalorienkiller macht.

Was macht braunes Fett eigentlich braun?
Die unzähligen Mitochondrien im braunen Fett sind vollgepackt mit eisenhaltigen Proteinen. Ähnlich wie bei unserem roten Blutfarbstoff Hämoglobin sorgt das Eisen dafür, dass das Licht auf eine bestimmte Weise absorbiert wird, was dem Gewebe seine bräunliche Färbung verleiht. Zusätzlich ist braunes Fett extrem stark durchblutet, um die erzeugte Wärme schnell im Körper zu verteilen (wie eine gute Heizung halt). Diese Kombination aus eisenreichen Kraftwerken und vielen kleinen Blutgefäßen macht das Fett also wortwörtlich „braun".

DIE WIEDERENTDECKUNG EINES VERGESSENEN STOFFWECHSELORGANS

Die Geschichte des braunen Fetts ist erstaunlich. Obwohl das Gewebe selbst bereits im 16. Jahrhundert beschrieben wurde, ist seine Bedeutung für den erwachsenen Menschen ein sehr junges Forschungsfeld. Zuerst entdeckt wurde es im Tierreich, und zwar vom Schweizer Naturforscher Conrad Gessner. Er beobachtete bei Murmeltieren ein Gewebe, das er weder als Fett noch Fleisch einordnen konnte. Er beschrieb es treffend als „Winterschlafdrüse", da er sah, dass Murmeltiere und andere Winterschläfer dieses Gewebe im Frühling aktivierten, um ihre Körpertemperatur schnell wieder zu erhöhen und aus dem Schlaf zu erwachen. Lange Zeit passierte in der Forschung nicht viel mehr. Erst 1902, mehrere Hundert Jahre nach Gessners Entdeckung, wurde das Gewebe auch bei menschlichen Neugeborenen beschrieben. Man erkannte, dass Babys braunes Fett benötigen, um ihre Körpertemperatur stabil zu halten, da sie noch nicht so gut durch Zittern Wärme erzeugen können wie Erwachsene. Daraus entwickelte sich das Dogma, braunes Fett sei für Säuglinge extrem wichtig, spiele aber bei erwachsenen Menschen keine Rolle mehr. Der Grund: Man hatte es bei ihnen schlicht nie nachgewiesen. Mitte des 20. Jahrhunderts zeigten Forscher dann an Ratten, dass sich braunes Fett durch Kältereize stark vermehren kann. Sie setzten die Tiere, die normalerweise bei 28 °C lebten, für einige Tage einer Temperatur von 6 °C aus. Das Ergebnis war verblüffend: Die Ratten, die der Kälte ausgesetzt waren, wurden von innen regelrecht „gebräunt", weil sich ihr weißes Fett in braunes umwandelte, um sie vor dem Auskühlen zu schützen. Ja, das funktioniert tatsächlich! Die Ratten, die von Natur aus schon viel braunes Fett besitzen, konnten ihre Menge dadurch noch einmal verdreifachen.

Damit war klar: Braunes Fett ist nicht nur für den Winterschlaf wichtig, sondern schützt Säugetiere aktiv vor Kälte. Bei erwachsenen Menschen allerdings, so dachte man weiterhin, sei es bedeutungslos.

USA-FAT: WIE DIE KREBSDIAGNOSTIK EIN RÄTSEL LÖSTE

Dieses Dogma fiel erst mit dem Aufkommen der PET-CT-Diagnostik. Die Positronen-Emissions-Tomografie gekoppelt mit einer Computertomografie ist ein kompliziertes Verfahren, das ursprünglich für die Krebsdiagnostik entwickelt wurde. Es funktioniert so: Man spritzt einen radioaktiv markierten Zucker in die Blutbahn. Dieser Zucker wird von stoffwechselaktiven Organen aufgenommen, die viel Zucker verbrennen, und lässt diese dann im Scan aufleuchten. So kann man zum Beispiel das Gehirn sichtbar machen (der größte Zuckerverbrenner im Körper). Aber eben auch Krebstumoren, die für ihr Wachstum Unmengen an Zucker verstoffwechseln und in den Scans schwarz aufleuchten. Mithilfe des CTs lässt sich dann genau lokalisieren, wo sich das Gewebe befindet.

Dieses neue, leistungsfähige Werkzeug stellte die Radiologen jedoch immer wieder vor ein Rätsel. Denn auf ihren Scans tauchten regelmäßig symmetrisch leuchtende Areale im Bereich des Halses, der Schultern und entlang der Wirbelsäule auf. Eindeutig keine Tumoren, da diese selten symmetrisch wachsen. Besonders spannend war, dass diese Areale gehäuft in den kälteren Wintermonaten auftraten. Es musste sich also um ein Gewebe mit erhöhter Stoffwechselaktivität handeln. Die Nuklearmediziner, die die Scans auswerteten, veröffentlichten dazu sogar Forschungsarbeiten und gaben dem Gewebe einen Namen. Da es hauptsächlich im Bereich über dem Schlüsselbein (supraklavikulär) auftrat und im CT fettartig aussah, nannten sie es „Under Supraclavicular Area Fat". Kürzt man das ab, kommt man auf USA-Fat. Was sich später als braunes Fett herausstellte, wurde also von den Medizinern zunächst als USA-Fat beschrieben (hätte ich das nicht gewusst, würde ich bei dem Begriff einfach nur an die dicken Amerikaner denken).
Die Nuklearmediziner empfahlen daher als gängige Praxis, die Patienten vor dem Scan in warme Decken zu hüllen oder ihnen bestimmte Medikamente zu spritzen. Das Ziel war, die mysteriösen Areale unsichtbar zu machen, da sie bei der Krebsdiagnostik oft störten.

Das war bereits ein starker Hinweis darauf, dass dieses Gewebe etwas mit Kälte zu tun haben musste. Und dieser Umstand rief andere Forscher auf den Plan. Der Durchbruch gelang schließlich im Jahr 2009. Gleich drei unabhängige Forschergruppen, darunter auch Kollegen von den National Institutes of Health, wo ich später forschte, veröffentlichten im renommierten „New England Journal of Medicine", dem wichtigsten medizinischen Fachjournal der Welt, bahnbrechende Studien. Sie konnten zweifelsfrei nachweisen, dass es sich bei diesem mysteriösen USA-Fat um funktionell aktives braunes Fettgewebe handelt. Diese Entdeckung war eine wissenschaftliche Sensation. Sie widerlegte das jahrzehntealte Dogma, dass nur Babys braunes Fett besitzen, und bewies, dass auch erwachsene Menschen über dieses metabolisch hochaktive Organ verfügen. Diese Nachricht elektrisierte die gesamte Stoffwechselforschung und eröffnete völlig neue Perspektiven.

BEIGE, NICHT BRAUN

Die Forschergemeinde stürzte sich sofort auf das Thema. Bis heute wurden über 1000 Studien zu braunem Fett veröffentlicht. Wenn man sich die Forschungsdatenbanken ansieht, schossen die Veröffentlichungen nach 2009 regelrecht in die Höhe. Eine der ersten Entdeckungen war, dass das braune Fett bei Menschen nicht exakt dem klassischen braunen Fett von Nagetieren entspricht. Das braune Fett bei Säugetieren wie Mäusen stammt entwicklungsgeschichtlich von den Muskelzellen ab. Bei uns Menschen hingegen entsteht das meiste „braune" Fett aus den weißen Fettzellen. Es ist auch nicht ganz so intensiv braun wie das der Mäuse. Deshalb hat man es beiges Fett genannt. Das meiste, was wir umgangssprachlich als braunes Fett bezeichnen, ist also eigentlich beiges Fett. Interessanterweise hat es die Eigenschaft, bei Stimulation brauner und bei fehlender Stimulation wieder weißer zu werden – passend zu seinem Ursprung in den Fettzellen. Ein bisschen klassisches braunes Fett haben wir zwar auch, aber das liegt meist tief im Körperinneren verborgen.

WO SITZT DER INNERE OFEN?

Wo genau finden wir dieses braune Fettgewebe nun? Wie schon erwähnt, liegt es hauptsächlich im Bereich über den Schlüsselbeinen (supraklavikulär), am Hals und entlang der Wirbelsäule. Kleinere Inseln finden sich auch in den Achseln, entlang der großen Blutgefäße über dem Herzen sowie um die Nieren und an den Leisten. Weitere interessante Entdeckungen folgten schnell. Wir wissen zum Beispiel, dass braunes Fett im Sommer eher abgeschaltet und im Winter, wenn wir Kälte ausgesetzt sind, wieder aktiviert wird. Weiterhin geht die Aktivität des braunen Fetts mit dem Alter deutlich zurück. Säuglinge haben am meisten davon und auch mit 20 Jahren ist noch viel aktives Gewebe vorhanden. Zwischen dem 20. und 40. Lebensjahr nimmt die Aktivität jedoch stark ab. Gleichzei-

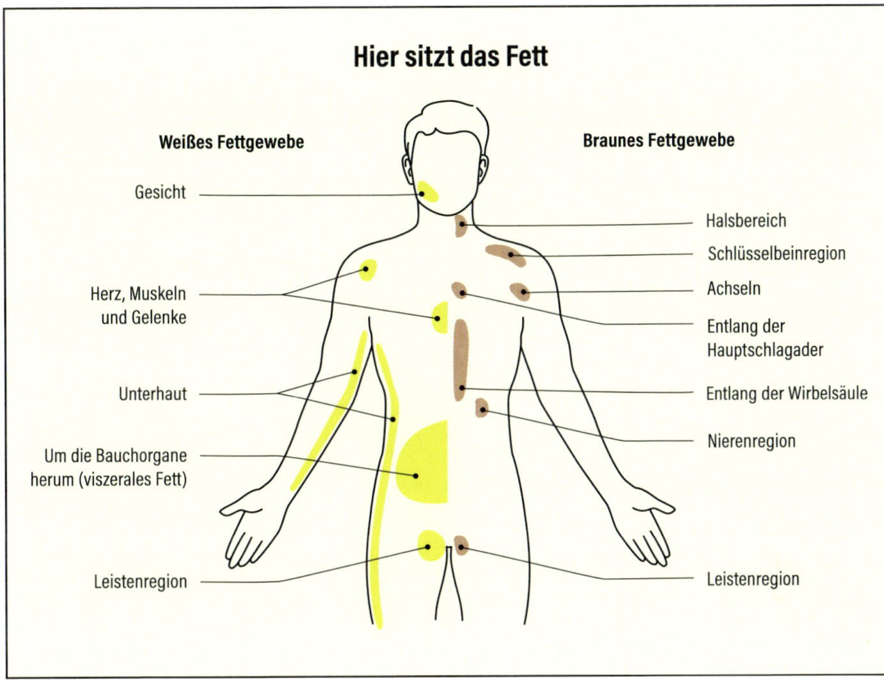

Hier sitzt das Fett

tig wird das braune Fett umso inaktiver, je übergewichtiger man ist. Das passt gleich zu zwei Beobachtungen. Die erste ist, dass ältere Menschen es oft als schwieriger empfinden, ihr Gewicht zu halten, was am Rückgang des braunen Fetts liegen könnte. Die zweite ist, dass übergewichtige Menschen weniger braunes Fett haben, was wiederum eine Erklärung für ihre Gewichtsprobleme sein könnte – obwohl man hier nicht genau weiß, was Henne und was Ei ist. Es könnte auch sein, dass Menschen mit wenig braunem Fett per se anfälliger für Übergewicht sind. Neueste Studien deuten aber darauf hin, dass Übergewicht das braune Fett beschädigt, was schließlich zu einem Teufelskreis führt. Denn kaputtes braunes Fett verlangsamt den Stoffwechsel, was noch mehr Gewichtszunahme zur Folge hat.

VOM STOFFWECHSELTYP ZUM BRAUNEN FETT

Was man noch herausgefunden hat: Menschen mit mehr aktivem braunem Fett können nicht nur ihre Körperkerntemperatur bei Kälte besser schützen, sondern weisen generell eine leicht erhöhte Körperkerntemperatur auf. Das passt perfekt zu unserer früheren Beobachtung, dass verschwenderische Stoffwechseltypen tendenziell eine etwas höhere Körperkerntemperatur haben. Und damit schließt sich der Kreis zu unseren Stoffwechseltypen.

Vielleicht erinnerst du dich auch noch an unsere Erkenntnisse zum Hormon FGF21. Wir hatten uns frühere Studien angeschaut und entdeckt, dass FGF21 in Tiermodellen das braune Fett aktiviert. Also dachten wir uns: Wenn FGF21 das braune Fett aktiviert und in unseren Stoffwechseltypen unterschiedlich stark ausgeschüttet wird, dann könnten Sparer- und Verschwendertypen eventuell auch unterschiedlich viel braunes Fett besitzen. Um das herauszufinden, führten wir als Erstes eine Studie durch, bei der wir Probanden, von denen wir den Stoffwechseltyp schon kannten, für 24 Stunden in einen 19 °C kalten Raum setzten und dabei ihren Energieverbrauch maßen. 19 °C, das klingt jetzt vielleicht nicht eiskalt, aber wenn man nur ein T-Shirt und eine kurze Hose tragen darf und sich nicht bewegen soll, wird einem schon empfindlich kalt. Wir wollten außerdem bewusst verhindern, dass die Teilnehmer zittern, denn das Zittern der Muskeln ist ein anderer Weg des Körpers, Wärme zu erzeugen. Und wir wollten uns ja gezielt die Rolle des braunen Fetts anschauen.

Das Ergebnis war eindeutig: Die von uns als sparsam charakterisierten Stoffwechseltypen waren nicht in der Lage, ihren Energieverbrauch in der Kälte zu erhöhen. Sie senkten ihn sogar noch leicht, gingen also auch hier in einen Sparmodus. Die verschwenderischen Typen hingegen fuhren ihren Energieverbrauch bei Kälte leicht nach oben. Nachdem wir das gesehen hatten, machten wir ein weiteres Experiment. Wir steckten 24 übergewichtige Probanden, deren Stoffwechseltyp wir vorher bestimmt hatten, für zwei Stunden in eine 16 °C kalte Kammer. Direkt im Anschluss machten wir ein PET-CT, um ihr braunes Fett sichtbar zu machen. Und tatsächlich konnten wir mit unserem Versuch beweisen: Menschen vom sparsamen Stoffwechseltyp besitzen wenig aktives braunes Fett, während verschwenderische Stoffwechseltypen reichlich davon haben. Das lieferte den entscheidenden Hinweis, dass braunes Fett, wahrscheinlich gesteuert über das Hormon FGF21, Menschen zu „Energieverschwendern" macht.

DAS SCHWEIZER TASCHEN-MESSER FÜR UNSERE GESUNDHEIT

Interessanterweise kann braunes Fett noch viel mehr als „nur" verschwenderisch machen. Viele Forscher haben sich darangemacht, die gesundheitlichen Vorteile von Menschen mit viel braunem Fett zu ergründen. In einer sehr wichtigen Untersuchung, in der über 52 000 PET-CT-Scans aus dem klinischen Alltag verglichen wurden, teilte man die Menschen in Gruppen mit viel und mit wenig nachweisbarem braunem Fett ein und schaute sich an, wie häufig sie bestimmte Krankheiten entwickelten. Das Ergebnis war ein echter Durchbruch: Die Gruppe mit viel braunem Fett litt seltener an Typ-2-Diabetes, Herz-Kreislauf-Erkrankungen, Herzschwäche, Fettstoffwechselstörungen und Bluthochdruck.

Braunes Fett scheint also nicht nur gut zu sein, um Kalorien zu verbrennen, sondern es schützt womöglich auch vor bestimmten Krankheiten. Bei den Studienprobanden waren auch der Blutzucker und die Blutfette besser. Insbesondere der sogenannte HDL-Cholesterinwert war höher. Wenn dir HDL nichts sagt: Im Gegensatz zum „schlechten" LDL-Cholesterin (Merksatz: Lass das lieber), das möglichst niedrig sein soll, wollen wir Ärzte immer hohe HDL-Werte sehen (Merksatz: Hab dich lieb). Denn mehr HDL spricht in der Regel für einen besseren Cholesterinstoffwechsel. Die besondere Erkenntnis war, dass dieser Schutzeffekt sogar für Menschen galt, die laut BMI adipös waren. Wenn dicke Menschen viel braunes Fett hatten, war ihr Krankheitsrisiko ebenfalls deutlich geringer und ihre Blutwerte waren besser. Das könnte ein Hinweis darauf sein, dass es tatsächlich die sogenannten gesünderen Dicken gibt – Menschen, die zwar viel Fettmasse haben, aber dadurch nicht zwangsläufig gesundheitlich gefährdet sind. Das passt auch gut zu der Beobachtung aus derselben Studie, dass Menschen mit viel braunem Fett weniger vom gefährlichen viszeralen Bauchfett und mehr vom harmloseren Unterhautfettgewebe besitzen. Das braune Fett scheint also dabei zu helfen, eine größere und gesündere „Batterie" zu erhalten. Weitere Studien untermauerten diese Ergebnisse. Man konnte zeigen, dass Menschen mit mehr braunem

HOFFNUNGSSCHIMMER BEI KREBS?

Braunes Fett könnte sogar bei der Krebstherapie eine Rolle spielen. Das wurde an Mäusen getestet: Man ließ bei ihnen einen Tumor entstehen und setzte sie dann in eine kalte Umgebung. In der Kälte wuchs der Tumor nicht mehr richtig und wurde sogar kleiner, während gleichzeitig das braune Fett aktiviert wurde. Schaltete man das braune Fett medikamentös aus, wuchs der Tumor trotz Kälte wieder. Die Forscher vermuteten, dass das braune Fett den Krebszellen den Zucker wegnimmt, den sie zum Wachsen brauchen. Um das zu testen, gaben sie den Mäusen Unmengen an Zucker – mehr, als das braune Fett aufsaugen konnte. Und in der Tat: Trotz aktiven braunen Fetts wuchs der Tumor wieder. Diese wichtige Studie zeigt, dass braunes Fett bei Krebs helfen könnte, weil es dem Tumor die Energiegrundlage entzieht. Auch bei Menschen gibt es erste Hinweise: Setzt man Krebspatienten der Kälte aus, werden ihre Tumore in den PET-CT-Bildern manchmal kleiner. Dennoch ist die Sache noch nicht endgültig geklärt. Denn es gibt auch Studienhinweise, dass die sogenannte Tumorkachexie, also der starke Gewichtsverlust bei Krebspatienten, durch überaktives braunes Fett begründet sein könnte. Hier besteht also auf jeden Fall noch weiterer Forschungsbedarf.

Fett auch weniger Arterienverkalkung (Atherosklerose) aufweisen. Den direktesten Beweis dafür lieferten aber wieder einmal Tiermodelle. Aktivierte man bei Mäusen gezielt das braune Fett mit Medikamenten, sanken ihre Blutfettwerte, und sie entwickelten deutlich weniger Arterienverkalkung. Das ist eine sogenannte mechanistische Studie, die nicht nur eine Korrelation, sondern einen echten Beweis liefert – zumindest im Tiermodell. Man kann sich das braune Fett also wie einen großen Staubsauger vorstellen, der überschüssige Fette und Zucker aus dem Blut saugt, bevor sie im Körper Schaden anrichten können.

MEHR ALS NUR EINE HEIZUNG: FETT ALS HORMONDRÜSE

Spannend ist, dass braunes Fettgewebe nicht nur als Heizung fungiert, die einfach nur Kalorien verbrennt, sondern auch aktiv Hormone ausschüttet. Die Sache ist also ähnlich wie beim weißen Fett, von dem man auch lange dachte, es sei nur ein passiver Speicher. Heute wissen wir, dass es durch die Ausschüttung von Hormonen wie Leptin aktiv am Stoffwechsel beteiligt ist. Genauso verhält es sich mit dem braunen Fett: Es ist ebenfalls eine Art Hormondrüse. Man kann sagen, es flüstert dem Körper chemische Nachrichten zu, um den Stoffwechsel auf Touren zu bringen. Und wie macht es das? Interessanterweise schüttet das braune Fett selbst das Hormon FGF21 aus, das wir schon als unseren „Videoassistenten" und als wichtigen Aktivator des braunen Fetts kennengelernt haben. Das heißt, braunes Fett kann sich durch diesen cleveren Mechanismus quasi selbst aktivieren: Es schüttet FGF21 aus, das wiederum an die Rezeptoren auf den braunen Fettzellen andockt und diese stimuliert. Gleichzeitig gelangt FGF21 aber auch in die Blutbahn und verbessert die Kalorienverbrennung und die Insulinsensitivität in anderen Organen, insbesondere in der Leber. Die Leberzellen können dadurch besser Zucker aufnehmen, womit FGF21 vor Übergewicht und Diabetes mellitus schützt. Darüber hinaus schüttet das braune Fettgewebe auch noch Interleukin-6 (IL-6) aus. Das ist ein Immunbotenstoff, der eigentlich mit Entzündungen in Verbindung gebracht wird. Wenn im Körper chronische Entzündungen schwelen, ist der IL-6-Spiegel dauerhaft erhöht, was zu Stoffwechselproblemen wie zum Beispiel einer Insulinresistenz führen und Organe schädigen kann. IL-6 steigt aber auch bei Sport oder bei der Aktivierung von braunem Fett an. Der entscheidende Unterschied ist das Muster der Ausschüttung. Beim Sport oder bei Kälteexposition wird IL-6 nur in kurzen Schüben freigesetzt und fällt danach schnell wieder ab. In diesen kurzen Phasen hat es positive Eigenschaften und hilft sogar dabei, unseren Zuckerstoffwechsel zu verbessern. Es kommt also stark darauf an, wie hoch und wie lange der IL-6-Spiegel ansteigt – dann kann der Entzündungsstoff durchaus positive Effekte haben. Die Dosis und das Timing machen in diesem Fall das Gift. Zu guter Letzt schüttet das braune Fett noch ein Hormon mit einem sehr komplizierten Namen aus: 12,13-diHOME. Hinter diesem Namen verbirgt sich ein Fettmolekül, eine Art Fettsäure, die ebenfalls ins Blut abgegeben wird. Von dort aus signalisiert sie den Muskeln und dem Herzen, mehr Fettsäuren aus dem Blut aufzunehmen und zu verbrennen. Damit fungiert 12,13-diHOME als eine Art Treibstoffvermittler. Es hilft den Muskeln, während einer Kälteperiode effizienter zu arbeiten und auf Fett als Energiequelle zurückzugreifen, was den gesamten Energieumsatz steigern kann.

WENN DIE HEIZUNG VERRÜCKT SPIELT

So nützlich das braune Fett auch ist, manchmal kann seine Aktivität auch zum Problem werden – insbesondere, wenn sie durch andere Erkrankungen aus dem Ruder läuft.

- Wir haben bereits darüber gesprochen, dass die Schilddrüse mit ihren Hormonen eine entscheidende Rolle für unseren Stoffwechsel spielt. Interessanterweise tut sie das zu einem großen Teil über die Aktivierung des braunen Fetts. Bei einer Schilddrüsenüberfunktion verlieren Patienten oft stark an Gewicht, obwohl sie essen, so viel sie wollen. Sie schwitzen, können nicht zur Ruhe kommen und ihre Körpertemperatur ist leicht erhöht. Der Grund: Die Schilddrüse feuert das braune Fett ununterbrochen an, was den Stoffwechsel extrem nach oben treibt.

- Genau das Gegenteil passiert bei einer Schilddrüsenunterfunktion. Hier nehmen Patienten oft zu, obwohl sie an ihrer Lebensweise nichts geändert haben. Das liegt daran, dass die Schilddrüse das braune Fett quasi abschaltet. Dadurch geht ein wichtiger Mechanismus zur Kalorienverbrennung verloren, und der Stoffwechsel schläft ein.

- Eine seltene Erkrankung, die mit zu viel aktivem braunem Fett einhergeht, ist das sogenannte Phäochromozytom – im Prinzip ein Knoten in der Nebenniere, der unkontrolliert riesige Mengen der Stresshormone Adrenalin und Noradrenalin produziert. Ähnlich wie bei einem Knoten in der Schilddrüse, der zu viel Schilddrüsenhormone erzeugt, gerät hier das Hormonsystem aus dem Gleichgewicht. Die Betroffenen leiden unter plötzlichen Blutdruckkrisen, schnellem Herzschlag und wiederkehrenden Hitzeattacken, die typischerweise von kaltem Schweiß begleitet sind. Das geschieht, weil die phasenweise ausgeschütteten Stresshormone das braune Fett massiv überaktivieren. Auch hier berichten einige Patienten von unerklärlichem Gewichtsverlust.

- Sogar bei den bekannten Hitzewallungen während der Menopause scheint das braune Fett seine Finger im Spiel zu haben, da es durch das weibliche Geschlechtshormon Östrogen aktiviert werden kann. Eine neue Studie legt nahe, dass die Hitzeschübe auf eine plötzliche, starke Aktivierung des braunen Fetts durch die Hormonschwankungen zurückzuführen sein könnten.

ANGEBOREN ODER ANTRAINIERT?
Die Rolle von Genen und Epigenetik

Jetzt fragst du dich sicher: Ist die Menge an braunem Fett angeboren oder kann man es sich antrainieren? Tatsächlich spielen die Gene eine Rolle. Versetzen wir uns noch einmal zurück zu den Pima. Bei ihnen hat man Genvarianten gefunden, die es ihnen erschweren, ihr braunes Fett zu aktivieren. Das könnte erklären, warum sie tendenziell eher sparsame Stoffwechseltypen sind und mehr Diabetes entwickeln. Vielleicht hängt das auch damit zusammen, dass sie seit jeher in einer heißen Umgebung leben, in der man braunes Fett nicht brauchte und es eher ein Nachteil gewesen wäre, weil es zu viel Energie verbraucht. Passend dazu zeigt eine groß angelegte Studie, dass Menschen, die im kalten Norden der USA leben, weniger Diabetes bekommen als Menschen im heißen Süden – unabhängig von sonstigen Einflussfaktoren –, was sich die Autoren auch mit mehr aktivem braunem Fett erklären. Passend dazu fand man bei den Inuit, die in den nördlichsten Regionen leben, Genvarianten, die das braune Fett sehr stark aktivieren. Es scheint also ein genetisches Nord-Süd-Gefälle zu geben.

Evolutionsbiologisch scheint das braune Fett eine entscheidende Rolle dabei gespielt zu haben, dass der *Homo sapiens* sich überhaupt in den kälteren Gebieten Europas ansiedeln konnte. Als er aus der afrikanischen Savanne nach Norden auswanderte, traf er auf den Neandertaler, der bereits an die Kälte angepasst war und entsprechend viel braunes Fett ausgebildet hatte. Indem sich der *Homo sapiens* mit dem Neandertaler vermischte, hat er sich sozusagen den Bauplan für eine effiziente Körperheizung „geklaut", um hier überleben zu können. Die Gene für braunes Fett sind also tief in uns verankert, aber bei jedem unterschiedlich stark ausgeprägt.

DER ZEITPUNKT DER ZEUGUNG PRÄGT DEN STOFFWECHSEL

Aber jetzt kommt's, denn nicht nur die Gene spielen eine Rolle. Wir kommen wieder zur Epigenetik, die du schon aus dem Kapitel über die Schwangerschaft kennst. Und die spielt beim braunen Fett eine wahnsinnig wichtige Rolle. Forscher wollten wissen, ob man „antrainiertes" braunes Fett auch vererben kann. Dazu machten sie ein faszinierendes Experiment mit Mäusen. Sie setzten männliche Mäuse vor der Paarung eine Woche lang kalten Temperaturen um die 6 °C aus. Die Nachkommen dieser „kalten Väter" hatten eine höhere Körperkerntemperatur und bildeten deutlich mehr braunes Fett als die Nachkommen von Vätern, die bei normalen Temperaturen gelebt hatten – obwohl die Jungen selbst nie in der Kälte waren. Als man diese Nachkommen dann auf eine ungesunde, fettreiche Diät setzte, aßen sie zwar mehr als die Kontrollmäuse, nahmen aber weniger zu. Ein typisches Merkmal des verschwenderischen Stoffwechseltyps! Ihr Zuckerstoffwechsel blieb dabei völlig intakt. Das Erstaunlichste war: Setzte man das Weibchen vor der Paarung in die Kälte, trat der Effekt nicht auf. Die Information, dass die Kinder in eine kalte Welt geboren werden, kam nur über die Spermien.

Solche Experimente sind bei Menschen natürlich nicht möglich. Das Team vom Universitätsspital Zürich, wo es im Winter ja auch mal kalt wird, wertete daher über 8 500 PET-CT-Scans aus. Sie bestimmten anhand von Geburtsurkunden den Zeugungszeitraum der untersuchten Personen. Und tatsächlich: Diejenigen Menschen, die in den kalten Wintermonaten gezeugt wurden, hatten mehr aktives braunes Fett und im Durchschnitt ein niedrigeres Körpergewicht als die anderen. Diese Studie wurde 2025 in Japan auf noch aufwendigere Weise wiederholt. Man glich die Daten zusätzlich mit Wetterdaten ab und testete den Energieverbrauch der Probanden in der Kältekammer. Das Ergebnis war dasselbe: Menschen, die im Winter gezeugt wurden, waren tendenziell schlanker und konnten – das war neu – bei Kälteexposition ihren Energieverbrauch viel stärker nach oben schrauben. Man nennt das auch die kälteinduzierte Thermogenese. Und es wird noch spannender: Man unterzog diese Probanden einem Mahlzeitentest. In der Tat hatten die im Winter Gezeugten auch nach dem Essen einen höheren Energieverbrauch, was wieder perfekt zu unseren Stoffwechseltypen passt. Die Beobachtung wird auch durch Forschungen an der TU München gestützt. Dort konnte nachgewiesen werden, dass braunes Fettgewebe nicht nur bei Kälte, sondern auch nach dem Essen aktiviert wird, um überschüssige Kalorien zu verbrennen.

Die Gene legen also den Grundstock an braunem Fett fest. Aber die Epigenetik – also wie kalt es zum Zeitpunkt der Zeugung war – spielt ebenfalls eine entscheidende Rolle. Und jetzt ratet mal, ob ich ein Sommer- oder Winterkind bin.

KÄLTE: der natürliche Weg zu mehr braunem Fett

Die gute Nachricht lautet: Wir sind unserer genetischen und epigenetischen Veranlagung nicht hilflos ausgeliefert, sondern können unser braunes Fett durchaus selbst aktiv trainieren. Und der wirksamste natürliche Reiz dafür ist Kälte. In einer Studie setzte man schlanke, gesunde Menschen zehn Tage lang für je sechs Stunden einer Raumtemperatur von 16 °C aus. Mithilfe von PET-CT-Scans konnte man sehen, dass sowohl Frauen als auch Männer ihr aktives braunes Fettgewebe dadurch steigerten – Frauen sogar noch etwas mehr als Männer. Einen Effekt auf den Grundumsatz oder auf das Gewicht konnte man nach dieser kurzen Zeit allerdings noch nicht sehen. Interessanter war eine Folgestudie, die über sechs Wochen lief. Hier wurden junge, schlanke Männer täglich für zwei Stunden in einen 19 °C kalten Raum gesetzt. Das Ergebnis: Nicht nur die Aktivität des braunen Fetts stieg an, sondern auch der gesamte Energieverbrauch nahm zu. Gleichzeitig sank die Fettmasse der Männer. Das war ein starker Hinweis darauf, dass man durch Kälteexposition tatsächlich Körperfett reduzieren kann. Das Körpergewicht selbst veränderte sich interessanterweise nicht, was wahrscheinlich daran lag, dass die Probanden gleichzeitig leicht an fettfreier Masse (Muskeln, Organmasse oder Wasser) zulegten. Aber funktioniert das auch bei Menschen mit Übergewicht, die ja von Natur aus weniger aktives braunes Fett haben? In der Tat. Man untersuchte Männer mit einem BMI von 33, die man ebenfalls zehn Tage lang für sechs Stunden täglich in einen 15 °C kalten Raum steckte. Auch bei ihnen stieg die Aktivität des braunen Fetts an. Zusätzlich konnte man aber sehen, dass auch die Muskeln durch die Kälte mehr Zucker aufnahmen und mehr Wärme erzeugten. Die Muskeln scheinen also neben dem braunen Fett ein weiterer wichtiger Player zu sein, der bei Kälte die Heizung anwirft. Noch beeindruckender waren die Ergebnisse bei Menschen, die nicht nur adipös waren, sondern auch an Typ-2-Diabetes litten. Nach zehn Tagen bei 15 °C hatten auch sie ihr braunes Fett aktiviert. Aber was die Fachwelt wirklich faszinierte, war etwas anderes: Ihre Insulinsensitivität, also die Fähigkeit der Körperzellen, auf Insulin zu reagieren, verbesserte sich um über 40 Prozent! Um einen vergleichbaren Effekt durch Sport zu erzielen, müsste man mehrere Monate trainieren. Das ist ein durchschlagender Erfolg in nur zehn Tagen. Selbst wenn die Probanden in noch kälteren Umgebungen (etwa in Kälteanzügen bei 10 °C) leicht zu zittern begannen, blieben die positiven Effekte auf Blutzucker und Blutfette bestehen. Das braune Fett bleibt also auch dann aktiv, wenn die Muskeln bereits mitzittern.

Eine sehr interessante Studie dazu kommt von Susanne Søberg aus Dänemark, gar nicht so weit weg von mir in Kiel. Sie verglich Winterschwimmer mit einer Kontrollgruppe. Die Winterschwimmer gingen regelmäßig zweimal pro Woche ins kalte Wasser und wärmten sich danach in der Sauna wieder auf. Søberg konnte zeigen, dass die Schwimmer bei Kälte eine viel stärkere wärmeproduzierende Reaktion zeigten. Interessanterweise hatten sie in den PET-CT-Scans nicht unbedingt mehr braunes Fett, aber ihr vorhandenes Fett arbeitete deutlich effizienter – es war besser trainiert. All diese Studien zeigen: Kälteexposition, insbesondere eine milde, aber dafür längere Kälte, kann unser braunes Fett trainieren und vermehren. Eisbaden ist also nicht zwingend notwendig. Das ist die wissenschaftliche Grundlage, die du später brauchen wirst, wenn du erfährst, wie du mit gezieltem Kältetraining deinen Stoffwechsel verschwenderischer machen kannst.

DIE SUCHE NACH DER „FETTSPRITZE"

Seit die erstaunlichen Eigenschaften des braunen Fetts bekannt sind, ist natürlich auch die Pharmaindustrie hellhörig geworden. Die Vorstellung, das braune Fett einfach mit einer Pille oder Spritze aktivieren zu können, ist verlockend. Um zu verstehen, wie das funktionieren könnte, müssen wir uns kurz ansehen, wie das braune Fett normalerweise angeschaltet wird. Der entscheidende Impuls kommt vom sympathischen Nervensystem, einem Teil unseres unbewussten Nervensystems. Wenn wir Kälte auf der Haut spüren, meldet das Gehirn: „Achtung, es ist kalt, Heizung anwerfen!" Daraufhin werden über Nervenbahnen, die direkt zum braunen Fett führen, die Botenstoffe Adrenalin und Noradrenalin ausgeschüttet. Insbesondere das Noradrenalin dockt an spezielle Andockstellen auf den braunen Fettzellen an, die sogenannten Betarezeptoren, und gibt so das Startsignal zur Wärmeproduktion. Genau hier setzt die Forschung an. Man versuchte, diese Betarezeptoren mit Medikamenten gezielt zu aktivieren. Das Problem ist nur: Diese Rezeptoren sitzen nicht nur auf dem braunen Fett, sondern auch am Herzen, in der Lunge und in den Blutgefäßen. Und um das braune Fett ausreichend zu stimulieren, waren hohe Dosen der Medikamente nötig, was unweigerlich zu Nebenwirkungen führte: Der Blutdruck stieg an und das Herz schlug schneller. Das ist natürlich keine Dauerlösung, weshalb dieser Weg nicht weiterverfolgt wurde.

Die Forschung sucht aber weiter nach Wegen, das braune Fett gezielt zu aktivieren. Und hier kommen zwei alte Bekannte ins Spiel: Einer der vielversprechendsten Kandidaten ist unser „Videoassistent", das Hormon FGF21. In großen Studien wird derzeit eine künstliche, spritzbare Version von ihm getestet. Die ersten Ergebnisse sind dabei vielversprechend: Bei den Probanden sanken die Blutfettwerte deutlich, wahrscheinlich weil das aktivierte braune Fett sie aus dem Blut saugt. Auch das Leberfett ging zurück. FGF21 könnte also ein vielversprechendes Medikament zur Behandlung der Fettlebererkrankung werden. Und potenziell auch das Medikament, das uns alle zu „Verschwender-Stoffwechseltypen" macht. Auch die bekannten Abnehmspritzen, die über das Sättigungshormon GLP-1 wirken, scheinen einen Effekt auf das braune Fett zu haben. Aus Tierstudien wissen wir, dass GLP-1 das braune Fett aktivieren kann, und es gibt einzelne Fallberichte von Menschen, bei denen nach der Anwendung der Spritzen in PET-CT-Scans mehr aktives braunes Fett sichtbar war. Systematische Studien fehlen zwar noch, aber es spricht vieles dafür, dass die Spritzen einen Teil ihrer Wirkung über die Aktivierung des braunen Fetts entfalten. Der Effekt ist wahrscheinlich eher gering, aber die neuen Generationen von Abnehmspritzen, die in den nächsten Jahren auf den Markt kommen, könnten durch die Kombination mehrerer Hormone das braune Fett noch direkter und stärker aktivieren.

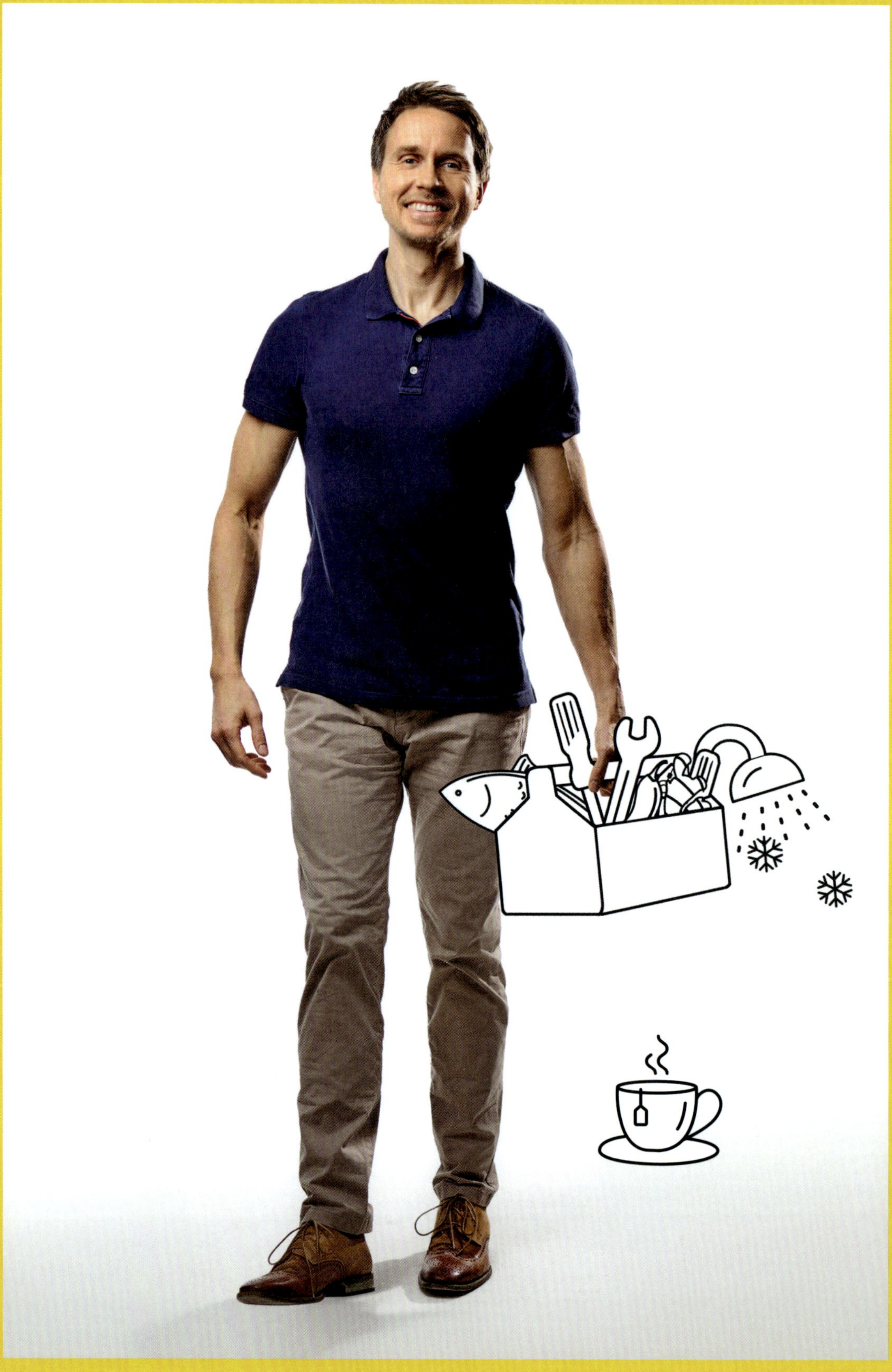

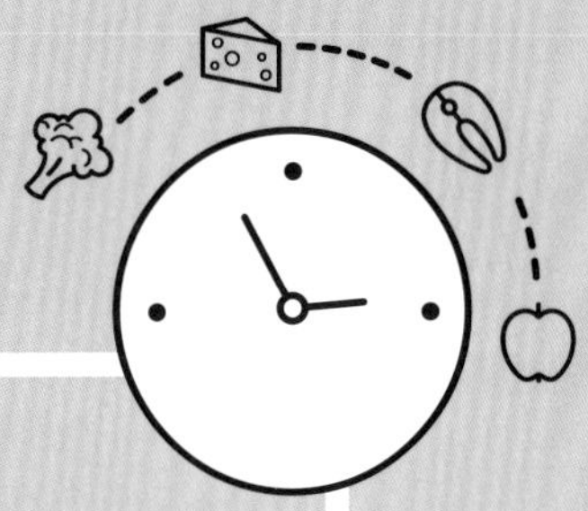

Dein Werkzeugkasten für einen Verschwender-Stoffwechsel

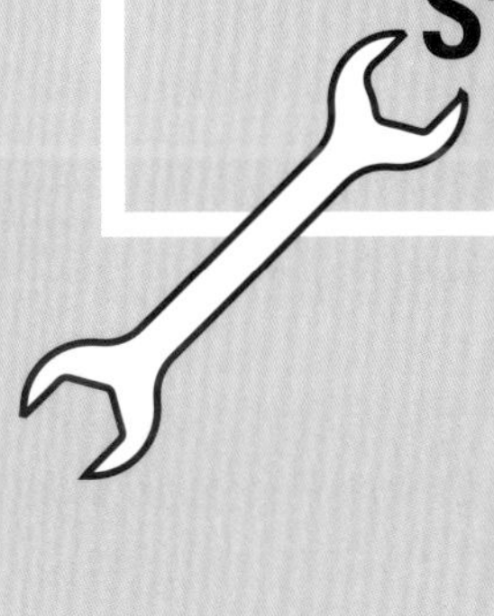

WELCHER STOFFWECHSELTYP BIST DU?

Nach all den Informationen über Stoffwechseltypen und die wundersame Welt des braunen Fettgewebes brennst du jetzt wahrscheinlich darauf, deinen eigenen Stoffwechsel zu verbessern. Der erste logische Schritt ist dabei natürlich, erst einmal herauszufinden, welcher Stoffwechseltyp du überhaupt bist.

WAS TAUGEN DIE STOFFWECHSELTESTS AUF DEM MARKT?

Die Idee, Stoffwechseltypen zu bestimmen, ist alles andere als neu. Inzwischen gibt es eine Vielzahl von Anbietern auf dem Markt, die entsprechende Messungen anbieten – meist auf der Basis deiner Gene, deines Urins oder sogar deines Stuhlgangs. Doch hier muss ich dich leider direkt enttäuschen: Die meisten dieser Tests sind ziemlich nutzlos. Ich habe mir den deutschen Markt einmal genauer angesehen. Oft werden sogenannte DNA-Stoffwechseltests vermarktet, bei denen bestimmte Mutationen in deinen Genen analysiert werden. Diese sollen dann angeblich dein Risiko für Übergewicht, dein Sättigungsgefühl, deine Fähigkeit zum Fettabbau oder sogar deinen Muskelfasertyp bestimmen. Das Versprechen lautet: Wenn du deinen genetischen Stoffwechseltyp kennst, kannst du Ernährung und Sport perfekt anpassen und eine Art „DNA-Diät" machen. Das Problem ist nur: Es gibt keine einzige wissenschaftliche Studie, die den Nutzen eines solchen Vorgehens jemals bewiesen hätte. Es bleibt ein reines Marketingversprechen, meistens schlichte Geldmacherei. Selbst wenn du deinen Typ laut Hersteller kennst, wird das wahrscheinlich nicht zu besseren Ergebnissen führen – nur dein Geldbeutel ist am Ende etwas leichter. Selbstverständlich können solche Konzepte psychologisch motivieren, aber dafür muss man nicht so viel Geld ausgeben. Andere Tests arbeiten mit Stuhlproben. Du nimmst nach dem Toilettengang eine Probe, schickst sie ein und im Labor werden dann deine Darmbakterien analysiert. Daraus leitet man ab, welche Nahrungsmittel du angeblich besser verstoffwechseln und woraus du am meisten Energie ziehen kannst. Aber auch hierfür fehlt bisher jeder wissenschaftliche Beweis. Wir haben aktuell keine verlässliche Datenlage, die zeigt, dass wir durch eine gezielte Anpassung an unser Mikrobiom irgendwelche gesundheitlichen Vorteile erzielen – abseits von wenigen spezifischen Krankheiten, die im Krankenhaus behandelt werden. Für den normalen Menschen im Alltag ist das alles nichts, jedenfalls aktuell noch nicht. Schließlich gibt es noch Stoffwechseltests, die auf einer Urinprobe basieren. Dabei wird mittels einer Methode namens Massenspektrometrie gemessen, welche Säuren ausgeschieden werden. Damit kann man in der Tat einen tiefen Einblick in Stoffwechselprozesse bekommen, und diese Methode liefert wirklich interessante Daten. Sie ist noch eine der besten verfügbaren Optionen. Allerdings ist der praktische Nutzen auch hier fragwürdig. Man weiß schlichtweg oft noch gar nicht, was ein bestimmtes Ergebnis für dich konkret bedeutet. Es ist also schwierig, daraus eine wirklich sinnvolle Empfehlung zu basteln.

Zu guter Letzt gibt es natürlich auch noch Fragebögen, wie das „Metabolic Typing". Dieses Konzept wurde von William Wolcott und Trish Fahey entwickelt und basiert auf den eher pseudowissenschaftlichen Definitionen, die wir schon in Kapitel 3 zu den Stoffwechseltypen gestreift haben. Hier füllt man umfangreiche Bögen mit 50 bis 70 Fragen zu Essensvorlieben, dem Gefühl nach Mahlzeiten, der Stimmungslage oder dem Schlaftyp aus. Daraus wird dann ein Stoffwechseltyp bestimmt – meist ein Protein-, Kohlenhydrat- oder Mischtyp – und es werden entsprechende Ernährungsempfehlungen gegeben. Auch hier gilt: Die Wirksamkeit wurde durch Studien bislang nicht bestätigt. In einer Pilotstudie mit Rugbyspielern fand man beispielsweise keinerlei Übereinstimmung zwischen dem per Fragebogen bestimmten Stoffwechseltyp und dem tatsächlichen Stoffwechselverhalten der Athleten. Fachgesellschaften und Verbraucherzentralen stufen solche Methoden daher oft als pseudowissenschaftlich ein.

UNSER ANSATZ: EIN TEST, DER FUNKTIONIERT

Unser Ansatz ist dagegen ein anderer. Wie ich dir im vorletzten Kapitel erklärt habe, haben wir in unseren Studien herausgefunden, dass wir mit unserer Methode zur Bestimmung des Stoffwechseltyps tatsächlich vorhersagen können, wer von einer Diät profitiert und wer nicht – und wer vom Jo-Jo-Effekt betroffen sein wird. Das ist eine solide wissenschaftliche Grundlage. Das Problem an unserer Messung ist nur: Sie ist extrem aufwendig und teuer. Wir müssen die Menschen für einen ganzen Tag in eine Stoffwechselkammer einladen und sie dort entweder fasten lassen oder mit einer speziellen Low-Protein-Diät überernähren. Solche Kammern gibt es in Deutschland nur an wenigen Zentren, zum Beispiel in Leipzig und bei uns in Kiel, und sie werden fast ausschließlich für die Forschung genutzt. Für den klinischen Alltag ist das keine Lösung. Daher bin ich nach meiner Zeit in den USA mit der Vision nach Kiel gegangen, die Messung des Stoffwechseltyps radikal zu vereinfachen. Ich wollte einen Test entwickeln, der für mehr Menschen zugänglich ist und von dem mehr Menschen profitieren können.

Der Mahlzeitentest

Da wir gesehen hatten, dass eine proteinarme Mahlzeit den Stoffwechseltyp besonders gut entlarvt, hatte ich eine Idee. Anstatt die Menschen für einen ganzen Tag in die Kammer zu stecken, sollten sie nur eine einzige, spezielle Mahlzeit zu sich nehmen – und zwar nachdem sie einen Tag lang gefastet hatten. Ich wollte den Stoffwechsel sozusagen einmal komplett zur Ruhe bringen und ihn dann mit dieser Mahlzeit maximal herausfordern – ein echter Stoffwechselstresstest. Diese Mahlzeit war eine sehr kalorienreiche Mischung aus Schokolade, Keksen und Gummibärchen, die individuell auf den Energieverbrauch jedes Probanden abgestimmt wurde. Nachdem die Probanden gefastet hatten und wieder in die Klinik kamen, aßen sie morgens diese Mahlzeit. Danach maßen wir für drei Stunden ihren Energieverbrauch. Die Menschen reagierten völlig unterschiedlich. Bei manchen stieg der Energieverbrauch nach der Mahlzeit sehr stark an, bei anderen kaum. Anhand dieser Reaktion konnten wir sie in zwei Gruppen einteilen: die Verschwenderischen, deren Stoffwechsel hochtourte, und die Sparsamen, deren Stoffwechsel auf Sparflamme blieb. Anschließend beobachteten wir, was passierte, wenn diese Menschen – allesamt mit Übergewicht – eine Diät machten und dabei für drei Monate nur 800 kcal pro Tag in Form von Shakes zu sich nahmen. Sie verloren dabei natürlich viel Gewicht, im Schnitt etwa 20 Kilogramm. Aber auch hier gab es enorme Unterschiede: Manche verloren 25 Kilogramm, andere nur 15. Und jetzt kommt das Spannende: Wir konnten mit unserem Test zeigen, dass die Menschen, die wir zuvor als sparsam eingestuft hatten, wirklich diejenigen waren, die am wenigsten Gewicht verloren. Die Verschwenderischen hingegen nahmen am meisten ab. Das galt nicht nur für das Gesamtgewicht, sondern, und das ist entscheidend, auch für die Fettmasse. Das war ein ganz wichtiger Punkt, denn er bewies: Unser vereinfachter Stoffwechseltypentest funktioniert. Er ist zwar immer noch aufwendiger als ein einfacher Bluttest, aber immerhin deutlich praktikabler als eine Messung in der Stoffwechselkammer.

Ein Blick in die Zukunft: der Stoffwechseltyp aus dem Blut

Das ist natürlich noch nicht das Ende der Fahnenstange. Wir wollen das Verfahren noch weiter vereinfachen. Meine Vision ist ein Test, der so einfach ist wie ein Test auf Diabetes: Man isst eine standardisierte Mahlzeit und eine Stunde später wird ein bestimmtes Hormon im Blut gemessen. Der heißeste Kandidat für dieses Hormon ist unser „Videoassistent" FGF21. Wir wissen, dass sein Spiegel nach einer proteinarmen Mahlzeit extrem stark ansteigt und die Unterschiede zwischen den Menschen dabei besonders deutlich sichtbar werden – der von uns wiederentdeckte „Ziehharmonika-Effekt". In unserer Studie konnten wir zeigen, dass sich die FGF21-Ausschüttung durch den Mahlzeitentest verdoppelt – im Durchschnitt. Bei einigen steigt er auf das Drei- bis Vierfache an, während er sich bei anderen kaum ändert. Und unsere ersten Daten deuten darauf hin, dass die Höhe dieses „FGF21-Ausschlags" auch den Diäterfolg vorhersagen kann. Wir hoffen, dass wir in Zukunft Menschen nur noch diese Mahlzeit essen lassen müssen, dann den FGF21-Spiegel messen und so ihren Stoffwechseltyp bestimmen können. Ob das funktioniert, werden die nächsten Jahre zeigen. Dann könnte man den Test auch problemlos in der klinischen Praxis anwenden.

ERSTE HINWEISE AUF DEINEN STOFFWECHSELTYP

So weit sind wir aber leider noch nicht. Trotzdem möchte ich dir hier im Buch eine Möglichkeit geben, einen Hinweis auf deinen persönlichen Stoffwechseltyp zu erhalten. Da uns noch kein einfacher Labortest zur Verfügung steht, bleibt uns nichts anderes übrig, als dir, ähnlich wie beim Metabolic Typing, ein paar Fragen zu stellen. Die Fragen für den Test habe ich mir anhand der Ergebnisse aus unseren Studien überlegt. Unsere Probanden haben uns ja immer wieder berichtet, wie sie sich fühlen, wenn sie fasten oder bestimmte Mahlzeiten essen. Aus diesen Beobachtungen habe ich einen Fragenkatalog entwickelt, der dir einen guten Eindruck vermitteln kann, ob du eher zu den Sparsamen oder den Verschwendern gehörst. Das soll dir helfen, die Tipps auf den nachfolgenden Seiten besser für dich einzuordnen und in deinen Alltag zu integrieren – besonders, wenn du merkst, dass du eher ein sparsamer Typ bist.

TEST: DEIN STOFFWECHSELTYP

Lies dir jede Frage durch und wähle die Antwort, die am ehesten auf dich zutrifft. Notiere die Punktzahl und zähle dann am Ende alles zusammen. Sei dabei ganz ehrlich zu dir selbst, es gibt kein Richtig oder Falsch, nur eine persönliche Tendenz. Die Auflösung gibt es auf der nächsten Seite.

1. Stell dir vor, du lässt das Mittagessen ausfallen. Wie reagiert dein Körper?

- ☐ Mir wird schnell kalt, ich fühle mich müde oder bekomme „Brain Fog". (0 Punkte)
- ☐ Es geht so, ich merke es, aber es ist aushaltbar. (1 Punkt)
- ☐ Alles gut, ich fühle mich weiter fit und leistungsfähig. (2 Punkte)

2. Der Steak-Effekt: Du isst eine große, eiweißreiche Mahlzeit (zum Beispiel ein Steak mit Bohnen oder eine große Portion Quark mit Nüssen). Was passiert danach?

- ☐ Mir wird spürbar warm, manchmal so sehr, dass ich die Jacke ausziehen muss. (2 Punkte)
- ☐ Ich merke eine leichte Wärmeentwicklung. (1 Punkt)
- ☐ Ich spüre kaum einen Unterschied in meiner Körpertemperatur. (0 Punkte)

3. Nach zwei, drei Tagen mit reichlich Essen stellst du dich auf die Waage. Was zeigt sie?

- ☐ Ich habe kaum zugenommen (0–0,5 kg) und das Gewicht ist schnell wieder weg. (2 Punkte)
- ☐ Ich habe etwas zugenommen (0,5–1,5 kg). (1 Punkt)
- ☐ Ich habe deutlich zugenommen (>1,5 kg) und das Gewicht hält sich hartnäckig. (0 Punkte)

4. Wie leicht fällt es dir, das Frühstück auszulassen und erst mittags die erste Mahlzeit zu essen?

- ☐ Fällt mir sehr leicht, ich fühle mich dabei sogar oft klarer und leistungsfähiger. (2 Punkte)
- ☐ Mal so, mal so. An manchen Tagen geht es gut, an anderen hänge ich durch. (1 Punkt)
- ☐ Fällt mir sehr schwer. Ich friere leicht und werde unkonzentriert. (0 Punkte)

5. Wie kälteempfindlich bist du?

- ☐ Ich bin sehr kältetolerant, friere selten und halte auch niedrige Temperaturen gut aus. (2 Punkte)
- ☐ Ich friere manchmal, vor allem wenn ich mich wenig bewege oder es sehr kalt ist. (1 Punkt)
- ☐ Mir wird häufig kalt, selbst in warmen Räumen. (0 Punkte)

6. Der Zappelphilipp-Faktor: Achte mal auf deine unbewussten Bewegungen.

- ☐ Ich bin oft in Bewegung, zapple mit den Füßen, stehe beim Telefonieren auf oder nehme automatisch die Treppe anstelle des Aufzugs. (2 Punkte)
- ☐ Ich würde mich als mittelmäßig aktiv beschreiben. (1 Punkt)
- ☐ Ich sitze eher ruhig und bin von Natur aus kein Zappelphilipp. (0 Punkte)

7. Stress-Esser oder Appetitverlierer? Wenn du richtig unter Strom stehst, ...

- ☐ ... vergeht mir eher der Appetit. (2 Punkte)
- ☐ ... merke ich kaum einen Unterschied. (1 Punkt)
- ☐ ... bekomme ich oft Heißhunger, meist auf Süßes oder Salziges. (0 Punkte)

8. Du isst eine Mahlzeit mit vielen Kohlenhydraten (zum Beispiel eine große Portion Reis, Nudeln oder Ofenkartoffeln). Spürst du danach eine Wärmewelle?

- ☐ Ja, oft fühle ich mich 30–60 Minuten später angenehm warm, manchmal schwitze ich sogar leicht. (2 Punkte)
- ☐ Manchmal spüre ich das, aber nicht immer. (1 Punkt)
- ☐ Nein, einen solchen Effekt kenne ich bei mir nicht. (0 Punkte)

9. Wie stabil ist dein Gewicht übers Jahr gesehen, wenn du nicht bewusst auf die Ernährung achtest?

- ☐ Es bleibt erstaunlich stabil, auch wenn ich mal über die Stränge schlage. (2 Punkte)
- ☐ Es schwankt moderat, mal nach oben, mal nach unten. (1 Punkt)
- ☐ Es schwankt stark und neigt dazu, nach oben zu gehen. (0 Punkte)

10. Wie hat sich ein moderates Kaloriendefizit (ca. 300–500 kcal weniger pro Tag) ausgewirkt?

- ☐ Relativ gut, die Kilos sind gepurzelt. (2 Punkte)
- ☐ Okay, aber mühsam. (1 Punkt)
- ☐ Extrem zäh, ich habe kaum abgenommen. (0 Punkte)

11. Wie fühlst du dich morgens noch vor dem ersten Kaffee oder Frühstück?

- ☐ Ich bin meistens direkt wach und fit. (2 Punkte)
- ☐ Ich brauche kurz, um in die Gänge zu kommen. (1 Punkt)
- ☐ Ich fühle mich schlapp und brauche dringend Energie. (0 Punkte)

12. Fällst du nach einer großen Mahlzeit oft in ein Müdigkeitsloch?

- ☐ Selten, meistens fühle ich mich angenehm gesättigt. (2 Punkte)
- ☐ Manchmal, wenn die Mahlzeit sehr üppig war. (1 Punkt)
- ☐ Ja, ich könnte mich danach direkt hinlegen. (0 Punkte)

AUSWERTUNG: DEIN ERGEBNIS

Gesamtpunktzahl: ________

17–24 Punkte

→ Der verschwenderische Typ

Herzlichen Glückwunsch, dein Stoffwechsel läuft wohl auf Hochtouren! Dein Körper neigt dazu, überschüssige Kalorien eher in Wärme umzuwandeln, statt sie sofort als Fett zu speichern. Das zeigt sich durch einen stärkeren „Wärmekick" nach dem Essen und eine höhere Toleranz gegenüber Fastenperioden. Und genau das macht dich widerstandsfähiger gegen Gewichtszunahme und den Jo-Jo-Effekt.

11–16 Punkte

→ Der ausgeglichene Typ

Du bist der flexible Allrounder. Dein Stoffwechsel reagiert moderat auf Veränderungen und hält eine gute Balance zwischen Sparen und Verschwenden. Das ist eine hervorragende Ausgangslage, denn du kannst deinen Stoffwechsel durch gezielte Maßnahmen (wie Ernährungsweise, Bewegung oder Kältereize) bewusst in die eine oder andere Richtung lenken.

0–10 Punkte

→ Der sparsame Typ

Dein Körper ist wohl ein Meister der Effizienz. Evolutionär gesehen ist das ein riesiger Vorteil, denn dein System ist darauf getrimmt, Energie bestmöglich zu konservieren. In unserer heutigen Welt des Überflusses hast du es allerdings schwerer: Du nimmst nicht nur leichter zu, sondern es fällt dir auch schwerer abzunehmen. Denn dein Stoffwechsel schaltet bei einem Kaloriendefizit schnell auf Sparflamme.

Was bedeutet das nun für dich?

Egal welcher Typ du bist: Dieses Ergebnis ist kein Urteil, sondern ein Kompass. Es zeigt dir deine persönliche Ausgangslage und hilft dir zu verstehen, warum dein Körper so reagiert, wie er es tut.
Die gute Nachricht ist: Du bist deinem Stoffwechsel nicht hilflos ausgeliefert! Besonders wenn du zum sparsamen oder ausgeglichenen Typ gehörst, kannst du mit den richtigen Strategien lernen, deinen inneren Ofen gezielt anzuwerfen und deinen Stoffwechsel in Richtung „Verschwendung" zu trainieren.
Und genau das werden wir auf den nächsten Seiten tun.

Noch ein wichtiger Hinweis

Dies ist natürlich kein klinisch validierter Test! Du kannst daraus keine medizinisch begründbaren Schlüsse ziehen. Aber du kannst eine Tendenz erkennen, in welche Richtung dein Stoffwechsel eher geht.

TOOL 1:
Kalt, kälter, heiß

Die erste und wahrscheinlich effektivste Möglichkeit, seinen Stoffwechsel verschwenderischer zu machen, ist die Kälteexposition. Durch Kälte, das ist wissenschaftlich nachgewiesen, können wir unser braunes Fett aktivieren und sogar vermehren. Man kann es sich so vorstellen: Wir starten mit einer bestimmten genetischen Ausstattung an braunem Fettgewebe, die von Mensch zu Mensch variiert. Aber ähnlich wie wir unsere Muskeln trainieren, können wir auch unser braunes Fett trainieren. Und so wie manche Menschen mit einer besseren Anlage für Muskelaufbau auf die Welt kommen, gibt es auch bei braunem Fett solche, die es leichter aufbauen, und andere, bei denen es etwas schwerer geht. Fakt ist aber: Jeder kann es trainieren und, ganz wichtig, man muss es auch regelmäßig tun. Die Parallelen zum Muskeltraining sind also unübersehbar.

MEIN WEG VOM WARMDUSCHER ZUM EISBADER

Was das Training angeht, bin ich selbst sehr diszipliniert. Ich weiß noch genau, wie es anfing. Ich lebte damals in Phoenix, Arizona, und als ich von der Wirkung des braunen Fetts erfuhr, schrieb ich einem Freund, einem Mexikaner, der durch regelmäßige Kälteexposition seine Lyme-Borreliose in den Griff bekommen hatte. Bei ihm hatten keine Antibiotika mehr geholfen, sein Zustand war kritisch. Er erzählte mir, dass er es dann mit Kälte versucht hatte – und es funktionierte. Diese Erfahrung prägte ihn so sehr, dass er zum ersten Wim-Hof-Trainer in ganz Mexiko wurde. Dazu muss man wissen: Wim Hof, auch bekannt als „The Iceman", ist wohl einer der bekanntesten Kältegurus der Welt. Berühmt wurde er durch unglaubliche Rekorde: 2011 saß er eine Stunde, 52 Minuten und 42 Sekunden in einem Tank voller Eiswürfel – offizieller Guinness-Weltrekord. Er bestieg Teile des Mount Everest nur in kurzer Hose und Sandalen, ohne Sauerstoffgerät, und erklomm den Kilimandscharo in unter zwei Tagen nur in Shorts, wofür ein normaler Wanderer fast eine Woche braucht. Der Mann ist also, was Kälte angeht, ein echter Freak. Er geht leidenschaftlich gern eisbaden und hat daraus ein ganzes System an Kursen entwickelt. Mein

Freund wurde nach seinen positiven Erfahrungen also selbst Wim-Hof-Instructor. Da Phoenix nicht weit von Mexiko entfernt ist, kam er mich eines Tages besuchen und stellte mich einem seiner Freunde vor, der ebenfalls in Phoenix lebte und sich dort Eisbäder angeschafft hatte – für Phoenix ziemlich ungewöhnlich, denn im Sommer wird es dort glühend heiß. Wir trafen uns also bei diesem Freund und nahmen erst mal ein schönes Eisbad. Das Interessante war: Selbst bei dieser Hitze ist ein Eisbad ab einer bestimmten Zeit keine Erfrischung mehr, sondern einfach nur noch eiskalt. Für mich war es beim ersten Mal eine ziemliche Überwindung. Ich habe richtig gemerkt, wie mein Körper dagegen ankämpfte, und ich musste am Anfang sehr mit meiner Atmung kämpfen. Letztlich spürte ich aber auch den positiven Effekt. Danach fühlte ich mich unglaublich aufgeweckt, frisch und lebendig.

FUNFACT

Wissenschaftler haben untersucht, ob Wim Hof durch sein exzessives Kältetraining mehr braunes Fett besitzt als sein eineiiger Zwillingsbruder. Überraschenderweise war das nicht der Fall. Beide hatten ähnlich viel. Man erklärt sich das so, dass die Kälte, der sich Wim Hof aussetzt, oft so extrem ist, dass das braune Fett allein nicht mehr ausreicht. Sein Körper muss dann die Muskulatur einsetzen, um Wärme zu produzieren. Und in der Tat hat Wim Hof eine extrem gut trainierte Zwischenrippenmuskulatur – und die nutzt er durch seine Atemtechnik ganz gezielt als Wärmequelle.

Kälte in den Alltag integrieren

Seit diesem Tag gehe ich regelmäßig eisbaden. Hier in Kiel zum Beispiel zwei- bis dreimal pro Woche in der Förde. Und ich dusche auch nur noch kalt (bis auf wenige Ausnahmen). Daran war ich sogar schon etwas gewöhnt. Denn schon früher, und das habe ich von meinen Eltern so mitbekommen, habe ich jede warme Dusche kalt beendet. Das war einfach Teil der Erziehung, ich bin so aufgewachsen, lange bevor ich irgendetwas über braunes Fett wusste. Mein Papa hat das immer so erklärt: „Wenn man am Ende noch mal kalt duscht, ist einem danach nicht mehr kalt, wenn man aus der Dusche kommt." Und so ist es ja auch. Wenn man sehr warm duscht, fühlt sich die Luft im Bad danach kühl an – alles eine Frage der relativen Wahrnehmung. Dieser Effekt entfällt, wenn man das Wasser zum Schluss auf kalt stellt. Das fand ich so gut, dass ich es immer beibehalten habe. Ich kannte kalte Duschen also schon, wenn auch nur als Abschluss. Irgendwann bin ich dann dazu übergegangen, nur noch kalt zu duschen. Das mache ich bis heute jeden Morgen. Was ich außerdem tue, um Kälte in meinen Alltag zu integrieren: Ich versuche, auch im Winter möglichst wenig anzuziehen. Oft bin ich nur mit kurzer Hose und T-Shirt unterwegs. Dadurch bin ich in Kiel schon einigen Leuten aufgefallen. Manche stempeln mich vermutlich als verrückt ab. Aber der positive Effekt lässt sich eben auch durch eine solch milde Kälteexposition erreichen. Ich mag dieses Gefühl, dem Element der Kälte ein wenig ausgeliefert zu sein. Es ist faszinierend zu spüren, wie der Körper sich wehren und selbst Wärme erzeugen kann. Das alles findet natürlich in einem kontrollierten Maßstab statt. Ich kann jederzeit eine Jacke anziehen oder in eine warme Umgebung gehen. Dieses Wissen macht es mental viel einfacher, sich der Kälte auszusetzen. Wenn man nicht weiß, wann die nächste Wärmequelle kommt, ist es ungleich schwerer. Auch in meiner Wohnung ist es im Winter selten wärmer als 20 °C. Außer wenn Besuch kommt, dann drehe ich die Heizung etwas mehr auf. Aber es ist nicht so, dass ich mich 24 Stunden der Kälte aussetze. Ich mag es auch sehr warm. Ich gehe zum Beispiel gerne in die Sauna oder mache mir auch mal eine Wärmflasche. Man kann es so sehen: Man sollte den Körper nicht die ganze Zeit mit Kälte stressen, denn das ist es letztendlich – ein Stressor. Es geht darum, gezielte Reize zu setzen und dem Körper danach wieder Zeit zur Erholung zu geben. Das ist ganz wichtig. Wir trainieren unsere Muskeln ja auch nicht 24 Stunden am Tag, sondern geben ihnen nach dem Training Ruhe, damit sie wachsen können. Genauso sollte man es mit der Kälte auch sehen. Und deshalb sitze ich auch sehr gerne mal in warmen Räumen oder mache es mir mit einer Wärmflasche gemütlich.

DEIN WEG ZUM KÄLTEPROFI

Kälte ist also definitiv eine Möglichkeit, um deinen Stoffwechsel auf Turbo zu schalten. Wichtig ist aber immer: Fang langsam an und höre auf deinen Körper. Die Methoden, die ich jetzt vorstelle, müssen individuell angepasst werden. Und das Wichtigste: Es sollte immer Spaß machen und belebend wirken. Du solltest dich nie dazu zwingen müssen. Wenn es sich wie ein Zwang anfühlt, reduziere die Intensität und steigere dich lieber langsam. Wenn du medizinische Probleme oder Kreislaufbeschwerden hast, solltest du sofort aufhören oder gar nicht erst anfangen. Auf Seite 137 findest du eine Liste mit Kontraindikationen, also Situationen, in denen du

Kälteanwendungen meiden oder vorher unbedingt mit deinem Arzt besprechen solltest.

Die kalte Dusche: der perfekte Start in den Tag

Der hervorragende Einstieg in die Kältetherapie ist die kalte Dusche am Morgen. Sie macht sofort wach und kurbelt die Ausschüttung von Adrenalin an. Man fühlt sich augenblicklich energiegeladen, fokussiert und mental fit. Ich kann das jeden Morgen bestätigen – für mich ist die kalte Dusche das, was für andere der Kaffee ist. Danach bin ich wach und freue mich auf den Tag. Gleichzeitig setzt der Körper nach der kalten Dusche Dopamin frei, was die Stimmung hebt und für ein anhaltendes Gefühl von guter Laune sorgt. Auch das kann ich aus eigener Erfahrung bestätigen. Es gibt daneben aber auch Studien, die zeigen, dass nach einer Kälteexposition tatsächlich positive Hormone freigesetzt werden. Schon diese kurzzeitige Kälte unter der Dusche steigert den Stoffwechsel akut, weil der Körper sich aufwärmen muss, um seine Kerntemperatur zu schützen. Man verbrennt während der Dusche zwar noch keine Unmengen an Kalorien, das muss man fairerweise sagen. Aber wenn man es regelmäßig macht, fördert man die Bildung von braunem Fett. Es wird aktiver und mit der Zeit erhöht man seinen Grundumsatz und verbrennt dann auch in der Kälte mehr Energie. Das ist so ähnlich wie im Fitnessstudio: Beim ersten Mal kann man auch nicht sofort die 50-Kilo-Hantel heben. Dazu braucht es regelmäßiges Training.

Wie fängst du an?

- **Wenn du kalte Duschen** überhaupt nicht gewohnt bist, steigere dich am besten langsam.

- **Warm beginnen, kalt enden:** Dusche erst normal warm und ende mit 30 Sekunden kaltem Wasser. Du kannst dir dafür einen Timer stellen oder es nach Gefühl machen.

- **Temperatur schrittweise senken:** Beginne vielleicht erst mit lauwarmem Wasser und stelle es nach und nach kälter.

- **Von unten nach oben:** Dusche zuerst nur die Beine ab, dann bis zum Becken. Wenn es dir gut geht, beziehe den Oberkörper und irgendwann auch Kopf und Gesicht mit ein. Für mich ist es immer ein extracooles Gefühl, das kalte Wasser im Gesicht zu spüren.

- **Bewusst atmen:** Wenn es kalt wird, fängt man oft automatisch an, schneller zu atmen. Atme stattdessen bewusst tief ein und aus. Das stimuliert neben dem Sympathikus (der für die Adrenalinausschüttung sorgt) auch den Parasympathikus, der wieder für Ruhe sorgt und den Kälteschock mildert. Mit der Zeit wird sich dein Körper anpassen. Dann kannst du die Dauer von 30 Sekunden vielleicht auf eine oder sogar zwei Minuten steigern – und das ist schon eine lange Zeit! Wenn du das schaffst, kannst du auch versuchen, direkt nur noch kalt zu duschen. Wichtig ist die Regelmäßigkeit. Lieber tägliche kurze Kältereize setzen als einmal pro Woche superlange. Die Wissenschaftlerin Susanne Søberg, die die große Winterschwimmerstudie in Dänemark durchgeführt hat, kam mit ihrem Team zu dem Schluss, dass elf Minuten Kälteexposition pro Woche genügen, um die wesentlichen Vorteile zu erzielen. Das erreichst du zum Beispiel mit drei bis vier kalten Duschen à drei Minuten. Lege dir am besten ein festes Morgenritual an bestimmten Tagen fest, das in deinen Alltag passt – ob Montag, Mittwoch, Freitag oder nur am Wochenende.

Wechselduschen: die sanfte Alternative

Falls dich eiskalte Duschen zu viel Überwindung kosten, probiere es mit Wechselduschen. Wechsle warmes und kaltes Wasser miteinander ab, zum Beispiel eine Minute warm, dann 20 Sekunden kalt, und das in drei Durchgängen. Das ist fast wie ein Saunagang und trainiert ebenfalls die Gefäße und das braune Fettgewebe. Ich empfehle, immer mit der kalten Phase zu enden. Mit der Zeit kannst du versuchen, die warmen Phasen zu verkürzen und die kalten zu verlängern. So lernt dein Körper, die Kälte zu mögen.

Der richtige „Strahl"

Was man auch beachten sollte: Den besten Effekt bekommt man nicht mit einer feinen Duschbrause, sondern mit einem voluminösen Was-

Duschen im Freien

Wenn du einen Garten oder Zugang zu einer Terrasse mit Wasseranschluss hast, dann sind das perfekte Bedingungen. Probiere dann einfach mal, draußen zu duschen. Das hat einen zusätzlichen Effekt, weil man die Elemente ganz direkt spürt – zum Beispiel bei Regen oder im Winter. Man ist in der Natur und besser kann man eigentlich gar nicht in den Tag starten. Ich selbst mache das auch so: Ich habe eine Terrasse, auf die ich morgens zum Kaltduschen gehe, um den maximalen Wachmachereffekt zu bekommen. Die Dusche im Bad benutze ich kaum, die ist meistens nur für Gäste da.

serstrahl, wie man ihn aus manchen Wellness- oder Saunalandschaften kennt. Ich dusche zum Beispiel nur so, mit einem großen, langsamen Wasserfluss ohne Brausekopf. Der Kältereiz wird dadurch viel besser auf der Haut verteilt, weil sie großflächiger benetzt wird. Mit einer Brause kommt die Kälte nicht so schön am Körper an.

Kleine Reize, große Wirkung: Kältesnacks für den Alltag

Ähnlich wie man kleine „Sportsnacks" in den Alltag integrieren kann (mal die Treppe statt den Aufzug nehmen oder ein paar Kniebeugen am Schreibtisch machen), genauso funktioniert das auch mit der Kälte. Auch hier können kleine, regelmäßige Reize schon einen großen Unterschied machen.

- **Raumtemperatur senken:** Plane gezielte „Kältefenster" in deinen Tag ein, etwa indem du die Temperatur im Arbeitszimmer um ein paar Grad senkst. In den anderen Räumen kann es ja wärmer sein. Schon so eine milde Abkühlung kann einen Effekt haben. Wir wissen aus Studien, dass man sein braunes Fett um über 40 Prozent steigern und den Fettstoffwechsel deutlich verbessern kann, wenn man sich regelmäßig in 19 °C kalten Räumen aufhält – natürlich ohne dicken Pulli. Diese milde, aber längere Kälte ist am besten geeignet, das braune Fett zu aktivieren, da der Körper noch nicht zittert und die Wärme maximal über das braune Fett erzeugt.

- **Kühl schlafen:** Senke auch im Schlafzimmer die Temperatur, öffne das Fenster (wenn es draußen nicht

Extra-Tipp für Frauen: Weniger ist mehr!

Frauen müssen sich oft gar nicht so extremer Kälte aussetzen wie Männer, um die gleichen positiven Effekte zu erzielen. Denn Frauen haben von Natur aus weniger Muskelmasse, dafür aber mehr Unterhautfettgewebe und neigen stärker zur Wärmeproduktion über braunes Fett, auch ohne Zittern. Ihr Kälteempfinden ist oft intensiver, was auch durch den Menstruationszyklus oder hormonelle Umstellungen (zum Beispiel in den Wechseljahren) verstärkt werden kann. Studien deuten darauf hin, dass für Frauen oft schon Wassertemperaturen um die 16 °C ausreichen, um die positiven Effekte vom Eisbaden voll auszulösen. Das ist immer noch empfindlich kalt, aber eben kein extremer Eisschock. Also, liebe Leserinnen: Hört auf euren Körper und stresst euch nicht, wenn die Eistonne zu kalt ist.

zu laut ist) oder nutze eine dünnere Decke. Du sollst nicht frieren, aber dich auch nicht komplett warm fühlen. So kannst du dir dein braunes Fett quasi im Schlaf antrainieren.

- **Leichter kleiden:** Zieh zu Hause oder im Büro mal eine kurze Hose an oder generell nicht so dicke Sachen. Wenn du kurz rausmusst, lass die dicke Jacke mal weg oder trage sie offen. Ich persönlich laufe im Winter oft nur mit kurzer Hose und T-Shirt herum, schütze aber meine Extremitäten mit Handschuhen und dicken Schuhen, da Hände und Füße bei mir schnell kalt werden. Der Körperstamm kommt so aber gut mit der Kälte in Kontakt, und wenn der Körper registriert, dass der Rumpf abkühlt, aktiviert er die Mechanismen zur Rekrutierung von braunem Fett besonders stark. Mit der Zeit wirst du kälteresistenter und frierst weniger. Zugleich verbrauchst du aber mehr Kalorien, wenn du dich der Kälte aussetzt, weil der Körper mehr braunes Fett gebildet hat.

- **Kälte und Bewegung kombinieren:** Trainiere in einem kühlen Raum oder draußen an der frischen Luft statt im überheizten Fitnessstudio. Die Idee dahinter: Der Körper erzeugt durch die Bewegung Wärme und verliert sie an die kalte Umgebung. Also muss er noch mehr Wärme produzieren, was er unter anderem mit braunem Fett tut. Ein moderater Lauf in Shorts bei 10 °C kann den Kreislauf richtig auf Trab bringen. Der Körper bemüht sich doppelt, die Balance zwischen Wärmeverlust und -produktion zu halten. Das fühlt sich erfrischend an und man hat gleichzeitig die natürliche Klimaanlage um sich herum. Ich schätze, dass 30 Minuten pro Tag in kühler Umgebung etwa genauso wertvoll sind, wie ein- bis zweimal pro Woche in Eiswasser zu springen.

Die Königsdisziplin: Eisbaden für Hartgesottene

Für alle, die es extrem mögen oder schon Kälteerfahrung haben, ist das Eis- oder Winterbaden die Königsdisziplin. Ob im eisigen See, im Meer oder in der heimischen Badewanne mit Eiswürfeln – dieser intensive Schockreiz aktiviert sofort alle Mechanismen, um die Körpertemperatur stabil zu halten. Das sympathische Nervensystem wird schlagartig aktiviert, Adrenalin und Noradrenalin schießen in die Höhe, als müsstest du vor einem Säbelzahntiger fliehen. Das Herz pumpt schneller, man schnappt nach Luft und beginnt, sehr stark und schnell zu atmen. Das kann man gar nicht unterdrücken. Doch nach etwa einer Minute lässt das meistens nach. Interessanterweise wird der sogenannte Tauchreflex aktiviert, sobald unser Gesicht mit kaltem Wasser in

Berührung kommt. Dieser Reflex aktiviert den Parasympathikus, der dafür sorgt, dass wir ruhiger werden, der Puls sinkt und die Atmung sich normalisiert. Der Körper will so verhindern, dass wir in Panik geraten und ertrinken. Wenn wir das regelmäßig machen, werden Sympathikus und Parasympathikus perfekt für den Alltagsstress kalibriert. Deshalb würde ich immer empfehlen, mindestens eine Minute im kalten Wasser zu bleiben. Man merkt dann oft, wie es sich plötzlich viel besser anfühlt, auch weil der Körper eine dünne Wärmeschicht im ruhigen Wasser um sich herum gebildet hat. Wenn man das geschafft hat und aus dem Wasser steigt, fühlt man sich wie neugeboren. Die Haut wird durchblutet, man hat eine Herausforderung gemeistert und das Gefühl ist unbeschreiblich. Studien an skandinavischen Winterbadern haben gezeigt, dass solche Kältefans bei Kältereizen mehr Wärme produzieren und mehr Kalorien verbrennen. Ihr Körper wird flexibler, er kann sein braunes Fett besser an- und abschalten. Der Kälteschock bleibt zwar immer eine Überwindung, aber er schwächt sich mit der Zeit ab.

Wichtige Sicherheitshinweise fürs Eisbaden:

- **Schütze deine Extremitäten.** Ziehe immer Neoprenschuhe und -handschuhe an. Extreme Kälte kann die Nerven dort schädigen.

- **Gehe niemals allein.** Besonders draußen solltest du immer in einer Gruppe baden, damit im Notfall jemand helfen kann. In vielen Städten gibt es Eisbader-Communities, denen man sich anschließen kann.

- **Übertreibe es nicht.** Bleibe nur so lange im Wasser, wie du dich gut fühlst.

- **Atme tief und gleichmäßig.** Das hilft, die Kälte mental zu meistern.

Die Hightech-Alternative: die Kältekammer

Für Technikbegeisterte oder Menschen, die kein Wasser mögen, gibt es die sogenannte Ganzkörper-Kryotherapie. Dabei betritt man für zwei bis vier Minuten eine spezielle Kammer, in der extrem niedrige Temperaturen von −85 bis −110 °C herrschen. Auch hier schützt man sich: Man trägt Badebekleidung, Handschuhe, Socken, Ohren- und Mundschutz, um Erfrierungen und eine Reizung der Lungen zu vermeiden. Das Ganze klingt brutal, ist es aber nicht, da die Luft durch flüssigen Stickstoff extrem trocken gemacht wird. Weil Luft Wärme viel schlechter leitet als Wasser, ist die

Kälte zwar etwas stechend, aber für mich persönlich sogar angenehmer als ein Eisbad. Und nach wenigen Minuten ist die Session vorbei, man muss sich nicht abtrocknen und kann sofort weitermachen. Angeboten wird das in vielen Fitness- und Wellnessstudios. Ich vermute, dass auch die Kältekammer braunes Fett anregt, da das Grundprinzip des Kälteschocks dasselbe ist. Eindeutige Studien dazu fehlen aber noch. Viele berichten jedoch von einem sofortigen Frischegefühl, besserer Laune und Schmerzlinderung. Daher wird die Kryotherapie auch im Sport zur Regeneration oder bei rheumatischen Erkrankungen eingesetzt. Manche Hersteller werben mit einem Kalorienverbrauch von bis zu 500 kcal pro Sitzung, was aber deutlich zu hoch gegriffen ist. Die Vorteile sind, dass es weniger mentale Überwindung kostet, alles überwacht ist und man es täglich zum Beispiel auf dem Nachhauseweg von der Arbeit machen kann. Der Nachteil sind die Kosten. In einigen Studios kann man aber Monatsabos abschließen.

Wann Kälte tabu ist

- **Herz-Kreislauf- und Blutdruckprobleme:** Bei Herzerkrankungen, Rhythmusstörungen oder starkem Bluthochdruck musst du unbedingt vorher mit deinem Arzt sprechen. Der Kälteschock kann den Blutdruck gefährlich in die Höhe treiben.

- **Raynaud-Syndrom oder Kälteallergie:** Beim Raynaud-Syndrom ziehen sich die Gefäße in Fingern und Zehen extrem zusammen. Bei einer Kälteallergie entstehen Quaddeln auf der Haut. In beiden Fällen ist Kältetraining nicht ratsam.

- **Nerven- und Durchblutungsstörungen:** Bei einer diabetischen Polyneuropathie oder der „Schaufensterkrankheit" ist ebenfalls Vorsicht geboten. Die Kälte kann bestehende Schäden verschlimmern.

- **Schilddrüsenprobleme:** Bei unkontrollierten Schilddrüsenerkrankungen solltest du ebenfalls erst Rücksprache mit deinem Arzt halten.

Gezielte Kältereize: lokale Anwendungen

Man muss nicht immer gleich den ganzen Körper der Kälte aussetzen. Wir wissen, dass der Stoffwechsel auch aktiviert wird, wenn nur bestimmte Stellen Kälte spüren. Die Kälterezeptoren dort senden das Signal ans Gehirn, das daraufhin den Stoffwechsel anwirft. Der Effekt ist natürlich nicht so stark wie bei einer Ganzkörperanwendung, aber es funktioniert.

► **Kalte Hand- oder Fußbäder:** Besonders an Händen und Füßen sitzen viele Kälterezeptoren. Tauche sie für maximal drei Minuten in kaltes Wasser. Bewege sie dabei, das steigert den Effekt.

► **Kühlpacks oder Kühlwesten:** Lege dir für 20–30 Minuten ein Kühlpack (in ein Tuch gewickelt!) in den Nacken- oder Schulterbereich. Genau dort sitzt das meiste braune Fett und wird so direkt aktiviert. Es gibt auch spezielle Kühlwesten zu kaufen. Das kann man super nebenbei beim Fernsehen oder Lesen machen. Der Reiz ist spürbar, aber nicht so überwältigend wie eine kalte Dusche.

Nachbrenneffekt: Lass den Körper zittern (für Fortgeschrittene)

Um den Effekt der Kälte zu verstärken, kannst du deinen Körper nach der Anwendung sich selbst aufwärmen lassen. Dabei fängst du vielleicht an zu zittern. Das bedeutet, dass nun auch deine Muskeln kräftig Wärme produzieren, was den Kalorienverbrauch zusätzlich ankurbelt. Die Wissenschaftlerin Susanne Søberg empfiehlt genau das: nach der Kälte sich nicht sofort aufwärmen, sondern weitermachen. Es ist eine Herausforderung, niemand zittert gern freiwillig. Aber ab und zu kann man diesen Nachbrenneffekt ruhig mal gezielt nutzen, um die Kalorienverbrennung zu maximieren.

	Kältebad	**Kälte-kammer**	**Kalte Dusche**	**Lokale Kälte-anwendung**
Temperatur	≤ 15 °C	–85 bis –110 °C (trockene Kälte)	Variabel (oft 10–20 °C)	Variabel (z. B.: 0 bis 15 °C)
Dauer	30 Sek. bis 15 Min.	2 bis 5 Min.	30 Sek. bis wenige Minuten	15 bis 30 Min.
Wirkung	Starker Kältereiz, Wärmeabgabe, Kreislauf und Hormone werden aktiv	Schnelle Hautabkühlung, Gefäße ziehen sich zusammen, Stresshormone steigen	Leichter Kältereiz, Kreislauf wird angeregt	Gezielte Kühlung, bremst Schmerzen und Entzündungen
Effekt auf braunes Fett	++++	+++	++	+

TOOL 2:
Der Kick aus der Küche

Spannenderweise gibt es nicht nur Kälte, die unseren Stoffwechsel über das braune Fett aktivieren kann, sondern auch bestimmte Nahrungsmittel. Ihre Wirkung ist zwar nicht ganz so stark wie ein Kältereiz, aber sie haben dennoch einen messbaren Effekt. In der richtigen Mischung können sie der Wirkung von Kälte sogar recht nahe kommen. Das Nahrungsmittel, das einem hier wohl als Erstes in den Sinn kommt und das du vielleicht auch schon kennst, ist Chili.

CHILI: SCHARFER STOFFWECHSELBOOSTER

Die Schärfe in Chilischoten stammt vom Capsaicin, einem sogenannten Alkaloid. Dieser Stoff aktiviert einen ganz bestimmten Rezeptor in unserem Mund und im Verdauungstrakt: den TRPV1-Rezeptor, der umgangssprachlich auch als Chili- oder Wärmerezeptor bekannt ist. Genau dieser Rezeptor ist dafür verantwortlich, dass wir Chili als so scharf empfinden und uns danach oft angenehm warm oder sogar heiß fühlen. Dieses Hitzegefühl hat tatsächlich einen handfesten Effekt auf den Stoffwechsel. In der Tat wissen wir, dass Capsaicin über die Aktivierung von braunem Fettgewebe die Wärmeproduktion und damit den Kalorienverbrauch steigern kann, zumindest bei Mäusen. Doch auch im Menschen scheint das zu funktionieren: Bei übergewichtigen Probanden, die 135 Milligramm Capsaicin pro Tag zu sich nahmen, wurde der Energieverbrauch merklich erhöht. Zusätzlich wissen wir, dass ein regelmäßiger Konsum von Chili den Appetit zügeln und die Sättigung fördern kann, was die Kalorienaufnahme zusätzlich reduziert. So wurde bei Probanden, die regelmäßig Chili konsumierten, weniger Bauchfett gemessen. Eine im Jahr 2025 veröffentlichte Studie hat diesen Sättigungseffekt eindrücklich gezeigt. Dort wurden rund 130 Erwachsene in zwei Gruppen eingeteilt und bekamen entweder ein Gericht mit Rindfleisch oder ein Chicken Tikka Masala serviert – jeweils einmal in einer milden und einmal in einer etwas schärferen Variante. Die Forscher filmten die Probanden mit Videokameras und analysierten, wie schnell sie aßen, wie groß ihre Bissen waren und wie viel Zeit sie insgesamt für die Mahlzeit benötigten. Außerdem wurden die Teilnehmer befragt, wie satt sie sich fühlten und wie gut es ihnen geschmeckt hat.

Die wichtigste Erkenntnis war: Obwohl die Gerichte mit dem höheren Schärfegrad geschmacklich als gleichwertig empfunden wurden, aßen die Teilnehmer hier deutlich langsamer, machten kleinere Bissen und ließen mehr auf dem Teller liegen. Das Erstaunlichste war jedoch, dass sie sich trotz der geringeren Essensmenge genauso satt fühlten wie die Teilnehmer, die die milde Variante gegessen hatten. Sie fanden das Essen auch genauso lecker und es wurde nicht mehr Wasser getrunken, was als möglicher Grund für die Sättigung ausgeschlossen werden konnte. Die Zugabe von leichter Schärfe, die den Geschmack kaum beeinflusst, scheint also ein guter Trick zu sein, um die eigenen Portionen besser zu kontrollieren. Man isst langsamer und dadurch automatisch weniger, ohne dabei an Sättigungsgefühl einzubüßen. Das langsamere Essen hilft dem Gehirn offenbar, die Fülle der Nahrung besser zu registrieren. Denn wie wir bereits wissen, braucht das Gehirn immer eine gewisse Zeit, um über die Sättigungshormone zu erfassen, wie viele Kalorien in der Nahrung stecken. Man muss also nicht verzichten oder eine strenge Diät halten. Stattdessen kann man einfach beim Kochen etwas Chili dazugeben. Das kann schon einen kleinen, aber feinen Unterschied machen.

Capsinoide: der milde Chili

Wer Chili nicht gut verträgt, muss auf den Effekt nicht verzichten. Denn es gibt eine interessante Chilivariante: die sogenannten Capsinoide. Sie sind dem Capsaicin chemisch sehr ähnlich, werden aber aus einer milden Paprikasorte hergestellt. Diese Capsinoide binden an die gleichen Wärmerezeptoren wie ihr scharfer Verwandter, verursachen dabei aber nur etwa ein Tausendstel der Schärfe. So kann man die wärmebildende und stoffwechselaktivierende Wirkung nutzen, ohne ein brennendes Gefühl im Mund oder andere unangenehme Beschwerden in Kauf nehmen zu müssen. Tests an Tieren und Menschen haben gezeigt, dass schon kleine Dosen ausreichen. Bereits 9 Milligramm Capsinoide täglich führten bei gesunden Männern zu einer Aktivierung des braunen Fettgewebes und zu einem signifikanten Anstieg des Energieverbrauchs – man kann bei regelmäßiger Einnahme von 50 kcal täglich ausgehen. Das klingt auf den ersten Blick vielleicht nicht nach viel. Aber wenn du dich erinnerst, dass schon ein täglicher Kalorienüberschuss von nur 100 kcal auf ein Jahr gerechnet zu einer Gewichtszunahme von fünf Kilogramm führen kann, rückt das die Dinge in ein anderes Licht. Wer seinen Energieverbrauch jeden Tag um 50 kcal erhöht, indem er täglich Capsinoide zu sich nimmt, kann über mehrere Jahre hinweg einen langsamen, aber stetigen Fettabbau unterstützen. Damit gehören Capsinoide zu den Topnahrungsmitteln, die unser inneres Heizkraftwerk anwerfen können. Es scheint jedoch, dass vor allem Menschen profitieren, die bereits über viel braunes Fett verfügen, da dieses dann stärker aktiviert werden kann. Ob man sein braunes Fett damit ähnlich gut trainieren kann wie mit Kälte, ist noch nicht abschließend geklärt. Aber wer bereits viel braunes Fett hat, kann es mit Capsaicin und Capsinoiden sehr gut aktivieren.

DIE CHILI-ALTERNATIVEN: INGWER & CO.

Nicht nur Chili, sondern auch andere Gewürze können uns helfen, in den „Verschwendermodus" zu schalten. Viele von ihnen enthalten scharfe oder aromatische Inhaltsstoffe, die ähnlich wie Capsaicin die Wärmerezeptoren in unserem Körper aktivieren. Ein wichtiger Vertreter ist Ingwer. Die knollige Wurzel ist eine der ältesten Heilpflanzen, die wir kennen, und wird zunehmend po-

FUNFACT

Überall ploppen sie gerade auf, in Supermärkten, Cafés und beim Frühstücksbuffet: Kleine, bunte Ingwer-Shots, die als der ultimative Gesundheitskick verkauft werden. Aber Vorsicht ist geboten, denn so ein kleiner Shot muss ja nicht nur gesund sein, sondern den meisten Leuten auch schmecken. Verbraucheruntersuchungen zeigen oft ein ernüchterndes Bild: Viele dieser Fläschchen bestehen zu über 70 Prozent aus billigem Apfel- oder Orangensaft und enthalten oft nur 15 Prozent Ingwer. Damit es richtig lecker wird, kommt oft noch Agavendicksaft oder anderer Zucker obendrauf. Das Ergebnis: Manche dieser vermeintlichen „Stoffwechselbooster" enthalten auf 100 Milliliter gerechnet mehr Zucker als eine Cola. Damit tust du deinem Stoffwechsel natürlich keinen Gefallen – ganz im Gegenteil. Statt ihn anzuheizen, jagst du deinen Blutzucker mit einer Ladung Fruchtzucker in die Höhe. Mein Tipp: Wenn du die volle Ingwerpower willst, mach dir lieber einen frischen Ingwertee oder mixe dir deine Shots zu Hause selbst. Dann weißt du genau, was drin ist – nämlich Ingwer und kein teures Zuckerwasser. Zudem bleiben bei der frischen Zubereitung die wertvollen ätherischen Öle und Scharfstoffe am besten erhalten.

pulär. Ingwer ist bekannt für seine verdauungsfördernde und entzündungshemmende Wirkung, kann uns aber eventuell auch beim Gewichtsverlust helfen. Ein Experiment mit dicken Mäusen, die über 16 Wochen mit Ingwerextrakt im Futter behandelt wurden, zeigte, dass die Tiere deutlich weniger zunahmen und ihre Fettpolster kleiner wurden, weil ihr Stoffwechsel auf Hochtouren lief. Interessanterweise hatten die Mäuse, die Ingwer bekamen, auch eine höhere Wärmeproduktion und eine verbesserte Funktion des braunen Fettgewebes. Die Forscher konnten sogar nachweisen, dass sich bei ihnen weißes Fett in braunes umwandelte – ein Effekt, den wir auch von der Kälte kennen. Bei Menschen gibt es zwar keine so eindrucksvolle Studie, aber doch einige Hinweise. Vielleicht kennst du das auch: Wenn man Ingwertee trinkt, empfindet man oft ein wärmendes Gefühl. Das spiegelt die gesteigerte Durchblutung und einen leichten Anstieg der Körpertemperatur wider. Eine kleine Studie konnte zeigen, dass ein heißes Ingwergetränk nach dem Essen die Wärmeproduktion verstärkte, den Energieverbrauch um ca. 43 kcal pro Tag erhöhte und das Sättigungsgefühl verbesserte. Auch Senf, Meerrettich und Wasabi können unseren Stoffwechsel anheizen. Sie enthalten scharfe Senföle, die den Wärmerezeptor aktivieren. Schon vor Jahrzehnten wurde gezeigt, dass scharfer Senf die Stoffwechselrate kurzfristig erhöhen kann. Senf passt übrigens nicht nur zu Wurst, sondern auch hervorragend zu unverarbeitetem Fleisch oder zu gekochten Eiern. Etwas unbekannter sind Paradieskörner (Grains of Paradise). Diese westafrikanische Gewürzpflanze aus der Ingwerfamilie enthält den scharfen Stoff 6-Paradol. Japanische Forscher stellten daraus einen Extrakt her und testeten ihn an Menschen. Das Ergebnis war beeindruckend: Nach der Einnahme stieg der Energieverbrauch an – aber nur bei den Probanden, die zuvor aktives braunes Fett aufwiesen. Eine vierwöchige Einnahme führte sogar zu einem leichten Rückgang des gefährlichen viszeralen Bauchfetts. Es lohnt sich also, in der Küche mit Schärfe und verschiedenen Gewürzen zu experimentieren. Aber auch hier gilt: Man sollte es nicht übertreiben. Höre auf deinen Körper und deinen Geschmack, denn wenn das Essen zu scharf wird und keinen Spaß mehr macht, tut man sich auch keinen Gefallen.

Praktische Tipps für mehr Schärfe im Alltag

Langfristig kann scharfes Essen dabei helfen, eine Gewichtszunahme zu verhindern oder eine Gewichts-

WAS IST DRAN AN DEN GEHYPTEN „STOFFWECHSELTROPFEN"?

Beim Scrollen durch Instagram oder TikTok wurden dir vielleicht auch schon mal kleine Fläschchen mit „Stoffwechseltropfen" angepriesen, die versprechen, die Fettverbrennung auf Turbo zu schalten. Hinter dem Marketingschlagwort verbirgt sich oft ein bunter Mix aus homöopathischen Mitteln, Bitterstoffen und teils fragwürdigen „Fatburner"-Cocktails. Klingt fast zu schön, um wahr zu sein, oder? Das liegt daran, dass es das meistens auch ist. Zwar enthalten diese Tropfen oft Stoffe wie Koffein oder Grünteeextrakt, über deren kleine, stoffwechselanregende Wirkung wir in diesem Buch ja auch sprechen. Das Problem ist aber: Die Dosis in diesen Produkten ist oft unklar oder viel zu gering, um einen nennenswerten Effekt zu erzielen. Richtig tückisch wird es bei sogenannten „Stoffwechselkuren", die die Tropfen mit einer Crashdiät kombinieren. Fakt ist: Der Gewichtsverlust kommt hier einzig und allein vom Hungern, nicht von den teuren Tropfen. Ganz ehrlich? Spar dir das Geld. Statt auf teure Extrakte in fragwürdigen Tropfen zu setzen, kannst du die kleinen, positiven Effekte von Stoffen wie Koffein oder Grünteekatechinen viel besser und natürlicher nutzen – zum Beispiel mit einer einfachen Tasse Kaffee oder Tee. Für sich genommen ist der Effekt zwar gering, aber genau darum geht es in diesem Buch: In Kombination mit den anderen Tools wird aus vielen kleinen Teelichtern am Ende ein richtiges „Stoffwechselfeuer". Der wahre Weg zu einem verschwenderischen Stoffwechsel führt eben nicht über ein teures Fläschchen, sondern über das clevere Zusammenspiel vieler kleiner Anpassungen im Alltag. Das ist erstens günstiger und zweitens auch wirksamer, als sich nur auf ein paar vermeintliche Wundertropfen zu verlassen.

abnahme zu unterstützen. Dabei muss eins klar sein: Capsaicin ist kein Zaubermittel. Es kann jedoch eine wertvolle Hilfe sein. Hier deswegen ein paar Tipps, wie du es in den Alltag integrieren kannst:

- **Die Gewürzpalette erweitern:** Integriere nicht nur Chili, Cayennepfeffer oder Tabasco in deine Mahlzeiten, sondern denke auch an die anderen Scharfmacher. Frisch geriebener Ingwer passt super in asiatische Gerichte, Suppen oder Tees. Sei bei schwarzem Pfeffer ruhig großzügig und entdecke Senf oder Meerrettich für Dressings, Marinaden oder zu Eierspeisen neu.

▶ **Die richtige Dosis finden:** Schon eine moderate Schärfe kann auf Dauer Vorteile bringen, wenn man sie täglich anwendet. Wer empfindlich reagiert, sollte auf mildere Formen wie Paprika zurückgreifen. Der Effekt ist dann zwar schwächer, aber trotzdem vorhanden.

▶ **Auf Qualität achten:** Greife lieber zu natürlichen, frischen Gewürzen statt zu stark verarbeiteten Saucen oder Pasten. Dort können sich Zucker und andere Zusatzstoffe verstecken, die den positiven Gesundheitseffekt wieder schmälern.

▶ **Nahrungsergänzung:** Capsaicin und Capsinoide gibt es auch als Kapseln. Hier ist aber Vorsicht geboten, da hochdosiertes Capsaicin Nebenwirkungen haben kann. Wer es regelmäßig anwenden möchte, für den könnten Capsinoidkapseln eine sicherere und besser verträgliche Ergänzung sein.

GRÜNER TEE: KLEIN, ABER OHO

Nicht nur Gewürze, sondern auch bestimmte Getränke können eine wärmende, also thermogene Wirkung haben. Vielleicht hast du schon einmal gehört, dass grüner Tee stoffwechselaktivierende Eigenschaften besitzt. Er enthält eine wirksame Kombination aus Koffein und besonderen Pflanzenstoffen, den sogenannten Katechinen, die zusammen den Stoffwechsel antreiben. Das bekannteste Katechin (und eine wahre Scrabble-Wunderwaffe) ist Epigallocatechingallat, kurz EGCG. Eine wichtige Studie an Menschen fand heraus, dass Grünteeextrakt den 24-Stunden-Energieverbrauch um ungefähr vier Prozent steigern kann. Das entspricht immerhin 80–100 kcal pro Tag – genug, um auf lange Sicht sein Gewicht unter Kontrolle zu halten oder sogar etwas abzunehmen. Eine japanische Studie bestätigte, dass man damit sogar Fett verlieren kann. Über zwölf Wochen nahmen Probanden, die täglich ein hochdosiertes Katechinpräparat erhielten, signifikant an Gewicht, Körperfett und Bauchumfang ab, ohne ihre Ernährungs- oder Bewegungsgewohnheiten zu ändern. Gleichzeitig verbesserten sich auch noch ihre Blutdruck- und Cholesterinwerte. Wie kann grüner Tee das? Die Kombination aus Katechinen und Koffein scheint der Schlüssel zu sein. Sie greifen an unterschiedlichen Stellen in den Stoffwechsel ein und verstärken sich gegenseitig. Vereinfacht gesagt, sorgen sie dafür, dass das Hormon Noradrenalin, ein wichtiger Aktivator für unser braunes Fett, länger im Blut aktiv bleibt. Dadurch läuft der Stoffwechsel länger auf Hochtouren und die innere Heizung „bullert" kräftiger. Studien deuten stark darauf hin, dass grüner Tee seine Wirkung maßgeblich über die Aktivierung des braunen Fettgewebes entfaltet.

KAFFEE: NICHT SO EFFEKTIV WIE GRÜNER TEE

Und was ist mit Kaffee? Sein Effekt ist leider etwas geringer als der von grünem Tee, aber Koffein kann den Stoffwechsel ebenfalls stimulieren, hauptsächlich über die Freisetzung des Stresshormons Adrenalin. In einer Studie stieg nach dem Kaffeekonsum die Hauttemperatur im Bereich des Halses und des Schlüsselbeins messbar an – genau dort, wo viel braunes Fett sitzt. Dazu passend zeigen Studien, dass 600 Milligramm Koffein über den Tag verteilt (das entspricht etwa sechs Tassen Kaffee) den Kalorienverbrauch um bis zu 100 kcal erhöhen können. Das Problem ist nur, dass sich der Körper an einen hohen Koffeinkonsum gewöhnt und die Effekte mit der Zeit nachlassen.

Softdrink-Alternativen
Ersetze zuckerhaltige Getränke wie Säfte oder Limonaden lieber durch grünen Tee oder Kaffee – idealerweise schwarz oder mit nur wenig Milch. Schon zwei bis drei Tassen grüner Tee am Tag liefern eine gute Dosis Katechine. Auch drei Tassen Kaffee täglich sind für die meisten Menschen unbedenklich. Man sollte nur darauf achten, Kaffee nicht zu spät am Tag zu trinken, da er sonst den Schlaf stören kann. Und der ist ebenfalls wichtig für einen gesunden Stoffwechsel.

MENTHOL: LOKALE KÄLTE VON INNEN

Bisher haben wir über Stoffe gesprochen, die uns ein Hitzegefühl vermitteln. Aber auch ein Gefühl von Kälte kann den Stoffwechsel anregen. Ein gutes Beispiel dafür ist Menthol, das wir aus Pfefferminzbonbons kennen. Es aktiviert einen bestimmten Kälterezeptor, der genauso bei frischem Wind oder trockener Kälte reagiert. Daher kommt auch das eisige Gefühl im Mund. Menthol kann den Körper also ähnlich beeinflussen wie richtige Kälte und dadurch möglicherweise das braune Fett stimulieren. Es wirkt im Prinzip wie ein lokaler Kältereiz. Bei Mäusen, denen regelmäßig Menthol zum Futter zugesetzt wurde, konnte man zeigen, dass sie schlanker blieben, weniger Fett ansetzten und ein aktiveres braunes Fettgewebe aufwiesen.

Bei Menschen gibt es ebenfalls erste Hinweise. Eine brandaktuelle Studie zeigt, dass eine mentholhaltige Creme braunes Fett aktivieren und den Energieverbrauch und die Fettverbrennung steigern kann. Ob Pfefferminztee oder Mentholbonbons einen ähnlich Effekt haben, ist aber noch nicht abschließend geklärt. Das wäre besonders interessant, da Pfefferminz und Menthol kaum Kalorien haben und gut verträglich sind. Wer also auf keinen Fall kalt duschen möchte, hat mit Menthol eine kleine Alternative. Der Reiz ist natürlich nicht so stark wie eine echte Kälteexposition, aber der eigentliche Trick liegt ohnehin in der cleveren Kombination mit den wärmenden Stoffen. Ein frischer Ingwer-Minz-Tee – im Winter heiß, im Sommer als Eistee – aktiviert beispielsweise beide Systeme gleichzeitig. Auch zuckerfreie Minzkaugummis eignen sich gut, um die Kälterezeptoren zu reizen und nebenbei den Heißhunger auf Süßes zu zügeln. Ein weiterer Stoff, der den Kälterezeptor aktiviert, ist übrigens Zimt. Studien an Mäusen konnten zeigen, dass Zimt weißes Fett bräunen kann. Eine Prise Zimt im Müsli, Joghurt oder Kaffee ist also nicht nur zur Weihnachtszeit interessant. Der leicht süßliche Geschmack des Gewürzes kann zudem helfen, etwas Zucker einzusparen.

SEKUNDÄRE PFLANZENSTOFFE

Es gibt noch weitere Pflanzenstoffe, die den Stoffwechsel eher indirekt, aber dennoch positiv beeinflussen können. Zwei bekannte Vertreter sind Kurkumin und Resveratrol. Kurkumin, der gelbe Farbstoff aus Kurkuma, der Currypulver seine charakteristische Farbe gibt, ist vor allem für seine entzündungshemmenden Eigenschaften bekannt. Tierstudien deuten darauf hin, dass Kurkumin den Energiestoffwechsel antreiben kann. Mäuse, die Kurkumin zum Futter bekamen, nahmen weniger zu, obwohl sie nicht weniger fraßen. Es scheint den Stoffwechsel auf Fettverbrennung zu schalten und kann sogar die Umwandlung von weißem in braunes Fett fördern. Das Problem ist, dass Kurkumin vom menschlichen Körper nur schwer aufgenommen wird. Es gibt aber erste klinische Studien, die vielversprechend sind. So verloren übergewichtige Personen, die

Höhere Bioverfügbarkeit

Ein praktischer Tipp: Nimm Kurkumin am besten zusammen mit etwas Fett und einer Prise schwarzem Pfeffer ein, da beides die Aufnahme deutlich verbessert. Das gelingt zum Beispiel gut in Currys oder in einer „Goldenen Milch" (Kurkuma-Latte).

während einer Diät zusätzlich Kurkumin einnahmen, mehr Gewicht und Fett als die Kontrollgruppe.
Dann gibt es noch Resveratrol. Das ist ein Pflanzenstoff, der vor allem in roten Trauben, Beeren und Rotwein vorkommt. Er wurde bekannt im Zusammenhang mit dem „französischen Paradox" – der Beobachtung, dass Franzosen trotz fettreicher Kost und Rotweinkonsum eine hohe Lebenserwartung haben. In Zellkulturen und Tiermodellen konnte gezeigt werden, dass Resveratrol dem Körper eine Art Fastenzustand vorgaukelt und so die Fettverbrennung steigert. Es scheint auch die Entstehung von braunem Fett zu fördern. Bei Menschen ist die Datenlage diesbezüglich leider noch sehr dünn, da in den Tierstudien extrem hohe Dosen verwendet wurden, die man durch den Konsum von Lebensmitteln kaum erreichen kann. Dennoch ist der gesundheitliche Nutzen von resveratrolreichen Lebensmitteln wie Beeren, Weintrauben oder Erdnüssen unbestritten, wahrscheinlich durch die Summe aller enthaltenen Pflanzenstoffe.

OMEGA-3-FETTSÄUREN: KANN FETT FETT VERBRENNEN?

Zuletzt gibt es noch einen sehr spannenden Stoffwechselbooster: die Omega-3-Fettsäuren. Diese gesunden Fette, die Entzündungen reduzieren und vor Arterienverkalkung schützen, können eventuell auch den Stoffwechsel positiv beeinflussen. Das Problem unserer modernen Ernährung ist, dass wir tendenziell zu wenig Omega-3-Fettsäuren (aus Fisch, Algen, Leinsamen) und zu viele entzündungsfördernde Omega-6-Fettsäuren aus hochverarbeiteter Fertignahrung aufnehmen.
In Tierstudien konnte gezeigt werden, dass die Gabe von Fischöl die Aktivität des braunen Fetts steigert und gleichzeitig die Menge an schädlichem Bauchfett reduziert. In weiteren Versuchen wurde gezeigt, dass Omega-3-Fettsäuren die Genaktivität im braunen Fett so verändern, dass die Wärmeproduktion ansteigt und weißes Fett bräunlicher wird. Omega-3-Fette scheinen also weißes Fett gesünder zu machen

Her mit dem Fisch!
Iss regelmäßig fetten Fisch wie Lachs, Makrele, Hering oder Forelle. Schon zwei Portionen pro Woche können den Bedarf decken. Wer keinen Fisch mag, kann auf Leinöl, Chiasamen oder Walnüsse zurückgreifen. Diese enthalten zwar nicht die wichtigsten Omega-3-Fettsäuren, aber eine Vorstufe, die der Körper zum Teil umwandeln kann. Alternativ bieten sich Fischöl- oder Algenölkapseln an.

und den Kalorienverbrauch über braunes Fett zu steigern. Dieser Zusammenhang könnte auch erklären, warum unser Grundumsatz abgesunken ist, worüber wir ja schon im Kapitel über das Übergewicht gesprochen hatten. Eine große Studie, die den Energieverbrauch von Menschen über Jahrzehnte hinweg untersuchte, zeigte, dass unser Grundumsatz tendenziell zurückgegangen ist. Eine mögliche Erklärung dafür könnte sein, dass wir heute weniger Omega-3-Fettsäuren zu uns nehmen.

SEKRETIN: DER GEHEIME SÄTTIGUNGSBOOSTER

Und dann gibt es noch einen Geheimtipp, was die Aktivierung von braunem Fett angeht – ein brandaktuelles Thema in der Forschung: Nahrungsmittel, die das Darmhormon Sekretin freisetzen. Forscher von der TU München konnten eindrucksvoll zeigen, dass Sekretin – übrigens das allererste entdeckte Darmhormon überhaupt – sein Sättigungssignal über einen cleveren Umweg an das Gehirn sendet: über das braune Fettgewebe. Wenn wir Nahrung zu uns nehmen, wird Sekretin ausgeschüttet. Dieses Hormon dockt dann am braunen Fettgewebe an, das ja strategisch günstig am Hals und über den Schlüsselbeinen sitzt. Das braune Fett wird daraufhin aktiviert und produziert Wärme. Diese Wärme wiederum heizt das Blut in den Gefäßen auf, die direkt zum Gehirn führen. Im Hypothalamus – in der Schaltzentrale für Hunger und Sättigung – registrieren spezielle Wärmesensoren diesen leichten Temperaturanstieg. Das Ergebnis: Das „Team Sättigung" bekommt Verstärkung und wir fühlen uns schneller satt. Die Aktivierung des braunen Fetts verbrennt also nicht nur mehr Energie, sondern löst gleichzeitig ein Sättigungssignal im Gehirn aus. Wenn wir eine Mahlzeit essen, die viel Sekretin freisetzt, werden wir schneller satt. Genau das konnte das Münchner Team in seiner Studie zeigen. Jetzt wird fieberhaft daran geforscht, welche Nahrungsmittel die Sekretinausschüttung am besten anregen. Wir wissen, dass es im Dünndarm freigesetzt wird, wenn der ankommende Nahrungsbrei eher sauer ist. Es gibt auch erste Hinweise, dass bestimmte langkettige Fettsäuren die Freisetzung stimulieren könnten, aber hier ist das letzte Wort noch nicht gesprochen. Es bleibt also spannend, was die Forschung aus München uns bald präsentieren wird.

FAZIT: DIE MISCHUNG MACHT DEN UNTERSCHIED

Wie du siehst, gibt es eine ganze Reihe von Lebensmitteln und Nahrungsbestandteilen, die unseren

FUNFACT

Schlank durch Spaghetti? Das klingt erst mal zu schön, um wahr zu sein, oder? Aber es steckt tatsächlich ein Fünkchen Wahrheit dahinter. Das liegt am sekundären Pflanzenstoff Lycopin, der rote Farbstoff in Tomaten. In einer Studie mit Mäusen hat Lycopin etwas Erstaunliches geschafft: Es konnte das braune Fettgewebe der Tiere aktivieren und so ihre Gewichtszunahme bei Fast-Food-Ernährung begrenzen. Problem: Die Mausdosis war relativ hoch und am Menschen gibt es noch keine Studien. Tomatenmark könnte aber Abhilfe verschaffen. Denn das Tomatenlycopin wird durch Verarbeitung in Tomatenmark und Erhitzung viel besser vom Körper aufgenommen. Der Haken bei der Sache: Wir müssten etwa eine Tube Tomatenmark am Tag essen, um auf die Dosis der Mäuse zu kommen. Das schaffen wohl auch waschechte Italiener kaum. Ich denke aber, dass auch geringere Mengen einen positiven Effekt haben, vor allem, wenn man sie mit den anderen Tipps aus diesem Buch kombiniert, um das braune Fett und den Stoffwechsel auf Trab zu bringen. Wichtig: Der Trick funktioniert natürlich nur mit einer gesunden, am besten selbst gemachten Tomatensauce, die nicht in Fett und Kalorien ertrinkt. Aber es ist doch ein schöner Gedanke, dass eine simple Pasta al pomodoro ein kleiner Helfer für unseren Stoffwechsel sein kann.

Stoffwechsel auf Touren bringen kann. Chili heizt von innen ein, grüner Tee und Kaffee geben einen sanften Kick und Gewürze wie Ingwer, Pfeffer, Senf und Zimt kurbeln ebenfalls die Wärmebildung an. Auch Menthol, sekundäre Pflanzenstoffe und die mehrfach ungesättigten Omega-3-Fettsäuren können durchaus einen positiven Effekt auf den Stoffwechsel haben. Wichtig ist, dabei realistisch zu bleiben: Die Effekte der einzelnen Inhaltsstoffe sind gering bis moderat. Man darf also keine Wunder erwarten, wenn man plötzlich anfängt, mehr Chili zu essen. Aber wenn man diese Stoffe klug kombiniert und langfristig mit den anderen Stoffwechseltipps in den Alltag integriert, können sie in der Summe durchaus einen Unterschied machen. Zudem haben all diese Lebensmittel noch viele weitere gesundheitliche Vorteile: Sie enthalten Vitamine, Antioxidantien und helfen, Entzündungen im Körper zu bekämpfen. Es ist also doppelt sinnvoll, sie als feste Bestandteile in den täglichen Speiseplan einzubauen.

STOFFWECHSELBREMSEN: WAS DEM BRAUNEN FETT SCHADET

Der Vollständigkeit halber ist es auch wichtig zu wissen, dass es Nahrungsbestandteile gibt, die für das braune Fettgewebe gar nicht gut sind und den Stoffwechsel eher blockieren.

Zu viel Fruktose

Wie ich schon im Kapitel über die Ursachen von Übergewicht erklärt habe, trägt Fruktose stark zur Entwicklung einer Fettleber bei. Aber auch das braune Fett wird in Mitleidenschaft gezogen. Eine Studie an jungen Männern hat gezeigt, dass nach einer zweiwöchigen fruktosereichen Nahrung die Aufnahme von Glukose im braunen Fettgewebe reduziert war. Das heißt im Prinzip: Das braune Fett konnte Zucker nicht mehr richtig verbrennen. Irgendwie scheint die Fruktose das braune Fett also zu blockieren. Die Forscher der Studie vermuten, dass diese Fehlfunktion des braunen Fetts das erste Zeichen ist, dass Fruktose unserem Stoffwechsel schadet.

Alkohol

Ein weiteres Nahrungsmittel, das gar nicht gut für unser braunes Fett ist, ist wohl Alkohol. Hinweise aus einer Tierstudie deuten darauf hin, dass Alkohol das braune Fett abschaltet. Mäuse, die Nahrung mit Alkohol bekamen, hatten deutlich weniger braunes Fett. Und es funktionierte auch noch schlechter. Nachts ist zudem die Körpertemperatur der „Alkoholmäuse" stärker abgesunken. Was auch spannend war: Selbst einen Monat nachdem die Mäuse wieder normales Futter bekamen, hatte sich das braune Fett nicht wirklich erholt. Alkohol macht braunes Fett also schwächer und sorgt dafür, dass man sich schneller unterkühlt.

Zu wenig Jod

Zuletzt gibt es noch einen weiteren Punkt: eine jodarme Ernährung. Wenn man nicht genug Jod zu sich nimmt, zum Beispiel über Jodsalz oder Seefisch, können weniger Schilddrüsenhormone gebildet werden. Da diese Hormone ein sehr starker Stimulus für das braune Fett sind, fehlt dieser wichtige Aktivator. Das Ergebnis ist im Prinzip ein langsamer Stoffwechsel, wie bei einer Schilddrüsenunterfunktion. Gibt es aber, wie schon zu Anfang gesagt, nur noch selten in Deutschland.

TOOL 3:
Der teuerste Treibstoff für unseren Körper

Wer seinen Stoffwechsel zusätzlich auf Touren bringen möchte, für den lohnt sich eine proteinreiche Ernährung ganz besonders. Wie wir bereits gelernt haben, ist Protein für den Körper der am aufwendigsten zu verarbeitende Nährstoff. Der Grund dafür ist, dass es kompliziert aufgespalten und teils sogar in Zucker zur Energiegewinnung oder in Bausteine für Muskelgewebe, Enzyme und andere Körperstrukturen umgewandelt werden muss. Im Ergebnis gehen 20–30 Prozent der Kalorien aus Protein direkt als Verdauungswärme verloren. Bei Kohlenhydraten sind es mit fünf bis zehn Prozent deutlich weniger und bei Fett mit nur rund drei Prozent verschwindend gering. Protein führt das Ranking der Makronährstoffe mit dem höchsten Energieaufwand für die Verdauung also mit Abstand an. Man kann sagen, dass rund ein Viertel der aufgenommenen Eiweißkalorien sofort wieder verloren geht. Stell dir das Ganze wie eine Art Bearbeitungsgebühr oder eine metabolische Steuer vor, die dein Körper für jeden Nährstoff zahlen muss (siehe Seite 25 ff.). Und für Proteine fällt diese Steuer eben am höchsten aus.

Ein praktisches Beispiel: Isst du eine Hähnchenbrust mit 500 kcal, entspricht der Nettoeffekt nur etwa 350–400 kcal. Dein Körper verbrennt die restlichen 100–150 kcal direkt als metabolische Steuer.
Bei einem Donut mit 500 kcal, der hauptsächlich aus Fett und Zucker besteht, ist diese Steuer hingegen minimal. Fast die gesamten 500 kcal landen auf deinem Kalorienkonto. Diese erhöhte Wärmeproduktion nach einer proteinreichen Mahlzeit wirkt wie ein Turbobooster für den Kalorienverbrauch. Das konnten wir auch in unseren eigenen Studien nachweisen. Wenn wir unseren Probanden eine proteinreiche Kost gaben, war ihr Energieverbrauch im Vergleich zu anderen Ernährungsformen am höchsten. Interessanterweise zeigte sich auch hier, dass die von uns als „verschwenderisch" eingestuften Menschen noch mehr Energie verbrauchten als die „sparsamen" Typen. Doch warum ist dieser Prozess so energieaufwendig? Dafür gibt es drei Hauptgründe.

- **Ständiger Auf- und Umbau:** Wie du bereits weißt, werden in unserem Körper ständig Proteine auf-

und abgebaut. Sie sind die kleinen Maschinen in unseren Zellen, die unermüdlich arbeiten, sich abnutzen, entsorgt und wieder neu gebaut werden müssen. Dieser Kreislauf ist, wie du dir vorstellen kannst, extrem energieintensiv. Eine proteinreiche Ernährung kurbelt diesen Umsatz zusätzlich an und steigert so den Energieverbrauch.

- **Entsorgung von Stickstoff:** Proteine enthalten als einziger Makronährstoff Stickstoff. Essen wir mehr Protein, als der Körper gerade benötigt, kann er den überschüssigen Stickstoff nicht einfach wie Fett oder Zucker speichern. Er muss entsorgt werden, da er sonst als giftiges Ammoniak im Körper verbleiben würde. Diese Aufgabe übernimmt die Leber: In einem sehr aufwendigen Prozess, dem Harnstoffzyklus, wandelt sie den Stickstoff in harmlosen Harnstoff um, der dann über die Nieren ausgeschieden wird. Allein dieser Entgiftungsprozess kostet eine beachtliche Menge Energie.

- **Umwandlung in Zucker:** Der Körper kann aus bestimmten Proteinbausteinen, den Aminosäuren, bei Bedarf neuen Zucker herstellen. Dieser Prozess nennt sich Gluconeogenese und ist ebenfalls sehr energieaufwendig und erzeugt dabei auch noch Wärme.

DER MUSKEL-BODYGUARD

Ein weiterer entscheidender Vorteil von Protein ist der Schutz unserer Muskeln. Gerade bei einer Diät verliert der Körper oft nicht nur Fett, sondern auch wertvolle Muskelmasse. Das senkt den Grundumsatz und führt dazu, dass der Körper im Ruhezustand weniger Energie verbraucht – ein Teufelskreis, der den Jo-Jo-Effekt begünstigt. Eiweißreiche Kost wirkt dem entgegen. Sie schützt die Muskelmasse vor dem Abbau, besonders in Kombination mit Training. Mit mehr Muskelsubstanz bleibt dein Grundumsatz höher und dein Körper neigt weniger dazu, in den gefürchteten Energiesparmodus zu schalten. Zwar lässt sich das Absinken des Stoffwechsels bei einer Diät nicht ganz vermeiden, es fällt aber deutlich geringer aus, weil der Sparmodus unter anderem durch einen Proteinmangel angetrieben wird. Eine proteinreiche Ernährung lässt den Ofen also weiter brennen und schützt deine Muskeln.

DER CHAMPION DER SÄTTIGUNG

Doch die hohe metabolische Steuer ist nur die halbe Miete. Protein ist auch deshalb so wertvoll, weil es uns außergewöhnlich gut sättigt. Ich nenne es immer den unangefochtenen Champion der Sättigung unter den drei Makronährstoffen. Wer proteinreich isst, fühlt sich nicht nur schneller, sondern auch deutlich länger satt. Das verhindert Heißhungerattacken und führt oft ganz automatisch dazu, dass man über den Tag verteilt weniger isst. Das ist keine Einbildung, sondern hormonell bedingt. Protein regt die Ausschüttung von Sättigungshormonen wie GLP-1 (bekannt aus den Abnehmspritzen), PYY und CCK besonders stark an. Dadurch bekommt das „Team Sättigung", wie du es aus dem ersten Kapitel des Buches kennst, einen deutlichen Vorteil. Gleichzeitig sinkt der Spiegel des Hungerhormons Ghrelin, das normalerweise unseren Appetit anheizt. Die Fans von „Team Hunger" verlieren sozusagen ihr Megafon. Eine Studie hat gezeigt, dass eine einzige proteinreiche Mahlzeit das Hungergefühl akut senken und die Sättigung steigern kann, begleitet von weniger Ghrelin und mehr CCK im Blut. Dieser Effekt stellte sich besonders dann ein, wenn die Eiweißportion ausreichend groß war: Um diese positiven hormonellen Veränderungen auszulösen, werden mindestens 30–35 Gramm Protein pro Mahlzeit empfohlen. Das entspricht zum Beispiel einem großen Becher Skyr oder einer Hähnchenbrust.

Die Macht der Proteine

Eine weitere Studie demonstriert die Macht der Proteine besonders gut: Probanden, die ihren Proteinanteil in der Ernährung auf 30 Prozent erhöhten, durften zwölf Wochen lang so viel essen, wie sie wollten. Ihre Kalorienzufuhr sank spontan

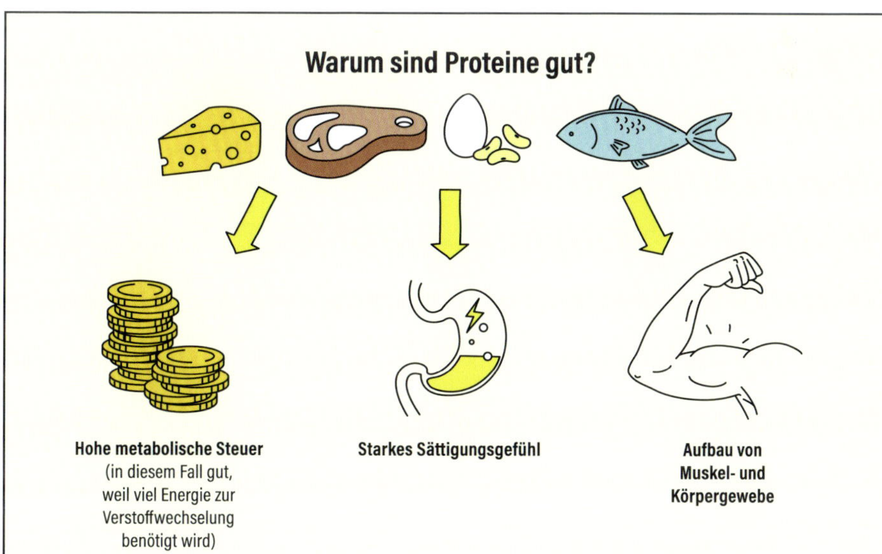

und intuitiv um durchschnittlich 440 kcal pro Tag. Obwohl sie sich stets satt fühlten, nahmen sie in den drei Monaten fast fünf Kilogramm ab, davon 3,7 Kilogramm reines Körperfett – und das nur durch mehr Protein. Eine andere Studie zeigte, dass ein eiweißreiches Frühstück mit zwei Eiern bei übergewichtigen Frauen zu einem deutlich größeren Sättigungsgefühl und einer geringeren Kalorienaufnahme bis zum Mittag führte als ein Bagel-Frühstück mit gleicher Kalorienmenge. Dieser Effekt hielt sogar bis zu 36 Stunden an. Als man das Experiment über mehrere Wochen im Rahmen einer Diät fortführte, verlor die Eier-Gruppe fast doppelt so viel Gewicht wie die Bagel-Gruppe.

WIE VIEL PROTEIN BRAUCHST DU WIRKLICH?

Was bedeutet das nun für dich? Die offiziellen Empfehlungen der Deutschen Gesellschaft für Ernährung (DGE) liegen bei 0,8 Gramm Protein pro Kilogramm Körpergewicht. Wichtig ist dabei: Bei Menschen mit Adipositas wird dieser Wert nicht auf das tatsächliche Körpergewicht, sondern auf das Idealgewicht bezogen – also das Gewicht, das einem BMI von etwa 22–25 entspricht. Damit soll verhindert werden, dass der Proteinbedarf rechnerisch zu hoch ausfällt. Für eine 100 Kilogramm schwere Person, die 1,75 Meter groß ist, wären das rund 60 Gramm. Persönlich halte ich diesen Wert für zu niedrig angesetzt, um die besonderen Stoffwechseleffekte von Protein wirklich zu nutzen. Die DGE berücksichtigt hier auch Nachhaltigkeitsaspekte, da eine proteinreiche Ernährung die Umwelt stärker belasten kann. Rein aus gesundheitlicher Sicht ist für die meisten Menschen eine höhere Zufuhr sinnvoll, insbesondere um Gewicht zu verlieren. Ich empfehle eine Proteinzufuhr von 1,2–1,6 Gramm pro Kilogramm Körpergewicht. Für unsere 100-Kilo-Person wären das 90–120 Gramm Protein pro Tag. Das klingt vielleicht erst mal nach viel, lässt sich mit einer klugen Lebensmittelauswahl aber gut erreichen.

Wichtig: Diese Empfehlung gilt für gesunde Menschen. Wer an einer schweren Nieren- oder Lebererkrankung leidet, muss seine Proteinzufuhr begrenzen, da der Stickstoffabbau sonst problematisch werden kann. Hier ist eine individuelle Absprache mit dem Arzt unerlässlich.

Mehr als nur Gewichtsverlust

Nicht alle Studien zeigen, dass man durch mehr Protein automatisch mehr Gewicht verliert. Was sie aber fast durchweg zeigen, ist eine Verbesserung der Körperzusammensetzung. In einer randomisierten Kontrollstudie – dem Goldstandard

MYTHOS NIERENSCHÄDEN: WAS IST DRAN?

Wo wir schon beim Thema sind: Das Gerücht, dass zu viel Protein den Nieren schadet, hält sich hartnäckig – selbst unter Ärzten. Dabei zeichnet die wissenschaftliche Datenlage hier ein klares Bild: Bei gesunden Erwachsenen hat eine höhere Proteinzufuhr keinerlei schädliche Auswirkungen auf die Funktion der Nieren. Zwar kann eine proteinreiche Kost die Filterleistung der Niere erhöhen (Hyperfiltration), doch das ist eine normale physiologische Anpassung. Man kann es mit einem Muskel vergleichen: Wird er trainiert, wird er stärker und leistungsfähiger. Erhält die Niere eine höhere Stickstofflast, die sie verarbeiten muss, erhöht sie eben ihre Filterleistung. Bei Menschen mit vorbestehenden Nierenerkrankungen sieht das anders aus. Hier kann eine hohe Proteinzufuhr die Krankheit verschlimmern, weshalb eine Begrenzung notwendig ist.

der Wissenschaft – wurden zwei Diätgruppen verglichen. Beide nahmen gleich wenig Kalorien zu sich, aber die eine Gruppe aß normal viel Protein (1,2 g/kg), die andere doppelt so viel (2,4 g/kg). Nach vier Wochen hatten beide Gruppen etwa 3,5 Kilogramm Gewicht verloren. Der entscheidende Unterschied war jedoch, dass die High-Protein-Gruppe 1,3 Kilogramm mehr Fettmasse verlor und gleichzeitig 1,2 Kilogramm mehr Muskelmasse aufbaute. Der Blick auf die Waage allein reicht also nicht aus. Es geht darum, das zu verlieren, was man verlieren will – Fett –, und das aufzubauen, was man aufbauen will – Muskeln. Und genau dabei kann Protein einen unschätzbaren Beitrag leisten.

TOOL 4: Das Al-dente-Prinzip

Wir können die Ausgabenseite unserer Energiebilanz aber nicht nur über die metabolische Steuer von Protein ankurbeln. Eine weitere Möglichkeit besteht darin, die „Verpackung" unserer Nahrung so zu gestalten, dass der Körper sie nur schwer öffnen kann. Wie du bereits weißt, sind die Kalorienangaben auf Lebensmitteln oft ungenau, weil sie die Nahrungsmatrix nicht berücksichtigen. Die Natur verpackt Nährstoffe in komplexen Strukturen aus Ballaststoffen und Zellwänden. Unser Verdauungssystem muss diese Verpackung erst mühsam mit Enzymen aufknacken. Jeder Kochvorgang – sei es Kochen, Braten, Backen oder Pürieren – wirkt wie ein vorauseilender Verpackungsöffner. Er zerstört die schützende Matrix und macht die Nährstoffe und Kalorien leichter verfügbar. Kochen ist also eine Art Vorverdauung.

Evolutionär war das ein riesiger Vorteil, heute ist es oft ein Problem. Um diesen Effekt ein Stück weit rückgängig zu machen, gilt das Prinzip, das ich die „Al-dente-Ernährung" nenne: Halte die Nahrungsmatrix so intakt wie möglich.

Ein klassisches Beispiel sind Nudeln. Wenn sie „al dente" (bissfest) gekocht sind, ist ihre Stärkestruktur noch relativ kompakt. Die Verdauungsenzyme haben es schwerer, diese aufzuspalten. Das verlangsamt den gesamten Prozess, der Blutzucker steigt nicht so stark an und Heißhungerattacken wird vorgebeugt. Das gilt natürlich auch für andere Lebensmittel: Gemüse nicht zu lange kochen, Fleisch auch mal medium genießen und generell mehr Rohkost – wie zum Beispiel einen Salat – essen.

UNVERARBEITETE NAHRUNG MACHT VERSCHWENDERISCH

Das Prinzip der intakten Nahrungsmatrix führt uns direkt zu einem übergeordneten Punkt: Unverarbeitete Lebensmittel machen deinen Stoffwechsel von Natur aus verschwenderischer. Wie wir schon in Kapitel 2 gesehen haben, verleitet uns hochverarbeitete Nahrung dazu, unbemerkt mehr zu essen. Doch nicht nur das: Fertignahrung bremst unseren Stoffwechsel aktiv aus, selbst wenn wir exakt die gleiche Kalorienmenge essen. Der Stoffwechsel scheint die Kalorien von hochverarbeiteter Nahrung anders zu verwerten und speichert sie bereitwilliger in Form von Fett. Gleichzeitig werden wichtige Stoffwechselhormone, die eigentlich Sättigung signalisieren und den Energieverbrauch ankurbeln, regelrecht gedämpft. Unverarbeitete Lebensmittel tun genau das Gegenteil. Sie erhöhen den Energieverbrauch. Durch die intakte Nahrungsmatrix wird dein Körper gezwungen, mehr Energie für die Verdauung aufzuwenden – die metabolische Steuer ist höher. Weiterhin fördern sie direkt die Ausschüttung von Sättigungshormonen wie GLP-1 und PYY, was dein „Team Sättigung" stärkt und dich zufriedener macht. Das geschieht teilweise auch über deine Darmbakterien. Denn der hohe Gehalt an Ballaststoffen und intakten Pflanzenfasern ist die perfekte Nahrung für sie. Als Dank produzieren sie Botenstoffe, die den Stoffwechsel positiv beeinflussen. Der Griff zu Apfel statt Apfelmus oder zu Haferflocken statt Cornflakes ist also nicht nur eine Frage der Kalorien, sondern ein direktes

DIE 3 KS: KOCHEN, KÜHLEN, KOMBINIEREN

Am besten kombinierst du resistente Stärke (Kochen → Kühlen) mit einer proteinreichen Ernährung. Damit beeinflusst du beide Seiten der Energiegleichung:

- **„Calories IN" reduzieren:** Du nimmst weniger effektive Kalorien auf, da die resistente Stärke wie ein Ballaststoff wirkt.

- **„Calories OUT" erhöhen:** Dein Körper verbraucht durch das viele Protein in der Nahrung mehr Energie für die Verdauung.

Zusätzlich profitierst du von einem stärkeren und länger anhaltenden Sättigungsgefühl. Dieser Effekt ist nicht nur additiv, sondern synergistisch. Eine Studie von Christopher Gentile hat genau das untersucht. Die kombinierte Mahlzeit aus Protein und resistenter Stärke führte zu einer deutlich höheren Fettverbrennung und einem stärkeren Anstieg des Sättigungshormons PYY als jede andere Mahlzeit für sich genommen. Wenn du dann noch deine Speisen mit Gewürzen wie Chili oder Ingwer würzt, hast du den ultimativen Verschwender-Hack, um deinen Stoffwechsel anzukurbeln. Dickes Plus: Er funktioniert wahrscheinlich besonders gut bei Menschen mit einem sparsamen Stoffwechsel.

Signal an deinen Körper, in den Verschwender-Modus zu schalten. Das Prinzip ist damit klar: Je ursprünglicher und intakter die Nahrungsmatrix, desto mehr muss dein Körper arbeiten und desto verschwenderischer wird natürlich auch dein Stoffwechsel.

DIE MAGIE DER RESISTENTEN STÄRKE

Aber natürlich essen wir nicht alles roh. Was passiert also, wenn wir stärkehaltige Lebensmittel wie Nudeln, Reis oder Kartoffeln kochen und ihre natürliche Struktur dabei unweigerlich zerstören? Genau hier kommt ein cleverer Trick ins Spiel, mit dem wir die nützliche Verpackung teilweise wiederherstellen können: das Abkühlen. Lässt man diese Lebensmittel für einige Stunden im Kühlschrank ruhen, entsteht durch einen Prozess namens Retrogradation die sogenannte resistente Stärke. Dabei ordnen sich die Stärkemoleküle neu an, rücken enger zusammen und bilden eine kristalline, feste Struktur. Sie verpacken sich quasi noch mal. Diese neue „Verpackung" ist für unser Verdauungssystem extrem schwer zu knacken. Deshalb nennt man sie auch „resistente Stärke". Weil sie der Verdauung im Dünndarm widersteht und sich im Körper eher wie ein Ballaststoff verhält. Das hat gleich mehrere Vorteile:

- **Weniger effektive Kalorien:** Da resistente Stärke kaum verdaut wird, liefert sie nur etwa 2 kcal pro Gramm statt der üblichen 4 bei Kohlenhydraten. Ein Teller Nudelsalat vom Vortag hat also effektiv weniger Kalorien als die gleiche Portion frisch gekochter, heißer Nudeln.

- **Stabiler Blutzucker:** Der Blutzuckeranstieg ist deutlich geringer.

- **Futter für die Darmflora:** Die resistente Stärke gelangt unverdaut in den Dickdarm und dient dort als wertvolle Nahrung für nützliche Darmbakterien. Diese produzieren daraus gesunde kurzkettige Fettsäuren, die wiederum als Botenstoffe den Stoffwechsel verbessern.

- **Bessere Sättigung:** Der Abbau von resistenter Stärke im Dickdarm regt zusätzlich die Ausschüttung von Sättigungshormonen an und zügelt den Appetit.

Aufwärmen erlaubt

Solltest du deine Nudeln in Zukunft also immer nur noch kalt essen? Nein – und das muss auch gar nicht sein. Wird ein abgekühltes stärkehaltiges Lebensmittel nur normal wieder aufgewärmt (unter 120 °C), bleibt die resistente Stärke erhalten. Erst bei starkem Erhitzen über etwa 130 °C kann sie sich wieder abbauen und der positive Effekt verschwindet.

FUNFACT

Du hast gelernt, dass du deine Darmbakterien mit Ballaststoffen und resistenter Stärke prima füttern kannst. Aber was, wenn du nicht nur das Futter lieferst, sondern quasi die Darmbakterien gleich mit? Genau hier kommen fermentierte Lebensmittel ins Spiel, allen voran der koreanische scharfe Kohl Kimchi, aber auch unser gutes altes Sauerkraut, Kefir oder Kombucha. Dass diese Lebensmittel super für uns sind, ist ja nichts Neues. Sie sind quasi die Musik auf der „Party" unseres Mikrobioms. Denn sie erhöhen die Vielfalt der guten Bakterien und senken chronische Entzündungen im Körper. Es gibt sogar Hinweise, dass diese Darmbakterien mit unserem braunen Fett sprechen. Es gibt Arbeiten an Mäusen, die zeigen: Bestimmte Bakterien, die durch fermentierte Nahrung gefördert werden, können dabei helfen, weißes in braunes Fett umzuwandeln. Eine Arbeit zu Kimchi hat sogar direkt in braunen Fettzellen gezeigt, dass dort die Marker für den Energieverbrauch angestiegen sind. Andersherum wurde gezeigt, dass eine Entfernung der guten Darmbakterien dazu führt, dass Mäuse ihr braunes Fett nicht mehr aktivieren und weißes Fett auch nicht mehr „bräunen" können. Das heißt jetzt aber nicht, dass ein Glas Sauerkraut deinen Stoffwechsel genauso aktiviert wie eine zweiminütige eiskalte Dusche. Dafür ist die Datenlage beim Menschen noch viel zu dünn. Aber wir sehen, wie genial alles im Körper vernetzt ist und dass ein gesunder Darm eben nicht nur für die Verdauung gut ist, sondern vielleicht sogar unserem inneren Ofen einheizen kann.

TOOL 5: Jeder Bissen zählt

Doch es kommt noch besser: Wir wissen inzwischen, dass nicht nur was wir essen, sondern auch wie wir essen, uns eher zu einem verschwenderischen Stoffwechseltyp machen kann. Dabei spielt einerseits eine Rolle, wie oft wir kauen und wie schnell wir essen, andererseits aber auch, in welcher Reihenfolge wir unsere Nahrung zu uns nehmen. Schauen wir uns das einmal genauer an.

DIE MACHT DES KAUENS

In den letzten Jahren haben Forscher untersucht, ob auch die Art des Essens, vor allem das Kauen, die Thermogenese – also den Energieverbrauch für die Verdauung – beeinflussen kann. Und interessanterweise gibt es wirklich Hinweise, dass das der Fall ist. So berichteten Forscher im Jahr 2014, dass gründliches Kauen die Wärmeproduktion nach dem Essen erhöht. Was hatten sie gemacht? Sie ließen gesunde Probanden eine Mahlzeit einmal ganz langsam und bewusst kauend essen und ein anderes Mal so schnell wie möglich schlucken, mit so wenig Kauen wie möglich. Das Ergebnis: Der Energieverbrauch nach der Mahlzeit war bei den Langsamessern signifikant höher. Die Werte erscheinen mit 6–10 kcal pro Mahlzeit zwar klein, aber wir haben ja gelernt, dass sich auch schon kleine Unterschiede über die Zeit summieren und eine Gewichtszunahme oder -abnahme bedingen können. Interessant war auch, dass die Durchblutung der Bauchorgane bei den langsamen Essern deutlich höher war. Eine höhere Anzahl von Kaubewegungen führt also zu einer höheren Verdauungsenergie.

In einer weiteren Studie wollten die Forscher herausfinden, ob allein die „Kaustimulation" im Mund dafür verantwortlich ist. Dafür bekamen elf gesunde Männer ein flüssiges Testgetränk, um den Einfluss fester Nahrung auszuschließen. In einem Versuch tranken sie es normal, im nächsten behielten sie es für 30 Sekunden im Mund, um es auch zu schmecken, und im dritten simulierten sie für 30 Sekunden eine Kaubewegung, bevor sie schluckten. Und was hat man gesehen? Der Energieverbrauch war bereits beim reinen Schmecken höher als in der Kontrollgruppe, beim simulierten Kauen war er aber am allerhöchsten – mehr als doppelt so hoch wie beim normalen Trinken. Die Studie beweist also, dass der Energieverbrauch nach dem Essen direkt durch das Kauen im Mund erhöht wird, egal ob die Nahrung fest ist oder nicht. Spannend wurde es, als man probierte, diesen Effekt durch Kaugummikauen nach dem Essen zu verstärken. Tatsächlich zeigte sich in einer Studie, dass die Wärmeproduktion nach dem Essen höher war, wenn die Teilnehmer für 15 Minuten einen zuckerfreien Kaugummi kauten. Jede zusätzliche Kaubewegung während oder kurz nach dem Essen heizt den Energieverbrauch also noch einmal an. Das passt ganz zu unseren Beobachtungen: Wir wissen nämlich aus anderen Studien, dass Menschen mit Übergewicht dazu neigen, weniger gründlich zu kauen und schneller zu essen. Das kann zum Beispiel auch an der Fertignahrung liegen. Du erinnerst dich an die Experimente von Kevin Hall: Menschen, die Fertig-

ACHTSAM ESSEN

Wer langsam isst, regt seinen Stoffwechsel stärker an und fühlt sich früher satt. Beides fördert ein geringeres Körpergewicht.

- **Gründlich kauen:** Nimm dir bewusst Zeit. Zähle am Anfang vielleicht sogar mit. Eine klinische Studie fand heraus, dass Menschen, die 40- statt nur 15-mal pro Bissen kauen, deutlich weniger Energie aufnehmen und höhere Sättigungshormonspiegel haben.

- **Kaugummi danach:** Um den Effekt noch zu verstärken, kannst du nach der Mahlzeit für etwa 15 Minuten einen zuckerfreien Kaugummi kauen.

- **Gemüse als Vorspeise:** Nimm vor jeder Hauptmahlzeit ein bisschen Gemüse zu dir, am besten roh. Das kann eine Handvoll Champignons sein, ein paar Streifen Kohlrabi, Möhre, Gurke oder Paprika. Das regt die Verdauung an und sorgt für eine erste Sättigung.

- **Keine Smoothies:** Das gilt nicht nur für Obst (wegen des hohen Fruktoseanteils), sondern auch für Gemüse. In einer Studie führte gekauter Kohl zu einer stärkeren Ausschüttung von Sättigungshormonen als die gleiche Menge pürierter Kohl in einem Smoothie. Iss dein Obst und Gemüse also lieber im Ganzen, anstatt es zu trinken.

nahrung essen, kauen viel weniger und schlucken das Essen schneller runter, weil es oft so hergestellt ist, dass es im Mund geradezu zerfließt. Das könnte zusätzlich dazu beitragen, dass wir weniger Energie für die Verdauung aufwenden.

ERST KOMMT DAS GEMÜSE, DANN DER REST

Auch die Reihenfolge der Nahrungsaufnahme scheint eine Rolle zu spielen. Generell ist es so, dass das Verdauen von Gemüse und ballaststoffreicher Nahrung den Stoffwechsel erst mal in Gang bringt und die weitere Verdauung ein wenig verzögert. Der Magen-Darm-Trakt ist erst einmal damit beschäftigt, die „Verpackung" des Gemüses zu öffnen. Wenn man danach eine kohlenhydratreiche Mahlzeit wie Pasta oder Reis isst, rutscht diese nicht mehr ganz so schnell durch und führt nicht zu so starken Blutzuckeranstiegen. Genau das konnte eine Studie zeigen: Wenn Menschen mit Diabetes zuerst Gemüse und dann Reis aßen, traten bei gleichem Kaloriengehalt geringere Blutzucker- und Insulinspiegel auf. Gleichzeitig wurde mehr vom Sättigungshormon GLP-1 ausgeschüttet. Man hat also im Prinzip eine natürliche Stärkung für das „Team Sättigung". Eine Langzeitbeobachtung an Diabetikern, die angewiesen wurden, hauptsächlich Gemüse vor den Kohlenhydraten zu essen, zeigte nach einigen Wochen sogar niedrigere Blutzuckerwerte und einen leichten Gewichtsverlust. Und dann ist da natürlich noch etwas: Wenn man erst das Dessert isst, ist der Körper an diese Zuckerbombe gewöhnt, die Geschmacksknospen stumpfen etwas ab und das Gemüse schmeckt danach bei Weitem nicht mehr so lecker. Allein aus geschmacklicher Sicht macht es also Sinn, sich vom niedrigsten zum höchsten Kohlenhydratanteil vorzuarbeiten. Sprich: Gemüse als Vorspeise, Protein mit etwas Kohlenhydraten als Hauptgang, und zuletzt dann das Dessert.

TOOL 6: Den Stoffwechselschalter umlegen

Und dann gibt es da noch das Fasten. Auch wenn das auf den ersten Blick vielleicht nichts mit einem verschwenderischen Stoffwechsel zu tun zu haben scheint, kann es unseren Stoffwechsel doch in einer ganz bestimmten Form aktivieren. Unser Körper ist nämlich an regelmäßiges Fasten gewöhnt. Früher, als wir noch Jäger und Sammler waren, sind wir oft lange Zeit durch die Savanne gestreift, ohne etwas zu essen. Und dann, nach einer erfolgreichen Jagd, konnten wir sehr viele Kalorien auf einmal zu uns nehmen, uns sozusagen einmal richtig vollfressen. Davon lebten wir dann erst mal bis zur nächsten erfolgreichen Jagd. Das Problem dabei ist aber, dass sich unser Körper beim Fasten natürlich nicht einfach zurücklehnen und abschalten kann. Denn obwohl wir nichts essen, müssen wir ja aktiv bleiben, um neue Nahrung zu finden. Deshalb hat der Körper ein sehr fein justiertes System entwickelt, um auch während des Fastens die nötige Energie bereitzustellen, damit wir wieder auf die Jagd gehen können. Das Ganze entspricht einer kleinen Stressreaktion, die unseren Körper dazu befähigt, leistungsfähig zu sein. Interessanterweise ist das Fasten auch in vielen Religionen fest verankert. Denken wir nur an die christliche Fastenzeit oder den islamischen Ramadan. Und auch im Buddhismus gibt es Traditionen, bei denen die Mönche nach 12 Uhr mittags keine feste Nahrung mehr zu sich nehmen. Das Fasten ist also traditionell und religiös ziemlich stark verankert. Es scheint, als hätten unsere Vorfahren intuitiv gewusst, was die moderne Wissenschaft heute bestätigt: Im freiwilligen Verzicht steckt ein enormer biologischer Vorteil.

DER METABOLISCHE SCHALTER

Schauen wir uns mal genauer an, was da passiert. Im Fastenzustand muss der Körper seine Batterie anzapfen und von Zucker- auf Fettverbrennung umschalten. Wir in der Wissenschaft nennen das daher auch den „metabolischen Schalter". Normalerweise ist es so: Wenn wir essen, gelangt Zucker in unseren Körper, und es wird Insulin ausgeschüttet. Dieses Hormon bringt den Zucker zu den Zellen, damit er verbrannt und in Energie umgewandelt oder in den Fettzellen als Fett gespeichert wird. Nehmen wir aber keine Nahrung mehr zu uns, muss der als Fett gespeicherte Zucker wieder frei werden, um den Körper weiter zu versorgen. Um das zu bewirken, ändern sich verschiedene Hormone in unserem Körper. Das wichtigste Signal: Unser Insulinspiegel sinkt. Insulin ist ja unser übereifriger Lagerarbeiter, der Energie in unseren Fettzellen ablagert. Solange der Spiegel hoch ist, sind die Fettzellen quasi verschlossen und lassen ihre Fette schön bei sich drin. Erst wenn der Insulinspiegel durch eine Essenspause deutlich sinkt, macht der Lagerarbeiter eine Pause und die Fettzellen erhalten das Signal, ihre Fettsäuren freizugeben. Diesen Vorgang nennt man auch Lipolyse. Ein niedriger Insulinspiegel ist also der Schlüssel, der das Schloss zu den Fettzellen öffnet.

Das Hormonkonzert des Fastens

Statt des Insulins betreten nun andere Hormone die Bühne des Stoffwechsels. Da ist zum einen Glucagon, der Gegenspieler des Insulins. Es wird von der Bauchspeicheldrüse ausgeschüttet, wenn zu wenig Zucker im Blut ist. Man kann es sich wie das Schlüsselhormon für den Reservetank vorstellen. Glucagon sorgt dafür, dass die Leber neuen Zucker produziert. Das kann sie zu einem gewissen Maße, zum Beispiel aus Proteinen. Außerdem bewirkt Glucagon, dass der in Form von Glykogen gespeicherte Zucker in der Leber freigesetzt wird. Und schließlich bewirkt es auch noch die Öffnung der Fettzellen, damit sie ihre Fette freigeben. Aus diesen freigesetzten Fetten werden dann in der Leber sogenannte Ketonkörper gebaut, denn Zucker kann aus Fett leider nicht mehr hergestellt werden. Die Ketone dienen dem Körper jedoch als natürlicher Zuckerersatz und Energiequelle. Ihre Ausschüttung beginnt ungefähr 12–16 Stunden nach der letzten Mahlzeit – und Ketonkörper können dabei weit mehr als Energie bereitstellen. Sie sind wahre Wunderwerke, was die Gesundheit angeht. Zum Beispiel verbessern sie den Zucker- und Fettstoffwechsel, schützen unseren Körper durch ihre antioxidativen Eigenschaften vor gefährlichen freien Radikalen und verbessern die Funktion unserer Zellkraftwerke, den Mitochondrien. Gleichzeitig unterdrücken sie den Supporter des Hungerteams, das Hormon Ghrelin. Das erklärt auch, warum wir uns nach ein bis zwei Tagen Fasten nicht mehr so hungrig fühlen wie zu Beginn.

Auch das Gehirn scheinen die Ketonkörper positiv zu beeinflussen. So gibt es Hinweise, dass sie vor neurodegenerativen Erkrankungen wie Demenz schützen können. Und möglicherweise aktivieren sie auch direkt unseren Stoffwechsel. Denn Mausversuche haben gezeigt, dass Ketonkörper als eine Art Signalstoff sogar das braune Fett anschalten und die körpereigene Wärmeproduktion steigern können. Im Menschen wurde das bis jetzt aber noch nicht nachgewiesen. Zwei weitere wichtige Hormone, die beim Fasten eine Rolle spielen, sind Adrenalin und Noradrenalin. Wir kennen sie ja eigentlich als Stresshormone. Und, wie vorhin schon angedeutet, ist auch Fasten ein kleiner Stress für unseren Körper, weil er in dieser Situation Energie für die Organe bereitstellen muss. Man kann sich das so vorstellen, als würde man vor dem hinlänglich bekannten Säbelzahntiger weglaufen. Diesmal hat man aber das Verhungern als Gegner und muss, um zu überleben, seine Energie aus der körpereigenen Batterie ziehen. Das geschieht neben dem Glucagon auch durch eine Stimulation des sogenannten sympathischen Nervensystems mit Ausschüttung von Adrenalin und Noradrenalin. In unseren eigenen Studien konnten wir zeigen, dass bei vielen Menschen schon während kurzzeitigen Fastens der Adrenalinspiegel ansteigt und damit ein Stresssignal setzt. Und wir wissen ja, dass Adrenalin und Noradrenalin das braune Fett aktivieren können. Es könnte also sein, dass diese fasteninduzierte Aktivierung des sympathischen Nervensystems den Stoffwechsel anheizt – so wie wir es bei manchen Menschen gesehen haben, die beim Fasten ihren Energieverbrauch wirklich erhöhen statt abzusenken. Passenderweise war bei denjenigen Menschen, die am meisten Adrenalin während des Fastens ausschütteten, auch der Energieverbrauch am höchsten (Stichwort: Verschwendertyp). Das scheint ein klarer Hinweis darauf zu sein, dass der Fastenzustand kein Zustand der Ruhe ist, sondern einer, in dem der Körper aktiv etwas tut, um Energie bereitzustellen.

NEUES ÖL FÜR DEN EINGEROSTETEN SCHALTER

Leider kommen die meisten Menschen heutzutage kaum in den „Genuss" dieser Vorteile des Fastens. Das zeigt eine bedeutende Studie: Wissenschaftler haben über 150 Menschen ein Smartphone in die Hand gedrückt und sie gebeten, mehrere Wochen lang von jeder Mahlzeit ein Foto zu machen. Dabei kam heraus, dass die meisten Menschen den ganzen Tag über essen: Snacks, Mahlzeiten, manche sogar nachts. Es gibt in unserer Gesellschaft bei den meisten Menschen keine wirklichen Essenspausen mehr. Das heißt, unser Magen-

Darm-Trakt ist die ganze Zeit aktiv und der Körper kommt überhaupt nie in die Situation, dass mal ein Fastenstoffwechsel ausgelöst und der metabolische Schalter umgelegt wird. Er rostet quasi ein. Daher ist es wichtig, seinen eingerosteten metabolischen Schalter mal wieder zu „entrosten" und zu „ölen". Das kann man machen, indem man seine metabolische Flexibilität gezielt trainiert. Konkret bedeutet das, dem Körper zu ermöglichen, bei Essenspausen möglichst schnell von Zucker- auf Fettverbrennung umzuschalten. Dazu gab es eine ganz interessante Studie mit elf übergewichtigen Probanden, die nacheinander über vier Tage hinweg zwei unterschiedliche Ernährungsweisen ausprobiert haben. Zuerst haben sie sich normal ernährt und dann ein Intervallfasten nach der 16:8-Methode gemacht, also nur innerhalb von acht Stunden gegessen und die restlichen 16 Stunden nicht. Man hat sich dann angeschaut, wie die Fett- und Zuckerverbrennung über den Tag und die Nacht verläuft. In der Zeit, in der die Probanden drei Mahlzeiten am Tag aßen, kamen sie im Prinzip nie in die Fettverbrennung. Sie waren also metabolisch sehr inflexibel und ihr metabolischer Schalter war die ganze Zeit auf „AUS" gestellt. Als die Versuchsteilnehmer aber auf das Intervallfasten umstiegen, waren schon nach kurzer Zeit ihre metabolischen Schalter geölt und sie fielen nachts in die Fettverbrennung. Und genau das ist das Wichtige: Man kann seinen metabolischen Schalter trainieren. Wir wissen, dass Menschen, die regelmäßig Essenspausen einlegen, metabolisch flexibler sind. Und metabolische Flexibilität kann zum Beispiel vor Gewichtszunahme schützen. Das konnten wir in einer eigenen Studie zeigen. Wir haben die metabolische Flexibilität bei 79 Menschen gemessen, während sie mit einem Überangebot an fettreicher Nahrung konfrontiert waren. Die Probanden, die in dieser Situation schneller auf Fettverbrennung umgeschaltet haben (also metabolisch flexibler waren), haben nach sechs und zwölf Monaten weniger zugenommen oder teilweise sogar Gewicht verloren. Dagegen hatten die Probanden, deren metabolischer Schalter eingerostet war, am meisten Hüftgold draufgepackt.

AUTOPHAGIE: DIE MÜLLABFUHR DES KÖRPERS

Beim Fasten wird noch ein weiterer wichtiger Prozess aktiviert: die sogenannte Autophagie. Das bedeutet auf Griechisch „sich selbst essen". Natürlich will der Körper sich jetzt nicht selber auffressen. Er versucht vielmehr, ein Recyclingprogramm zu starten, um Müll nicht einfach auszuscheiden, sondern wieder neu zu nutzen, weil er von außen ja nichts bekommt. Dieses Recyclingprogramm sorgt dafür, dass in den Körperzellen Proteine, die fehlgefaltet sind, oder sonstige Müllbestandteile nicht einfach ausgeschieden, sondern erst auseinander- und dann wieder zu neuen Proteinen zusammengebaut werden. Eine großartige Sache. Jedoch wird die Autophagie nur aktiviert, wenn wir Essenspausen einlegen. Sie beginnt ungefähr nach 12 Stunden Nahrungsverzicht.

Für die Entdeckung dieses Mechanismus gab es übrigens 2016 den Nobelpreis für Medizin für den Japaner Yoshinori Ohsumi. „Man kann es sich so vorstellen: So wie man altes, trockenes Holz sucht, um ein Feuer zu machen, wählen unsere Zellen ihre schadhaften, älteren Bestandteile aus und recyceln sie, indem sie die Energie zum Aufbau neuer Strukturen nutzen. Dabei werden Abfallstoffe und Zelltrümmer beseitigt, die Entzündungen verursachen und chronische Krankheiten begünstigen können", sagt Andreas Michalsen, Chefarzt des Immanuel-Krankenhauses und renommierter Ernährungsmediziner und Fastenforscher. Mit ihm habe ich über das Thema gesprochen. Und was hat das alles mit braunem Fett zu tun? Eine ganze Menge. Denn dieser Autophagieprozess macht nicht nur unsere normalen Körperzellen sauber, sondern ist auch entscheidend für die Gesundheit der Mitochondrien, der kleinen Kraftwerke in unseren Zellen. Besonders im braunen Fettgewebe, das ja vollgepackt ist mit diesen Mitochondrien, ist ein funktionierendes Recyclingsystem überlebenswichtig. Studien zeigen, dass eine gut regulierte Autophagie für die korrekte Entwicklung und Funktion von braunen Fettzellen unerlässlich ist. Gleichzeitig kann eine unregulierte Autophagie auch die vielen Mitochondrien in braunem Fett abbauen und das Fett wieder weiß machen. Ist der Autophagieprozess also gestört, zum Beispiel weil wir dauernd Nahrung zu uns nehmen, legen wir an Gewicht zu und haben einen ungesunden Stoffwechsel. Fasten ist der stärkste bekannte, natürliche Aktivator der Autophagie. Mit jeder Essenspause gibst du deinem Körper also die Möglichkeit, seine Kraftwerke zu warten und zu erneuern – die Grundvoraussetzung für einen effizienten, verschwenderischen Stoffwechsel.

AUCH DAS MIKROBIOM REDET EIN WÖRTCHEN MIT

Weiterhin zeigt eine Tierstudie, dass wohl auch unser Darmmikrobiom eine Rolle bei der Aktivierung des braunen Fettgewebes beim Fasten spielt. In der Studie erhielten Mäuse entweder nur alle zwei Tage Nahrung oder bekamen ganz normal Futter. Die Kalorienmenge war in beiden Fällen gleich. In der Intervallfasten-Gruppe haben die Mäuse allein durch das regelmäßige Fasten ihr braunes Fett aktiviert und mehr Gewicht und Fettmasse verloren, obwohl sie genauso viel gegessen haben wie die Kontrollgruppe. Die Forscher konnten zeigen, dass Fasten die Darmflora veränderte und bestimmte Bakterien mehr kurzkettige Fettsäuren produzierten, die die Bräunung von weißem zu braunem Fettgewebe förderten. Der Bakterienstamm der Milchsäurebakterien stach hier besonders heraus. Ohne sie gab es kein „Browning". Und als man das Mikrobiom der Fastenmäuse auf andere sterile Mäuse übertrug, die nie gefastet hatten, zeigte sich auch hier eine vermehrte Bräunung des weißen Fettgewebes. Dank der Milchsäurebakterien.

PRAKTISCHE WEGE INS FASTEN

Ich werde oft gefragt, welche Form des Fastens für unseren Stoffwechsel am besten ist. Die Antwort ist wie immer nicht ganz einfach, aber prinzipiell denke ich, dass Intervallfasten sinnvoller ist als längeres mehrtägiges Fasten. Denn es gibt Hinweise, dass der Körper bei langfristigem Fasten, das mehr als drei bis vier Tage andauert, wirklich in einen Energiesparmodus schaltet. Der „aktivierende Stresszustand", den wir ja erreichen wollen, ist insbesondere am Anfang des Fastens wirksam. Wir wissen zum Beispiel,

Autophagie

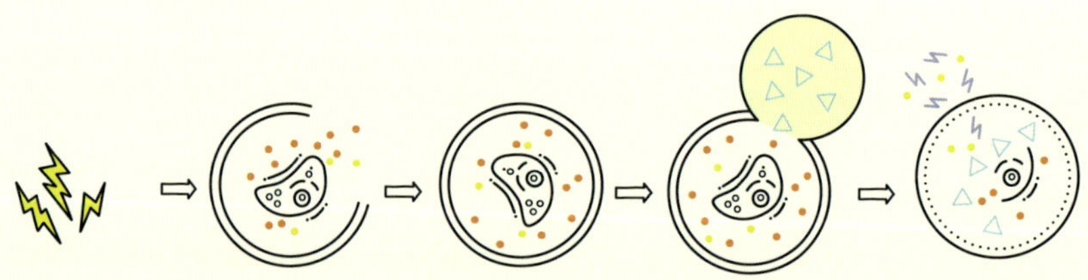

dass nach längerem Fasten unser „Videoassistent" FGF21 auch mal eine Pause braucht und abfällt. Dadurch wird das braune Fettgewebe dann nicht mehr so stark aktiviert. Längeres Fasten macht aber in vielen Fällen auch Sinn. Nur machen es die meisten Menschen nur einmal im Jahr, wenn überhaupt. Das ist so, als wenn man einmal im Jahr für ein paar Tage richtig viel Sport treibt. Um dauerhaft in den Genuss der Vorteile des Fastens zu kommen, macht es eher Sinn, es in seinen Alltag zu integrieren.

Die drei bekanntesten Methoden des Intervallfastens

- **Die 16:8-Methode:** Das ist die bekannteste und für die meisten Menschen am besten umzusetzende Methode. Man isst alle Mahlzeiten innerhalb eines 8-Stunden-Fensters und fastet die restlichen 16 Stunden. Dazu kann man entweder das Frühstück weglassen oder das Abendessen vorverlegen. Ein Großteil der Fastenzeit fällt so in die Schlafenszeit, was den Einstieg erleichtert. Und wenn es komplett neu für dich ist, kannst du auch immer langsam starten. Du kannst zum Beispiel mit einem 14:10-Fasten beginnen, also nur 14 Stunden fasten und ein Essensfenster von 10 Stunden haben. Generell braucht der Körper ein bis zwei Wochen, um sich auf das Intervallfasten optimal einzustellen.

- **Die 5:2-Diät:** Bei diesem Modell isst man an fünf Tagen in der Woche ganz normal und reduziert an zwei nicht aufeinanderfolgenden Tagen die Kalorienaufnahme auf ungefähr 500–600 kcal. Die Methode bietet viel Flexibilität, erfordert aber auch ein bisschen mehr Disziplin.

- **Alternate-Day-Fasting (ADF):** Man fastet an einem Tag komplett oder isst nur sehr wenige Kalorien (ca. 300–400 kcal) und am nächsten Tag isst man wieder so viel, wie man möchte. Einige Studien deuten darauf hin, dass diese Methode besonders wirksam ist, aber sie ist auch schwierig durchzuhalten.

Nicht für jeden geeignet.
Intervallfasten ist ein mächtiges Werkzeug, da es einprogrammierte Stoffwechselbooster zur Energiebereitstellung nutzt, die in unserer Zivilisation sonst eigentlich ausgeschaltet sind. Doch es ist nicht für jeden geeignet. Wenn du zum Beispiel Diabetes hast, unter Essstörungen leidest, eine Magenverkleinerung hinter dir hast, an Krebs leidest, schwanger bist, stillst oder bestimmte Medikamente einnimmst, solltest du auf jeden Fall ärztliche Rücksprache halten, denn sonst kann es gefährlich werden.

MEINE PERSÖNLICHE FASTENROUTINE

Ich praktiziere selbst auch Intervallfasten, aber etwas extremer. Meistens esse ich nur eine einzige Mahlzeit am Tag, sprich ich mache ein 22/2 Intervall. Mal ist das abends, mal morgens – da wechsle ich hin und her und lege mich nicht starr fest. Warum ich das mache? Wenn ich faste, fühle ich mich mental fitter und kann besser arbeiten. Ich bin agiler, laufe die Treppen schneller hoch und falle vor allem nicht in dieses typische Mittagstief nach dem Essen. Der Grund: Beim Fasten schüttet der Körper das Hormon Orexin aus, das uns zur Nahrungssuche motiviert.

Allein aus diesen praktischen Gründen finde ich das Fasten super, weil es mein tägliches Leben ungemein vereinfacht. Natürlich fragen mich viele: „Wie hältst du das durch, nur eine Mahlzeit am Tag zu essen?" Die Antwort liegt darin, dass ich meinen metabolischen Schalter gut geölt habe. Das bedeutet, dass mein Körper sehr schnell von der Zucker- auf die Fettverbrennung umschalten kann. Probleme mit einem abfallenden Blutzucker habe ich dabei überhaupt nicht. Das habe ich sogar mal selbst mit einem Glukosemessgerät überprüft, das ich mir am Arm angebracht hatte. Über den ganzen Tag hinweg habe ich die Werte aufgezeichnet und konnte dadurch sehen, dass mein Blutzucker während des Fastens superstabil blieb – und das sogar beim Sport. Mein Training mache ich nämlich meistens im Fastenmodus, also wenn ich noch nichts gegessen habe. Natürlich muss mein Körper dann zusätzlich Energie mobilisieren, aber das klappt erstaunlich gut. Klar, ich kann in diesem Zustand keine absoluten Höchstleistungen vollbringen. Wenn der Körper auf Fettreserven läuft, ist man eben nicht ganz so schnell und stark wie nach einer kohlenhydratreichen Mahlzeit.

Aber ich bin überzeugt davon, dass es für viele eine gesunde Art und Weise sein kann, den Stoffwechsel zu trainieren. Durch Sport im Fastenzustand wird der metabolische Schalter zusätzlich geölt.

TOOL 7: Morgens ein Kaiser, abends ein Bettler

Wenn man Intervallfasten nach der 16:8-Methode machen will, stellt sich natürlich eine entscheidende Frage: Ist es besser, das Frühstück wegzulassen oder das Abendessen? Ich bin hier der klaren Meinung, dass es sinnvoller ist, auf das Abendbrot zu verzichten. Gemäß dem alten Sprichwort: „Morgens essen wie ein Kaiser, abends essen wie ein Bettler:" Der Grund dafür liegt in unserem Stoffwechsel, der wie eine innere Uhr tickt und zu unterschiedlichen Tageszeiten verschieden arbeitet. Zahlreiche Studien zeigen, dass die Energie, die der Körper benötigt, um Nahrung zu verdauen (der sogenannte thermische Effekt der Nahrung), morgens deutlich höher ist als abends.

Man kann sich das so vorstellen: Essen am Morgen wird wie gezielter Treibstoff direkt verbrannt, während am Abend ein größerer Teil der Energie eher eingelagert wird. Schon 1993 hat man das in einer Studie an Männern gesehen. Man gab ihnen eine identische Mahlzeit, einmal um 9 Uhr morgens, einmal um 17 Uhr nachmittags und einmal um 1 Uhr nachts. Anschließend wurde ihr Energieverbrauch für bis zu sechs Stunden gemessen. Das Ergebnis war eindeutig: Der Energieverbrauch war am Morgen am höchsten, nachmittags bereits niedriger und nachts am niedrigsten. Nachts zu essen ist also am ungünstigsten, wenn man die Kalorienverbrennung im Blick hat.

Eine neuere Studie meiner Kollegen aus Lübeck bestätigt das. Hier bekamen 16 Männer entweder ein reichhaltiges Frühstück mit rund 700 kcal oder ein identisches, reichhaltiges Abendessen. Wieder maßen die Forscher die Verdauungsenergie. Das Resultat war verblüffend: Der Energieverbrauch nach dem Frühstück war mehr als doppelt so hoch wie der nach dem Abendessen. Ganz konkret verbrauchten die Probanden nach der Mahlzeit am Abend nur 43 kcal pro Stunde mehr, während es morgens in der gleichen Zeit ganze 100 kcal waren. Das sind fast 60 kcal mehr – einfach nur, weil sie dieselbe Mahlzeit zu einer anderen Uhrzeit gegessen hatten. Gleichzeitig zeigte sich, dass nach dem Abendessen der Blutzucker und auch das Insulin deutlich höher anstiegen. Der Körper kam mit dem Zucker also schlechter zurecht. Ein weiterer interessanter Punkt: Das Weglassen des Frühstücks führte im Tagesverlauf häufig zu mehr Heißhunger und einem stärkeren Appetit auf Süßes.

Das Frühstück als Abnehmturbo

Ein frühes, reichhaltiges Frühstück kann tatsächlich beim Abnehmen helfen. Das belegt eine randomisierte Kontrollstudie mit übergewichtigen Frauen, die bereits unter einem „schlechten Stoffwechsel" litten. Sie wurden in zwei Gruppen aufgeteilt und bekamen beide exakt die gleiche Kalorienmenge: rund 1400 kcal pro Tag. Der einzige Unterschied war die Verteilung. Die Frühstücksgruppe erhielt 700 kcal zum Frühstück, 500 zum Mittagessen und 200 zum Abendessen. Bei der Abendessengruppe war es andersherum: Sie bekam morgens 200 kcal, mittags 500 und abends 700. Nach zwölf Wochen schaute man sich die Ergebnisse an. Die Frauen mit dem großen Frühstück hatten deutlich mehr Gewicht und Umfang verloren als jene, die ihre größte Mahlzeit am Abend aßen. Der Unterschied war beachtlich: Die Frühstücksgruppe verlor in den drei Monaten im Schnitt 8,7 Kilo, die Abendgruppe nur 3,6 Kilo. Das sind über fünf Kilo mehr Gewichtsverlust – und das, obwohl beide Gruppen exakt die gleiche Kalorienmenge zu sich nahmen. Gleichzeitig verbesserten sich die Blutzuckerwerte in beiden Gruppen, aber in der Frühstücksgruppe waren die Verbesserungen deutlich stärker. Auch die Blutfette entwickelten sich unterschiedlich: Während sie in der Frühstücksgruppe sanken, stiegen sie in der Abendgruppe sogar an. Als man den Zuckerstoffwechsel mit einer speziellen Zuckerlösung testete, reagierte die Frühstücksgruppe mit deutlich niedrigeren Zuckerspitzen. Und das Beste: Die Teilnehmerinnen der Frühstücksgruppe hatten weniger Hunger, weil ihr Körper weniger vom Hungerhormon Ghrelin ausschüttete. Sie waren also nicht so anfällig für Heißhungerattacken.

Warum unser Stoffwechsel eine „Lerche" ist

Sieht also ganz so aus, als wäre unser Stoffwechsel in den meisten Fällen keine Eule, sondern eher eine Lerche. Woran liegt das? Die Antwort findet sich in den Hormonen und Botenstoffen, die unser Körper morgens nach dem Aufwachen freisetzt. An erster Stelle steht hier das Cortisol. Wir kennen es oft nur als Stresshormon, aber am Morgen hat es eine wichtige Aufgabe: Es bereitet den Körper auf den Tag vor. Dieser kurze, dynamische Anstieg am Morgen mobilisiert Energiereser-

EIN RESET FÜR DEN STOFFWECHSEL

Langfristige Studien bestätigen: Menschen, die ihre Hauptmahlzeit eher am Vormittag zu sich nehmen, verlieren im Mittel mehr Gewicht. Eine große Übersichtsarbeit mit etwa 2500 Teilnehmern kam zu dem Schluss: Wer sein Essen früh und in einem begrenzten Zeitfenster isst, verliert nach mindestens zwölf Wochen im Schnitt ein bis zwei Kilogramm mehr als die Kontrollgruppe. Der Effekt ist zwar klein, aber nachweisbar. Besonders gut funktioniert das frühe Essen wahrscheinlich bei Menschen, die bereits Probleme mit ihrem Zuckerstoffwechsel haben, zum Beispiel bei einer Vorstufe von Diabetes, dem sogenannten Prädiabetes. In einer viel zitierten Studie hat man genau das untersucht. Man verglich eine Gruppe, die Intervallfasten mit einem Essensfenster von sechs Stunden am Vormittag praktizierte (letzte Mahlzeit um 14 Uhr), mit einer Gruppe, die ein normales zwölfstündiges Essensfenster von 8 bis 20 Uhr hatte. Das Besondere an der Studie war, dass die Teilnehmer genau so viele Kalorien bekamen, dass sie kein Gewicht verloren. Man wollte also nur die reinen Effekte der Essenszeit untersuchen. Das Ergebnis: In der Gruppe mit dem frühen Essensfenster verbesserten sich die Blutzuckerspitzen und die Insulinsensitivität deutlich. Gleichzeitig sanken der Blutdruck und Marker für oxidativen Stress. Wichtige Gene, die unsere innere Uhr regulieren, wurden dabei angeschaltet. Und obwohl sie abends nichts mehr aßen, berichteten die Teilnehmer sogar, dass sie weniger Hunger hatten. Frühes Essen wirkt also wie eine Art Reset für den Stoffwechsel: Der Körper reguliert Zucker und Blutdruck besser, die innere Uhr läuft synchroner und es fällt leichter, den Abend ohne Snacks durchzuhalten.

ven, macht uns wach und munter und sorgt dafür, dass unser Körper Zucker besser verbrennen kann. Das ist nicht zu verwechseln mit einem dauerhaft erhöhten Cortisolspiegel bei chronischem Stress, der wiederum schlecht für uns ist. Gleichzeitig werden unsere Gewebe – Fett, Muskeln und die Leber – am Morgen insulinempfindlicher. Eine Untersuchung hat gezeigt, dass die Insulinwirkung am Morgen etwa 17 Prozent besser ist als abends. Je sensibler wir auf Insulin reagie-

DAS SÜDEUROPA-PARADOX

Wenn das Frühstück so entscheidend ist, warum essen dann die Menschen in Südeuropa ihre Hauptmahlzeit oft spät am Abend und sind trotzdem mehrheitlich schlank? Schauen wir nach Italien, Spanien oder Südfrankreich, so haben viele dort anscheinend keine Probleme mit Übergewicht.

In der Tat stimmt es, dass die Adipositaszahlen bei den Erwachsenen in den südeuropäischen Ländern unter dem EU-Durchschnitt liegen. Italien hat mit rund acht Prozent sogar eine der geringsten Adipositasraten. Und es ist auch richtig, dass dort tendenziell abends mehr gegessen wird. Das typische Frühstück ist oft nur eine kleine, süße Mahlzeit („la colazione"). Die Hauptmahlzeit findet dann entweder mittags oder abends statt („il pranzo" oder „la cena"). Entscheidend ist aber, was und wie gegessen wird. Die traditionelle Ernährung ist mediterran und legt Wert auf unverarbeitete Lebensmittel: viel Gemüse, Ballaststoffe, gute Öle mit reichlich Omega-3-Fettsäuren und oft auch Fisch. Eine solche Ernährung sorgt dafür, dass das Sättigungssignal viel früher einsetzt. Selbst wenn man sich abends den Bauch vollschlägt, nimmt man also nicht übermäßig viele Kalorien auf. Da schlägt die abendliche Mahlzeit weniger stark zu Buche – vorausgesetzt, wir reden nicht von Pizza und Pasta, die auch in Italien keineswegs täglich auf den Tisch kommen. Doch auch die Südeuropäer sind gegen die Einflüsse der modernen westlichen Ernährung nicht immun. Während die Adipositaszahlen bei den Erwachsenen noch vergleichsweise niedrig sind, zeichnet sich bei den Kindern ein dramatisches Bild ab. Hier gehören Italien (10 Prozent) und Spanien (16 Prozent) plötzlich zur traurigen Spitze in der EU, während wir in Deutschland nur eine Rate von 7 Prozent haben. Das zeigt uns eines ganz deutlich: Sobald die traditionelle, gesunde Ernährung durch verarbeitete Lebensmittel ersetzt wird, entfaltet die späte Mahlzeit ihre negative Wirkung. Wenn man sich schlecht ernährt und die meisten Kalorien am Abend zu sich nimmt, hat das einen schädlichen Effekt auf das Körpergewicht. Der südeuropäische Lebensstil ist also kein Freifahrtschein für nächtliche Essgelage, sondern ein Beleg dafür, dass die Qualität der Ernährung mindestens genauso wichtig ist wie der Zeitpunkt.

ren, desto mehr Zucker wird verbrannt und von den Zellen genutzt, anstatt in die Fettdepots eingelagert zu werden.

Interessanterweise sind auch die Hormone, die Hunger und Sättigung regulieren, von der Tageszeit abhängig. Morgens wachen wir meist gar nicht mit einem Bärenhunger auf. Das Hungerhormon Ghrelin ist noch relativ niedrig. Es steigt erst im Laufe des Nachmittags an und erreicht seinen Höhepunkt am frühen Abend. Genau dann haben wir oft den größten Hunger. Gleichzeitig sinkt das Sättigungshormon Leptin ab. Man könnte sagen, die Unterstützung für das „Team Sättigung" geht zurück, während das „Team Hunger" lauter wird. Das ist auch der Grund, warum wir in der Zeit zwischen 17 und 20 Uhr am hungrigsten sind. Wenn wir morgens nicht frühstücken, kann uns dieser abendliche Hunger schnell zum Verhängnis werden. Wir müssen dann mit reiner Willenskraft gegen den Drang ankämpfen, zu etwas Süßem zu greifen. Ein sättigendes Frühstück am Morgen hingegen kann über diesen kritischen Zeitpunkt hinweghelfen und dafür sorgen, dass wir abends keine gefährlichen Heißhungerattacken bekommen. Passend dazu schüttet der Körper am Abend das Schlafhormon Melatonin aus. Das

Aktivität des Stoffwechsels

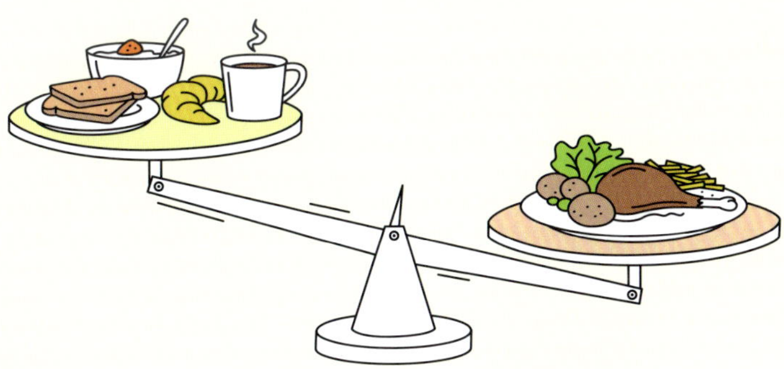

Frühstück

- Höherer Energieverbrauch für Verdauung
- Bessere Blutzuckerregulation
- Stärkere Ausschüttung von Sättigungshormonen
- Weniger Heißhungerattacken

Abendessen

- Niedriger Energieverbrauch für Verdauung
- Schlechtere Blutzuckerregulation
- Weniger Ausschüttung von Sättigungshormonen
- Mehr Heißhungerattacken

hat ebenfalls eine Wirkung auf den Stoffwechsel: Es fährt ihn herunter und bereitet uns auf die Nacht vor. Wenn wir kurz davor noch etwas gegessen haben, sorgt Melatonin dafür, dass der Energieverbrauch für die Verdauung nicht mehr richtig in die Gänge kommt.

PRAXISTIPPS FÜR DEN ALLTAG

Die wissenschaftlichen Erkenntnisse ziehen also einen klaren Schluss: Unser Stoffwechsel ist tageszeitabhängig unterschiedlich schnell. Morgens ist er auf Leistung und Verbrennung eingestellt, abends auf Sparflamme und Ruhe. Man könnte auch sagen: Morgens ist unser Stoffwechsel eher verschwenderisch, abends eher sparsam. Das Frühstück ist demnach die wichtigste Mahlzeit des Tages, weil wir dann essen, wenn unser Stoffwechsel am aktivsten ist. Ein energiereiches Frühstück regt die innere Heizung an, lässt die Kalorien besser verbrennen und sättigt länger. Das bedeutet konkret für dich:

▸ **Frühstück statt Abendbrot:** Wenn du Intervallfasten ausprobieren möchtest oder schon machst, empfehle ich dir eine große Mahlzeit am Morgen. Diese sollte reich sein an Proteinen und Ballaststoffen. Das gibt dir Energie für den ganzen Tag, verringert selbst am Abend noch das Hungergefühl und hilft zusätzlich noch beim Gewichtsmanagement.

▸ **Leichtes Abendessen:** Wenn du abends trotzdem etwas essen möchtest, zum Beispiel mit Freunden oder der Familie, dann halte die Mahlzeit eher leicht.

▸ **Früher Feierabend:** Falls du doch gerne abends isst, dann versuche, nicht zu spät zu essen – am besten gegen 18 Uhr. Noch besser ist es, wenn du dein Abendessen schon vor 17 Uhr beendet hast. So startest du nämlich früher in die Fastenphase und profitierst zusätzlich noch von den Vorteilen des Intervallfastens.

TOOL 8: Die Hitze-Strategie für Frostbeulen

Für alle, die keine Kälte mögen, um ihr braunes Fett zu aktivieren und zum Verschwender-Typ zu werden, habe ich zum Abschluss noch etwas Überraschendes in petto: Wärme. Es gibt tatsächlich Hinweise, dass auch Hitze unseren Stoffwechsel verschwenderischer machen kann. Natürlich ist der Effekt deutlich geringer als bei Kälte, aber für alle Frostbeulen gibt es immerhin auch diese Möglichkeit, ein bisschen „verschwenderischer" zu werden. Kurzer Blick in die Geschichte: Evolutionär betrachtet ist der Mensch viel besser an Wärme angepasst als an Kälte. Der moderne *Homo sapiens* entstand vor 200 000 bis 300 000 Jahren in Ostafrika und da war es nun mal sehr heiß. Die Anpassung an die Hitze war damals entscheidend fürs Überleben. Und wir hatten ein paar entscheidende Vorteile gegenüber anderen Säugetieren: weniger Fell, dafür aber über drei Millionen Schweißdrüsen. Wir sind quasi die besten Schwitzer im Tierreich und konnten durch die Verdunstung des Schweißes auf der Haut unseren Körper effizient kühlen. Unsere langen Gliedmaßen erleichterten die Wärmeabgabe zusätzlich. Diese Hitzebeständigkeit wurde sogar als Jagdstrategie genutzt. Beim sogenannten Ausdauerjagen konnten wir Antilopen so lange hetzen, bis sie schlichtweg überhitzten. Als wir dann vor rund 60 000 Jahren aus Afrika auswanderten, mussten wir erst lernen, mit Kälte umzugehen. Diese Anpassungen sind also evolutionär noch relativ jung. Der Körper nutzte das Muskelzittern zur Wärmeerzeugung und „klaute" sich durch die Vermischung mit den Neandertalern, die schon länger in kälteren Gebieten lebten, die Gene für eine effektivere Aktivierung des braunen Fetts.

SAUNA FÜR DIE ZELLEN: HITZESCHOCKPROTEINE

Genau deshalb haben wir so ausgefeilte Strategien für das Hitzemanagement. Eine davon ist der Schutz unserer Zellen. Denn bei zu großer Hitze können die Proteine in unseren Zellen Schaden nehmen, sie „denaturieren". Das kennst du vom Steak in der Pfanne: Durch die Hitze wird das Fleisch fest und verfärbt sich, weil die Proteine ihre Struktur verändern und kaputtgehen. Um genau das in unserem Körper zu verhindern, werden bei Hitze – etwa in der Sauna – spezielle Schutzproteine gebildet, die passenderweise Hitzeschockproteine (englisch: Heat Shock Proteins) heißen. Sie starten in den Zellen eine Art Servicemodus: Sie räumen auf, stabilisieren andere Proteine und machen die Zelle widerstandsfähiger gegen den Hitzestress. Der Körper investiert also aktiv Energie, um Organschäden vorzubeugen. Und genau das könnte erklären, warum auch Wärme den Stoffwechsel ankurbeln und das braune Fett aktivieren kann.

Wissenschaftlicher Beweis: Wärme bräunt unser Fett

Dass das wirklich der Fall ist, zeigte eine faszinierende Studie, die im renommierten Fachmagazin „Cell" veröffentlicht wurde. Forscher testeten an Menschen, was passiert, wenn man eine lokale Wärmequelle mit 41 °C für 20 Minuten im Bereich des Schlüsselbeins anlegt – also genau dort, wo beim Menschen das meiste braune Fett sitzt. Dann wollten die Wissenschaftler herausfinden, ob die Hitze das braune Fett aktiviert, und zwar über die Messung der Hauttemperatur. Um sicherzustellen, dass es sich nicht nur um eine kurzfristige Erwärmung handelt, maß man die Hauttemperatur erst zwei Stunden nach der Anwendung. Das Ergebnis: Der Bereich war deutlich wärmer als bei Probanden, die keine Wärmebehandlung erhielten. Anschließend verlängerte man den Versuch und behandelte die Probanden fünf Wochen lang dreimal pro Woche auf diese Weise. Am Ende der Studie war der Bereich über dem Schlüsselbein auch ohne akute Wärmezufuhr messbar wärmer, was auf eine dauerhafte Aktivierung des braunen Fettgewebes hindeutet.

Um den Mechanismus dahinter zu verstehen, schauten sich die Forscher das Ganze bei Mäusen an. Auch hier führte die lokale Wärme dazu, dass das braune Fett aktiver wurde und sich sogar weißes Fett in braunes umwandelte – aber nur an der Stelle, die erwärmt wurde. Genauere Analysen zeigten, dass die Hitzeschockproteine dafür verantwortlich waren. Ohne sie funktionierte der Prozess nicht. Auch die gesteigerte Durchblutung infolge der Wärmeanwendung könnte eine Rolle spielen. Mehr Blut bedeutet mehr Nährstoffe bedeutet aktiveres Fettgewebe. Gleichzeitig hatten die Mäuse einen besseren Zucker- und Fettstoffwechsel, was perfekt zu einem aktiveren braunen Fettgewebe passt. Diese wichtige Studie zeigt also: Es ist wohl möglich, weißes Fett in braunes umzubauen, einfach durch lokale Wärmeanwendung. Wir brauchen aber noch mehr Studien, um das genauer zu erforschen.

Heißes Wasser gegen zu hohen Zucker?

Da braunes Fett den Blutzuckerstoffwechsel verbessert, lag die Frage nahe, ob Wärmeanwendungen auch Menschen mit Diabetes helfen können. Eine kürzlich veröffentlichte Studie mit 14 Menschen mit Typ-2-Diabetes hat genau das untersucht. Die Teilnehmer nahmen über zwei Wochen zehn einstündige Bäder in 40 °C heißem Wasser. Ihre Körperkerntemperatur stieg dabei auf bis zu 39 °C an. Das Ergebnis nach den zwei Wochen: Die Insulinempfindlichkeit der Teilnehmer hatte sich deutlich verbessert. Ihr Körper brauchte weniger Insulin, um den Zucker zu verarbeiten. Interessanterweise sank gleichzeitig ihr Grundumsatz, was auf den ersten Blick nicht ganz ins Bild des verschwenderischen Stoffwechsels passt. Der positive Effekt auf den Zuckerstoffwechsel war aber unbestreitbar.

LANGES LEBEN DANK SAUNA?

Dass Wärme auch unser Leben verlängern kann, zeigt eine beeindruckende Langzeitstudie aus Finnland. Forscher beobachteten über 20 Jahre lang mehr als 2300 Männer und untersuchten den Zusammenhang zwischen Saunagewohnheiten und Sterblichkeit. Sie wurden in drei Gruppen eingeteilt: eine Gruppe, die nur einmal pro Woche in die Sauna ging, eine, die wöchentlich zwei- bis dreimal saunierte, und eine, die es täglich tat. Das Ergebnis war erstaunlich: Die Männer, die täglich in die Sauna gingen, hatten ein um 40 Prozent geringeres Risiko, im Beobachtungszeitraum zu versterben, als die Männer, die nur einmal pro Woche saunierten. Ein gewaltiger Unterschied, bei dem wahrscheinlich auch das braune Fettgewebe eine Rolle spielt.

Das Beste aus beiden Welten: heiß und kalt im Wechsel

Am besten ist es jedoch, wenn man Kälte und Wärme kombiniert – sei es in Form von Wechselduschen oder durch die Kombination von Winterschwimmen und regelmäßigen Saunagängen. So kann man die positiven Effekte beider Extreme für seinen Stoffwechsel maximieren. In der finnischen Tradition geht man nach einem 20- bis 25-minütigen Saunagang bei 80–100 °C meist ins Freie oder in ein kühles Tauchbecken. Bei den Winterschwimmern in Dänemark, die man untersucht hat (siehe Seite 118 und 133), konnte man ebenfalls ein aktiveres braunes Fettgewebe nachweisen. Es ist zwar noch unklar, ob das Aufheizen in der Sauna den anschließenden Kältereiz zur Aktivierung des braunen Fetts verstärkt, aber es ist eine spannende Vorstellung. Man kann es natürlich auch andersherum machen: erst ins Eisbad und sich danach in der Sauna aufwärmen. Ich persönlich denke, dass dieser Effekt besser ist, da unser Körper so nicht durch die Kälte abgekühlt wird (was ja auch ein schönes Gefühl ist), sondern erst mal seine Körpertemperatur verteidigen muss. Letztendlich gilt: Jede Herausforderung, die den Stoffwechsel aus seinem gewohnten Gleichgewicht wirft, ist ein positiver Reiz – solange man nicht übertreibt.

GIB DEM STOFFWECHSEL FEUER

Mit „mehr Wärme in den Alltag integrieren", meine ich nicht die warme Wohnung oder die dicke Jacke im Winter. Es muss schon eine Wärme sein, bei der du anfängst zu schwitzen. Dein Körper muss spüren, dass er seine Temperatur verteidigen muss. Ein paar Tipps:

- **Finnische Sauna:** Eine Trockensauna mit 80–100 °C. Empfohlen werden zwei bis drei Saunagänge pro Woche für jeweils 5–20 Minuten. Zwischen den Gängen folgt die Abkühlphase. Die Hitze regt die Produktion von Hitzeschockproteinen an und die Abkühlung kann diesen Effekt sogar noch verstärken.

- **Infrarotkabine:** Hier sind die Temperaturen mit 40–60 °C geringer, dafür kann man länger drinbleiben (20–40 Minuten). Die tief eindringende Strahlung erwärmt direkt die Muskulatur und das Fettgewebe. Studien deuten auf ähnliche Effekte wie bei der klassischen Sauna hin.

- **Heiße Bäder:** Ein Wannenbad bei 37–40 °C steigert die Durchblutung und kann, wie gesagt, die Insulinempfindlichkeit verbessern.

- **Lokale Wärmeanwendung:** Eine Wärmflasche oder ein Körnerkissen, die man sich gezielt in den Nacken- oder Schlüsselbeinbereich legt, kann wahrscheinlich ebenfalls das braune Fett lokal aktivieren. Die Datenlage dazu ist zwar noch dünn, aber die Cell-Studie ist sehr vielversprechend.

- **Aktive Methoden:** Kombiniere Wärme mit Bewegung. Sport an warmen Tagen, Hot Yoga oder ein Saunagang nach dem Training verbinden die positiven Effekte und können durch eine anschließende kalte Dusche noch ergänzt werden.

Wann du Sauna meiden solltest

So gesund die Hitze auch ist, sie bedeutet eine intensive Belastung für den Kreislauf und ist nicht für jeden geeignet. Ärztliche Rücksprache ist ein Muss, wenn du Herz-Kreislauf-Probleme hast, schwanger bist oder an akuten Hauterkrankungen leidest. Bei Fieber gehörst du ohnehin ins Bett! Absolut tabu ist Sauna unter Alkohol- oder Drogeneinfluss. Die Kombi kann lebensgefährlich sein.

DEIN PROGRAMM ZUM VERSCHWENDER-TYP

So, und jetzt hast du all diese Tipps gehört und bist wahrscheinlich erst einmal überwältigt. Wahrscheinlich fragst du dich: Ist ja alles ganz nett, aber wie soll ich das nur in meinen Alltag integrieren? Hier möchte ich eines klarstellen: Der Weg zum Verschwender-Typ ist kein Zuckerschlecken. Es gibt leider keine magische Pille, die du einfach nimmst, ohne etwas dafür tun zu müssen. Vielmehr musst du aktiv bereit sein, deinen Lebensstil umzustellen. Nichts gibt es umsonst, auch nicht in diesem Buch. Auf lange Sicht wirst du jedoch merken, wie wohl sich dein Stoffwechsel fühlt und wie du vielleicht auch Gewicht und überschüssiges Fett verlierst. Und dann kannst du unglaublich stolz auf dich sein, weil du es probiert hast.

Aber keine Sorge: Es geht nicht darum, dass du von heute auf morgen alles änderst. Passe am Anfang die eine oder andere Sache in deinem Alltag an und füge jede Woche ein bisschen mehr hinzu. Letztendlich ist es nicht eine einzelne Maßnahme, die den großen Unterschied macht. Wie du gesehen hast, haben die verschiedenen Tipps nur kleine Effekte auf den Kalorienverbrauch. Es ist die Kombination, die Synergie all dieser Punkte, die deinen Stoffwechsel verbessert. Die dir hilft, Fett zu verlieren, und dich zu einem echten Verschwender-Typ machen kann. Damit du nicht von null starten musst, gibt es hier einen Sechs-Wochen-Plan als praktischen Einstieg. Wir werden nicht alles auf einmal umkrempeln, das wäre zum Scheitern verurteilt. Stattdessen führen wir Woche für Woche mehr neue, kleine Gewohnheiten ein, die deinen Stoffwechsel sanft, aber bestimmt in Richtung „Verschwendung" trainieren. Woche 1 startet mit Blutzuckertricks und ersten Kälteanwendungen. In Woche 2 kommen Proteine und Ballaststoffe dazu, in Woche 3 mehr Gewürze und andere Essgewohnheiten. Und so geht es immer weiter, bis du alle Stoffwechselpusher in deinen Alltag integriert und dich auf „Verschwender" gepolt hast. Sieh es als eine Art Trainingslager für deinen Körper. Jede Woche hat einen klaren Fokus. Am Ende wirst du all die wichtigen Werkzeuge in deinem Alltag verankert haben – ganz ohne Stress und Überforderung. Los geht's!

DEIN SECHS-WOCHEN-PLAN

WOCHE 1: SANFTER EINSTIEG

Fokus: In dieser Woche etablierst du zwei einfache Gewohnheiten, die deinen Alltag kaum verändern, aber die ersten wichtigen Signale an deinen Stoffwechsel senden.

Gemüse als Vorspeise

- **Ziel:** Den Blutzucker stabilisieren, die Sättigung verbessern und die Verdauung sanft anregen.
- **Praxis:** Iss vor jeder Hauptmahlzeit eine kleine Portion rohes Gemüse. Das können Karottensticks sein, ein paar Gurkenscheiben oder eine halbe Paprika. Mein Favorit ist übrigens Kohlrabi. Das füllt den Magen, liefert Ballaststoffe und sorgt dafür, dass du von der Hauptspeise automatisch etwas weniger isst.

Die kalte Minute

- **Ziel:** Deinen Körper langsam an Kältereize gewöhnen und dein braunes Fettgewebe sanft aus dem Winterschlaf wecken.
- **Praxis:** Beende deine tägliche Dusche mit 20–30 Sekunden kaltem Wasser. Fange bei den Füßen an und arbeite dich langsam hoch. Atme dabei ruhig und tief – das hilft dem Körper, den Kälteschock zu meistern. Du wirst dich sofort wacher und energiegeladener fühlen!

WOCHE 2: DIE SÄTTIGUNGS-STRATEGIE

Fokus: Versorge deinen Körper mit den richtigen Bausteinen, damit du dich lang anhaltend satt und zufrieden fühlst. Das ist die beste Waffe gegen Heißhunger.

Proteinreiche Kost

- **Ziel:** Deinen Stoffwechsel durch die hohe „metabolische Steuer" von Protein anheizen und von der unschlagbaren Sättigung profitieren.
- **Praxis:** Integriere in jede Hauptmahlzeit eine gute Proteinquelle. Das können Eier, Skyr oder Magerquark zum Frühstück, Linsen oder Hähnchen zum Mittagessen und Fisch oder Tofu am Abend sein. Ziel sind etwa 25–30 Gramm Protein pro Mahlzeit.

Futter für die Darmflora

- **Ziel:** Deine nützlichen Darmbakterien mit ihrer Lieblingsnahrung versorgen, um Sättigungssignale zu verstärken und Entzündungen zu reduzieren.
- **Praxis:** Baue täglich bewusst Ballaststoffe ein. Das gelingt leicht durch Hülsenfrüchte, Vollkornprodukte oder kleine Helfer wie Leinsamen, Chiasamen oder Flohsamenschalen im Müsli, Joghurt oder Salat.

WOCHE 3: BOOSTE DEINE VERDAUUNGSENERGIE

Fokus: Jetzt gibst du richtig Gas! Du heizt dem Stoffwechsel mit thermogenen Lebensmitteln ein und passt dein Mahlzeiten-Timing an die optimale Tageszeit an, um die Fettverbrennung zu steigern.

Würze dein Leben

► **Ziel:** Den Kalorienverbrauch nach dem Essen durch wärmende Gewürze spürbar erhöhen.

► **Praxis:** Füge mindestens einer Mahlzeit pro Tag eine Prise Schärfe oder anregende Gewürze hinzu. Das kann Chili, frischer Ingwer im Tee, Pfeffer, Senf oder Zimt im Kaffee sein. Werde kreativ und entdecke, was dir schmeckt!

Morgens Kaiser, abends Bettler

► **Ziel:** Die Kalorien dann zu dir nehmen, wenn dein Stoffwechsel am aktivsten ist, um die Einlagerung von Fett zu minimieren.

► **Praxis:** Beginne damit, deine Mahlzeitenbalance zu verschieben. Iss ein reichhaltiges, proteinreiches Frühstück und ein sättigendes Mittagessen. Halte das Abendessen dafür bewusst kleiner und leichter. Nach jeder Mahlzeit kannst du einen zuckerfreien Kaugummi kauen.

WOCHE 4: DIE GROSSE ERNÄHRUNGSUMSTELLUNG

Fokus: Die Qualität deiner Ernährung radikal verbessern und den Körper an erste Fastenperioden gewöhnen. Du wirst sehen: Diese Woche ist ein Meilenstein!

Die Supermarktregel

► **Ziel:** Deinen Körper fast ausschließlich mit echten, unverarbeiteten Lebensmitteln versorgen, um deinen Stoffwechsel zu entlasten und die natürlichen Sättigungssignale wiederherzustellen.

► **Praxis:** Dein Einkauf findet ab sofort hauptsächlich in der Frischeabteilung des Supermarkts statt. Dort findest du Gemüse, Obst, Fisch, Fleisch und Milchprodukte. Achte auf den Verarbeitungsgrad. Die mittleren Gänge mit den bunten Verpackungen, Fertiggerichten und Süßigkeiten meidest du weitestgehend.

Starte dein Intervallfasten

► **Ziel:** Deinem Körper die erste längere Pause von der Verdauung gönnen, um die Fettverbrennung und zelluläre Reinigungsprozesse (Autophagie) zu aktivieren.

► **Praxis:** Beginne mit einem sanften 14:10-Intervall. Das heißt, du isst all deine Mahlzeiten innerhalb eines 10-Stunden-Fensters (zum Beispiel von 9 bis 19 Uhr) und fastest die restlichen 14 Stunden.

WOCHE 5: DIE INNERE HEIZUNG ANWERFEN

Fokus: Du intensivierst die bisherigen Reize und nutzt clevere Tricks, um die Kalorienaufnahme zu optimieren und den Energieverbrauch weiter zu steigern.

Kälteturbo

▶ **Ziel:** Die Bildung von braunem Fett steigern und deine Kältetoleranz gezielt fördern.

▶ **Praxis:** Verlängere deine kalte Dusche auf 1–2 Minuten oder probiere Wechselduschen (1 Minute warm, 30 Sekunden kalt). Wenn du dich traust, ist jetzt der perfekte Zeitpunkt für dein erstes Eisbad (maximal 1–2 Minuten). Tipp: Suche dir eine lokale Eisbader-Community – gemeinsam ist die Überwindung viel leichter!

Das Al-dente-Prinzip

▶ **Ziel:** Die effektive Kalorienaufnahme aus stärkehaltigen Lebensmitteln durch die Bildung von resistenter Stärke reduzieren.

▶ **Praxis:** Koche 1–2 Mal pro Woche eine größere Portion Kartoffeln, Reis oder Nudeln. Lass sie über Nacht im Kühlschrank abkühlen und iss sie am nächsten Tag als Salat oder wieder aufgewärmt.

WOCHE 6: HEISS UND KALT IM WECHSEL

Fokus: Deinen Körper mit neuen Reizen überraschen und die letzten, aber entscheidenden Gewohnheiten etablieren, die dich langfristig zum Verschwender-Typ machen.

Die Kraft der Hitze

▶ **Ziel:** Die Zellreparatur und Regenerationsprozesse durch Hitzeschockproteine fördern und die Anpassungsfähigkeit deines Körpers maximieren.

▶ **Praxis:** Plane einmal pro Woche einen Saunagang oder ein heißes Bad (ca. 15–20 Minuten) ein. Kühle dich danach bewusst kalt ab (Dusche oder Tauchbecken), um den maximalen Kontrasteffekt zu nutzen.

Der Verdauungsspaziergang

▶ **Ziel:** Nutze leichte Bewegung nach dem Essen, um Blutzuckerspitzen zu kappen und die Verdauung aktiv zu unterstützen.

▶ **Praxis:** Mache es dir zur festen Gewohnheit, nach deiner größten Mahlzeit des Tages für 10–15 Minuten flott spazieren zu gehen. Eine kleine Runde um die Häuser reicht schon aus. Sie wirkt wahre Wunder gegen das Mittagstief und holt dich abends von der Couch.

NEUE GEWOHNHEITEN SCHAFFEN

Herzlichen Glückwunsch, du hast das 6-Wochen-Trainingslager für deinen Stoffwechsel erfolgreich absolviert und nun alle wichtigen Werkzeuge an der Hand, um deinen Körper langfristig auf „Verschwendung" zu programmieren. Der wichtigste Schritt kommt aber jetzt: die Verankerung dieser Gewohnheiten im Alltag. Schau dir die Tipps der letzten Wochen noch einmal an und überlege ehrlich: Was hat gut funktioniert? Was hat dir sogar Spaß gemacht? Was möchtest du unbedingt beibehalten? Erstelle dir daraus deine ganz persönliche „Verschwenderroutine". Es geht nicht darum, alles perfekt zu machen, sondern die drei bis vier Hebel zu finden, die für dich den größten Unterschied machen und sich gut in dein Leben integrieren lassen. Vergiss dabei nie die stille Superkraft im Hintergrund: den Schlaf. Ohne eine ausreichende und gute nächtliche Erholung kann dein Stoffwechsel nicht optimal funktionieren. Mache deine Schlafhygiene daher zu einer nicht verhandelbaren Priorität. Sie ist das Fundament, auf dem alle anderen Maßnahmen erst ihre volle Wirkung entfalten können.

WENN ES MAL NICHT LÄUFT WIE GEPLANT

Der Plan steht, die Motivation ist hoch – und dann kommt der Alltag zurück. Ein stressiger Tag im Büro, eine unerwartete Einladung oder einfach mal ein Motivationstief. Das ist völlig normal und kein Grund, alles hinzuschmeißen. Wichtig ist nur, dass du ein paar Strategien parat hast, um flexibel zu bleiben.

Nimm dir deine Zeit!

In sechs Wochen ist das für dich nicht machbar? Kein Problem! Wenn dir das zu schnell geht, kannst du das Programm einfach ausdehnen: Statt jede Woche eine neue Veränderung vorzunehmen, reicht auch ein weiteres Tool alle zwei bis drei Wochen.

Lieber kurz als gar nicht

Keine Zeit für Kältebad oder Sauna? Auch hier gilt: kurz und knackig ist besser als gar nicht. Wenn das ausgiebige Kälte- oder Wärmeprogramm ausfällt, beende deine normale Dusche einfach mit 30 Sekunden kaltem Wasser. Das ist ein starker Reiz, der dich wach macht und dein braunes Fett aktiviert.

Den Schokojieper austricksen

Unstillbare Lust auf Süßes? Stopp! Bevor du zur Schokolade greifst, probiere diese 3-Schritte-Regel: Trink ein großes Glas Wasser. Oft verwechseln wir nämlich einfach Durst mit Hunger. Warte 10 Minuten. Der akute Drang lässt oft von allein nach. Gehe 5 Minuten an die frische Luft. Die Ablenkung und Bewegung wirken Wunder. Wenn der Hunger dann immer noch da ist, iss eine Kleinigkeit, die Protein enthält (zum Beispiel ein kleiner Becher Skyr oder ein gekochtes Ei).

Hilfe, ich muss dauernd auf die Toilette!
Keine Sorge, wenn dein Darm in der ersten Zeit etwas rebelliert. Der Umstieg von verarbeiteter auf ballaststoffreiche Kost ist eine große Umstellung für deine Darmbakterien. Es kann gut sein, dass du öfter auf die Toilette musst oder der Stuhl anfangs weicher ist – Ballaststoffe werden ja nicht umsonst bei Verstopfung eingesetzt. Auch wenn die Pupse durch die fleißige Arbeit der Bakterien vielleicht etwas häufiger kommen und etwas mehr riechen: Sei nachsichtig mit deinem Körper. Nach einer kurzen Eingewöhnungszeit pegelt sich normalerweise alles ein. Das Ergebnis ist ein gesunder, regelmäßiger und weicherer Stuhlgang, der dich langfristig vor vielen Darmerkrankungen schützen kann.

Smart planen

Steht eine Einladung zum Abendessen oder eine Feier an? Genieße es! Es geht nicht darum, auf alles Soziale zu verzichten. Die Lösung ist smarte Planung. Halte dein Frühstück und Mittagessen an diesem Tag bewusst leicht und proteinreich. Konzentriere dich beim Abendessen dann auf Protein und viel Gemüse und iss die Kohlenhydrate (Brot, Nudeln, Dessert) nur in Maßen. So bleibst du im Rahmen, ohne als Spielverderber dazustehen.

Pause vor dem Dessert

Der Hauptgang war köstlich und nun steht dein wohlverdientes Dessert an. Bevor du sofort zugreifst, probiere diesen simplen, aber unglaublich wirkungsvollen Trick: Warte 20 Minuten! Warum? Erinnerst du dich an die Sättigungshormone wie GLP-1? Es dauert eben diese 20 Minuten, bis ihre Botschaft „Wir sind satt!" vollständig im Gehirn ankommt. Wenn du direkt nach der Hauptspeise zum Dessert greifst, isst du quasi in diese Verzögerung hinein und nimmst viel mehr Kalorien auf, als dein Körper eigentlich braucht. Mach also bewusst eine Pause. Stehe kurz auf, geh ein paar Schritte, trinke ein

Glas Wasser, führe ein nettes Gespräch. Wetten, dass sich nach 20 Minuten der Heißhunger auf das Dessert deutlich gelegt hat oder sogar ganz verschwunden ist? Vielleicht reicht dir dann eine kleine Portion oder du stellst fest, dass du eigentlich wunschlos glücklich bist.

Auf Süßstoff setzen

Gemüse ist super, aber seien wir ehrlich: Manchmal muss es einfach süß sein. Bevor du jetzt zur Zuckerbombe greifst, hole dir lieber Süßstoffe beziehungsweise Zuckeraustauschstoffe. Auch wenn oft schlecht über sie berichtet wird: Nach aktueller Studienlage gibt es für uns Menschen keine handfesten Beweise, dass Süßstoffe zum Beispiel Krebs auslösen oder den Stoffwechsel bremsen.

Der entscheidende Punkt ist: Bei Zucker wissen wir, dass er in hohen Dosen schädlich ist. Süßstoffe sind daher die deutlich bessere Alternative zum Zucker. Praktisch heißt das: Wenn du Lust auf ein süßes Getränk hast, ist die Lightvariante immer besser als das Original – auch wenn Wasser der unangefochtene Champion bleibt. Mein persönlicher Favorit ist der Zuckeralkohol Erythrit. Er hat nicht nur „keine Kalorien", sondern bringt dazu auch noch drei geniale Bonuseffekte mit. Erstens: Er sieht fast genauso aus wie richtiger Zucker und ist ähnlich süß. Das heißt, du kannst mit ihm kochen und backen. Zweitens: Er verjagt die fiesen Kariesbakterien im Mund. Und drittens – jetzt kommt's – scheint er unser „Team Sättigung" zu befeuern. Studien deuten darauf hin, dass Erythrit die Ausschüttung von Sättigungshormonen wie GLP-1 anregt. Es macht also nicht nur süß, sondern hilft dir vielleicht sogar, schneller satt zu sein.

Raus aus dem Tief!

Du hattest einen schlechten Tag und hast alles über den Haufen geworfen? Das ist völlig okay! Wichtig ist nur, dass ein Ausrutscher nicht zur Ausrede für die ganze Woche wird. Denk an das 80/20-Prinzip. Will sagen: mit 20 Prozent Einsatz schaffst du schon 80 Prozent des Ergebnisses. Für die restlichen 20 Prozent musst du aber 80 Prozent Einsatz bringen. Heißt: Du musst nicht perfekt sein. Solange du an den meisten Tagen auf Kurs bleibst, ist alles im grünen Bereich. Hake den Tag ab und starte am nächsten Morgen einfach wieder mit deiner Routine. Jeder neue Tag ist eine neue Chance.

NUN LIEGT ES AN DIR …

Wir sind am Ende unserer gemeinsamen Stoffwechselreise angekommen. Du hast gelernt, wie der Stoffwechsel funktioniert, welche Hormone die Hauptrolle spielen und warum stures Kalorienzählen allein oft nicht zum Ziel führt. Du weißt jetzt, wie Proteine, Zucker und Fette in unserem Körper zu Energie werden und wie das „Team Hunger" und das „Team Sättigung" im Gehirn um den alles entscheidenden Schalter ringen. Wir haben gesehen, dass unser Stoffwechsel wie ein großes Orchester funktioniert, das von unserem Gehirn als Dirigenten gesteuert wird. Und hoffentlich ist dir auch klar geworden: Kaum ein Mensch ist allein schuld an seinem Übergewicht. Es ist vielmehr das Resultat des Zusammenspiels unserer evolutionär bedingt sparsamen Natur mit unserer modernen „Zuviel-isation" – einer Umgebung, die uns mit kalorienreicher Nahrung regelrecht überflutet und uns zum Überessen verleitet. Auch die Gene spielen dabei eine gewaltige, aber keine unumstößliche Rolle.

Der Kern des Buches war jedoch die Erkenntnis, dass der Stoffwechsel nicht bei jedem von uns gleich ist. Genauso wie wir nicht alle gleich groß sind, gibt es Menschen mit einem eher verschwenderischen und andere mit einem eher sparsamen Stoffwechsel.

DU KANNST DEINEN STOFFWECHSEL SELBST AKTIVIEREN

Unsere Forschungsarbeiten haben gezeigt, dass wir diese Typen tatsächlich unterscheiden können. Die „Verschwender" haben es leichter: Sie nehmen bei einer Diät besser ab und danach nicht so schnell wieder zu. Die „Sparsamen" müssen dagegen mehr tun, um schlank zu werden und zu bleiben. Wir wissen heute, dass das braune Fettgewebe einer der wichtigsten Mechanismen ist, der diese beiden Stoffwechseltypen voneinander unterscheidet. Diese körpereigene Heizung ist weit mehr als nur ein Organ, das uns warm hält. Es verbrennt überschüssige Kalorien und schützt uns noch dazu vor vielen Volkskrankheiten wie Diabetes, Herz-Kreislauf-Erkrankungen und eventuell sogar vor Krebs.

Das Tolle ist, dass du deinen Stoffwechsel aktiv formen kannst. Und dabei ist es völlig egal, ob du von Natur aus ein Verschwender- oder ein Sparsamkeits-Typ bist. Ein gesunder Stoffwechsel ist für jeden Menschen relevant. Du hast gelernt, wie du durch den gezielten Einsatz von Kälte und Wärme, durch bestimmte Lebensmittel, eine proteinreiche Ernährung und kluges Intervallfasten deinen Stoffwechsel anheizen kannst. Der Stoffwechsel ist kein mystisches Schicksal, der durch zu viele Diäten „kaputtgeht". Er reagiert auf klare Signale: Mahlzeitenstruktur, Temperatur, Bewegung, die Auswahl der Nährstoffe, Schlaf und Stress. Das sind die kleinen Hebel, die eine große Wirkung haben können.

FREU DICH AUF DIE VERÄNDERUNG!

Ich hoffe, ich konnte dich mit diesem Buch motivieren, deinen Stoffwechsel selbst in die Hand zu nehmen. Versuche, dein Leben schrittweise anzupassen, die vorgestellten Tricks zu nutzen und deinen Stoffwechsel wieder auf Touren zu bringen.

Ich bin mir sicher, dass du dich damit wohler fühlen wirst und deinen Zielen, wie auch immer sie sein mögen, näherkommst. Wenn du in ein paar Monaten auf diese Seiten zurückblickst, wird dir hoffentlich eines klar sein: Du hast dein Leben umgestellt. Du isst vielleicht früher, bewegst dich mehr, schläfst besser, bist stärker geworden und nutzt die Kälte (oder auch die Wärme), um dein braunes Fett zu aktivieren. Du gibst deinem Körper genau das, was er braucht, um optimal zu funktionieren. Und du fragst dich nicht mehr, ob dein Stoffwechsel „träge" oder „eingeschlafen" ist. Sondern du erlebst täglich, wie formbar er ist. Und dass DU ihn formen kannst.

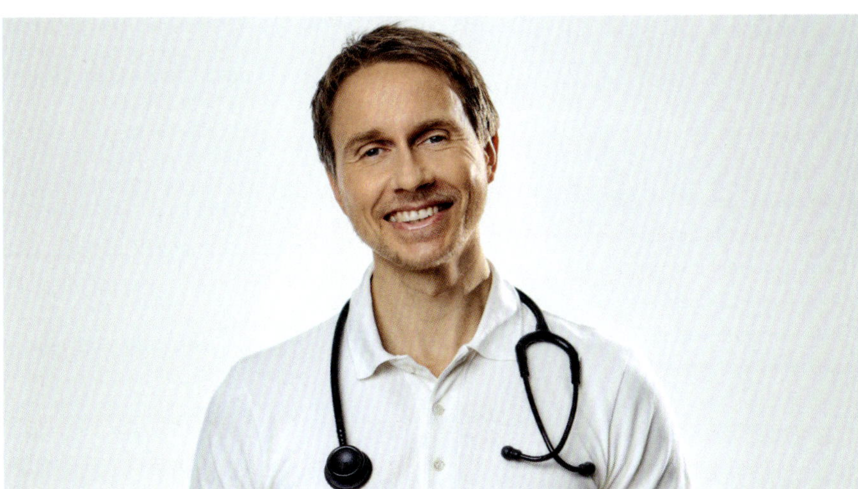

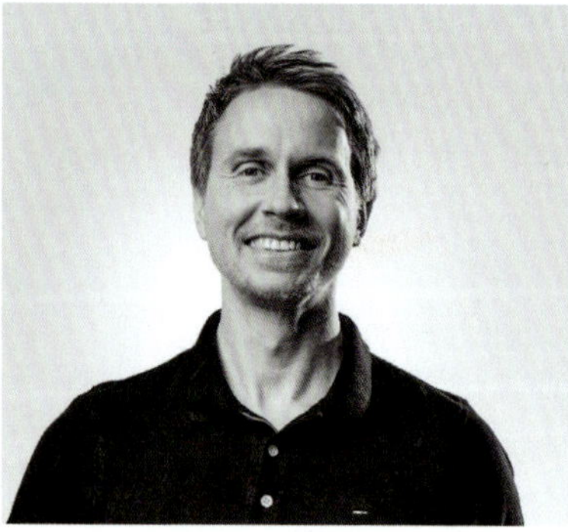

ZUM AUTOR

Dr. med. Tim Hollstein ist leidenschaftlicher Arzt, Stoffwechselforscher und arbeitet als Oberarzt im Bereich Endokrinologie und Leiter der Ernährungsmedizin am Universitätsklinikum in Kiel. Sein Forschungsbereich führte ihn von der Berliner Charité bis in die Stoffwechselforschung an die renommierten National Institutes of Health nach Phoenix, Arizona, wo er maßgeblich an der Entdeckung der unterschiedlichen Stoffwechseltypen beteiligt gewesen ist. Noch mehr Infos rund um sein neues Buch gib es hier: *www.kuchenparadox.de*

HINWEIS

Die Ratschläge in diesem Buch wurden mit größter Sorgfalt vom Autor und Verlag erarbeitet und geprüft. Eine Garantie kann jedoch nicht übernommen werden. Ebenso ist eine Haftung des Autors bzw. des Verlags und seiner Beauftragten für Personen-, Sach- oder Vermögensschäden ausgeschlossen. Erkrankungen mit ernstem Hintergrund gehören in ärztliche Behandlung! Bei bereits bestehenden Beschwerden kann das Buch daher keinen fachärztlichen Rat ersetzen.

IMPRESSUM

Hinter jedem tollen Buch steckt ein starkes Team
Projektleitung: *Simone Bauer*
Texte: *Tim Hollstein*
Lektorat: *Sylvie Hinderberger*
Covergestaltung: *Ina Zimmermann*
Grafische Gestaltung und Satz: *Ina Zimmermann, Christopher Hammond*
Peoplefotografie: *31Media GmbH/Sebastian Knoth*
Illustrationen: *Pauline Karlson*
Korrektorat: *Andrea Lazarovici*
Herstellung: *Frank Jansen*
Producing: *Jan Russok*
Druck & Bindung: *optimal media GmbH, Röbel*

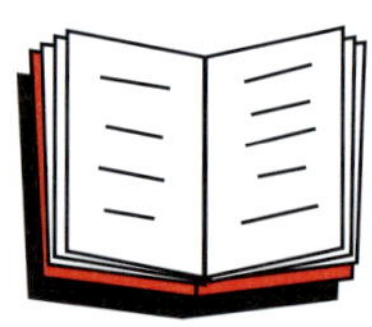

3. Auflage 2026

Neumühlen 17, 22763 Hamburg
ISBN: 978-3-96584-597-8
Redaktionsanschrift:
ZS, Edel Verlagsgruppe GmbH,
Kaiserstraße 14b, 80801 München
www.zsverlag.de/kontakt
www.edelverlagsgruppe.de/kontakt

BILDNACHWEIS

Covermotiv: Jan Russok, RR Creative Service, Landshut
Thomas Ernst: Porträtfoto Andreas Michalsen, S. 4
Shutterstock: S. 2, 3, 10, 11, 50, 51, 88, 89, 95, 102, 103, 120, 121, U4

www.kuchenparadox.de abrufbar hier:

LIEBE LESERINNEN, LIEBE LESER,

wie schön, dass Sie ein Buch von ZS in den Händen halten. „Jetzt leben!“ ist das Motto unseres Verlages. Es steht für Genuss und Inspiration, Unterstützung und Motivation. Ob Kulinarik oder Fitness, Gesundheit oder Lebenshilfe — seit über 30 Jahren bieten wir kompetente Ratgeber für (fast) alle Lebenslagen. Wir lieben Tradition genauso wie Innovation — sie treiben uns an. Unsere Autorinnen und Autoren sind Menschen, die zu ihrem Thema wirklich etwas zu sagen und zu schreiben haben. Unsere Produkte sind erzählerisch, appetitmachend und als gedruckte Bücher haptisch echte Erlebnisse. Für Sie mit ganz viel Liebe gemacht! Entdecken Sie mehr aus unserer wunderbaren Welt!

UNSER VERLAGSHAUS

Mit Standorten in Hamburg und München zählt die Edel Verlagsgruppe zu den größten unabhängigen Buchanbietern Deutschlands. Zur Gruppe gehören die Verlage Dr. Oetker Verlag, Edel Sports, KARIBU und ZS.

ZS - Ein Verlag der Edel Verlagsgruppe
www.zsverlag.de
www.facebook.com/zsverlag
www.instagram.com/zsverlag

NEWSLETTER

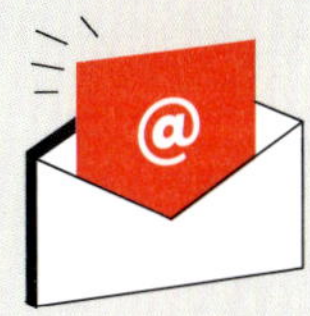

Was koche ich heute Feines? Und wie geht das — schmackhaft und gesund? Melden Sie sich jetzt zum ZS-Genuss-Service an und verpassen Sie keine kulinarischen und gesundheitlichen Trends mehr. Wir informieren Sie regelmäßig über unsere Neuerscheinungen, Aktionen oder Gewinnspiele und verraten Ihnen unsere Lieblingsrezepte!

GEWINNEN

Unter allen Neuabonnierenden verlosen wir jeden Monat eine *ZS-Genuss-Box* im Wert von 75,00 €.

Jetzt anmelden unter:
www.zsverlag.de/newsletter
oder den QR Code scannen:

ANMELDEN!